广东科学技术学术专著项目资金资助出版

读伤寒

万晓刚　著

U0364173

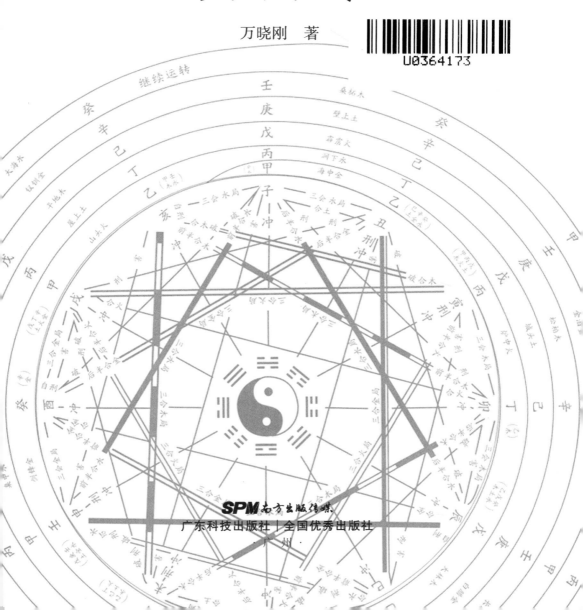

SPM 南方出版传媒

广东科技出版社｜全国优秀出版社

广　州·

图书在版编目（CIP）数据

读伤寒/万晓刚著. —广州：广东科技出版社，2017.6
ISBN 978-7-5359-6755-8

Ⅰ．①读…　Ⅱ．①万…　Ⅲ．①《伤寒论》—研究
Ⅳ．① R222.29

中国版本图书馆 CIP 数据核字（2017）第 122800 号

读伤寒
Du Shanghan

责任编辑：邓　彦
封面设计：林少娟
责任校对：谭　曦
责任印制：彭海波
出版发行：广东科技出版社
　　　　　（广州市环市东路水荫路 11 号　邮政编码：510075）
http: //www.gdstp.com.cn
E-mail: gdkjyxb@gdstp.com.cn（营销）
E-mail: gdkjzbb@gdstp.com.cn（编务室）
经　　销：广东新华发行集团股份有限公司
印　　刷：佛山市浩文彩色印刷有限公司
　　　　　（佛山市南海区狮山科技工业园 A 区　邮政编码：528225）
规　　格：787mm×1 092mm　1/16　印张 23　字数 480 千
版　　次：2017 年 6 月第 1 版
　　　　　2017 年 6 月第 1 次印刷
定　　价：49.80 元

傷寒卒病論集（原序）

PREFACE

　　論曰：余每覽越人入虢之診，望齊侯之色，未嘗不慨然嘆其才秀也。怪當今居世之士，曾不留神醫藥，精究方術，上以療君親之疾，下以救貧賤之厄，中以保身長全，以養其生，但競逐榮勢，企踵權豪，孜孜汲汲，惟名利是務；崇飾其末，忽棄其本，華其外而悴其內，皮之不存，毛將安附焉？卒然遭邪風之氣，嬰非常之疾，患及禍至，而方震慄；降志屈節，欽望巫祝，告窮歸天，束手受敗。賫百年之壽命，持至貴之重器，委付凡醫，恣其所措。咄嗟嗚呼！厥身已斃，神明消滅，變為異物，幽潛重泉，徒為啼泣。痛夫！舉世昏迷，莫能覺悟，不惜其命，若是輕生，彼何榮勢之雲哉？而進不能愛人知人，退不能愛身知已，遇災值禍，身居厄地，蒙蒙昧昧，蠢若遊魂。哀乎！趨世之士，馳競浮華，不固根本，忘軀徇物，危若冰谷，至於是也！

　　余宗族素多，向餘二百。建安紀年以來，猶未十稔，其死亡者，三分有二，傷寒十居其七。感往昔之淪喪，傷橫夭之莫救，乃勤求古訓，博采眾方，撰用《素問》《九卷》《八十一難》《陰陽大論》《胎臚藥錄》，並《平脉辨證》，為《傷寒雜病論》合十六卷，雖未能盡愈諸病，庶可以見病知源，若能尋余所集，思過半矣。

　　夫天布五行，以運萬類，人稟五常，以有五藏；經絡府俞，陰陽會通；玄冥幽微，變化難極。自非才高識妙，豈能探其理致哉！上古有神農、黃帝、岐伯、伯高、雷公、少俞、少師、仲文，中世有長桑、扁鵲，漢有公乘陽慶及倉公。下此以往，未之聞也。觀今之醫，不念思求經旨，以演其所知，各承家技，終始順舊，省疾問病，務在口給，相對斯須，便處湯藥。按寸不及尺，握手不及足；人迎、趺陽，三部不參；動數發息，不滿五十。短期未知決診，九候曾無彷彿；明堂闕庭，盡不見察，所謂窺管而已。夫欲視死別生，實為難矣！

　　孔子云：生而知之者上，學則亞之。多聞博識，知之次也。余宿尚方術，請事斯語。

梅序

PREFACE

万晓刚教授，生于农家，与泥土为伴，山螯为邻，真接地气也。因远离城市之喧嚣，而民风淳朴，更兼秉性聪颖，初显才情，品学兼优。恢复高考后，一举中第，得入中医学殿堂。其学习态度，虽无流麦囊萤之苦涩，而有精勤行思之机敏。

本科毕业后，因未脱年少之执拗，而被分配到大凉山腹地，山陡人稀，虽属孤寂，而不难耐。盖以患者为友，诗书为鉴，又凭借川中名医江尔逊老先生所赐之教诲，而深入研读中医经典、诗词歌赋、英语等。如是者数年，不仅能熟背《伤寒》《金匮》、叶氏之《外感温热病篇》全文及《黄帝内经》之重要选段，且英语水平大有提高。诗词虽属业余爱好，始能吟唱，以抒胸臆，此谓精勤者一也。

在上述过程中，萌发深造之想，而报考研究生。几经蹉跎，不改初衷，终以优异成绩，完成学业，留校任教于湖北中医学院，屈指十年，做了大量艰苦工作。其授课，虽带教材教案，而从不翻开，却娓娓道来，如数家珍；为留学生用英语讲授《伤寒论》《金匮要略》及《温病学》等课程，学生常引为美谈。然学无止境，师从应广，故拜于广州熊曼琪先生门下，完成博士学业，此谓精勤者二也。

若论行思二字，略例于下，其一，二十世纪八十年代末九十年代初，各中医院校开展科研工作较少，而晓刚先生所作《〈伤寒论〉血虚寒凝证的实验研究》，从课题申报、动物实验、结题报告、组织鉴定全程各项环节，皆能圆满完成，成果荣获湖北省科技进步奖。受此鼓舞，更加勤奋多思，努力工作，而破格晋升副教授，时年二十九岁。其后适逢湖北中医学院获准建设伤寒论省级重点学科，先生为团队之最年轻者，所作具体工作最多。如建实验室，从规划到购置设备再到正常运行等，在团队协作下，无不竭尽全力。其后之研究生，因而获益，彼此亦师亦友，情谊俱洽。随团队奋斗五年，湖北省教委主持审察验收，结论为学科建设达到"国内领先水平"。其二，留羊城工作后，临床、教学任务已重，尚于业余时间利用微信模式，为钟情中医经典著作者，日授《伤寒》一条，尤其注重深入理解，综合分析，及其临床运用，累月积年，几经修订，汇成一部，名曰《读伤寒》，诚心可鉴也。

"读"，从文字学角度，早有达解，笔者毋庸置喙。若以学术探讨及心理认识层面而言，笔者以为，似乎暗含"知行"统一，或格物致知等内容，故不可小觑之。观此则行思已见，精勤寓焉。先生积三十余年功力，练达于此，多有新知。笔者有幸先睹其稿，总觉悦目，是以欣然为序。因情所寄，小诗一首，聊表寸心：

劲草由来任疾风，炊烟供暖乐无穷。

医行六合浮云下，诗在三杯烈酒中。

梅国强（国医大师）

丙申夏

读伤寒

王序

《伤寒论》自问世以来，注家颇多，截至新中国成立前，据不完全统计，存世及各种典籍中有书名可查之注本，约有1100家之多，而新中国成立后所出版之著作，大约也不会少于此数。在中医经典著作之中，其注疏之多，可能是其他经典著作所不可企及者。究其缘由，一则是因该书言精而奥，法简而详，内容博大精深，意旨宏博深远，学习者虽穷一生之力也难以尽窥其全貌，注疏者更难以阐尽其意趣；二则是由于注疏者之社会阅历之异，从师求学之别，学问高下之差，立论角度之分，而所得心法则各自不同。此诚可谓"有百家之注即有百家之伤寒"。

晓刚先生，生于四川江安，毕业于泸州医学院中医系，获医学学士学位。本科学习期间曾师从巴蜀名医江尔逊、孙同郊先生，得其诊疾祛病之心传；1987年以优异成绩考入湖北中医学院，在梅国强先生门下习《伤寒》之学；1990年毕业，留校任教，两年后即破格晋升为副教授；在湖北中医学院任教8年后，又南下广州，考入广州中医药大学，师从熊曼琪先生；2001年，获博士学位，并留校从事医疗与《伤寒论》教学工作。现任广州中医药大学伤寒教研室、第一附属医院教授。

晓刚所持弟子礼者，均为伤寒大家。江尔逊先生经方临证之功力，与刘渡舟先生、李培生先生、李克绍先生比肩；梅国强先生、熊曼琪先生，皆为继刘渡舟先生，李培生先生等之后，伤寒领域之名家，不仅教学、医疗皆长，而且对中医现代科学研究也是造诣颇深。晓刚从诸大家游，潜心仲景之学，获益自非他人可比，加之其深入钻研，勤于实践，故所获成绩斐然。

晓刚教授在科研方面，先后主持或参加多个省部级科研项目，曾获湖北省科技进步奖。在教学方面，长期担任本科生与研究生的《伤寒论》主讲，由于学术造诣高，态度认真，讲课深入浅出，明白易懂，深受学生好评。在课堂教学中自创师生易位、角色互换的教学方式，充分调动了学生的积极性。在临床教学中，立足实际，强化经典意识，将理论与实践有机结合，将今比古，古今接轨，极大地提升了学生的临证积极性。在临床上，以诊治内分泌、心血管及消化系统疾病见长。临床之际，喜用六经辨证，并提出"首辨病性，次辨病位，再辨病理关系"的诊断思路。在治疗中，以病人为本，充分运用已知的各种治疗手段与方法，不囿于伤寒一家，不囿于中医之学，重视中西医诊治方法的综合运用，故临床疗效确切。

《读伤寒》一书，凝结了晓刚先生三十余年治伤寒之心得，基于对三阴三阳辨证体系时空质量序贯变化规律的深刻认识，以临床证理论，引诸说释仲景，对《伤寒论》核心内容之398条原文，逐条阐释，广征博引，纵横对比，析疑解惑。其述精练简达，其论多有新意。于历代注家之意见歧异之处，多取平正公允之论。且概念精晰，定义明白，推论严谨，文笔流畅，故不失为近年来阐释《伤寒》学术的一部优秀著作。

现今经方之学大兴，然用经方者，须明仲景之心，得仲景之意，学仲景之法，用仲景之术。须对一病一证之病位、病性、病机，了然于心，对治则治法明白无误，继之选方遣药，灵活化裁。如此方可谓"学仲景，用经方"，也才能以不变之大法，应万变之病证，取桴鼓之疗效。若只知经方之药味，对症状或症候群下药，则与仲景之法相去甚远矣。

初学者欲明仲景用经方心法者，《读伤寒》可作引路之明杖。

是为序。

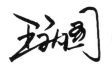（全国名中医）

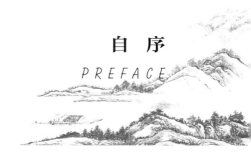

自 序
PREFACE

余少年求学涉医于蜀泸之埠，未谙世事，先奉经典。实习之际，有幸侍诊于蜀中名医江氏尔逊先生，其后忝列于荆楚名宿李氏培生公、梅氏国强公、南粤名家熊氏曼琪先生门墙，承蒙诸师悉心教诲，而于仲景之学，心生敬慕，遂专志于兹。日日浸浔，朝夕诵读，虽数十年，未改初心。结合临床工作及教学实践有年，而渐有所悟。乃知仲景之学，博大精深，远非言语所能完整表述者。遂效先贤述而不作，未敢轻启著书立说之意。

余每读仲景之序，总有一番别样滋味，徘徊心间。盖世有古今之异，人有古今相类者。古有竞逐荣势企踵权豪、曾不留神医药、精究方术者，今有以绿豆泥鳅养生、而自标榜大师名士之风流者。又有不肖者，仿佛忘却为医之本意，济世之初衷。或囿于门派，枉分中西。或惑于虚名，排斥异己。或哗众取宠，标新立异，而数典忘祖。或趋利逐金，罔顾疗效，而滥用针药。然时弊虽如是，而淡泊处世、心志专注、仁人务实者，仍为古今医界之主流，此又不得不为之感叹矣。

近年之中医教学改革，亦颇有不如意处。经典之教习，外华而内悴，以致硕士博士虽众，竟鲜见能通解一二经典者。笔者因出于强化经典读习之意，曾于多年前，利用晚间之闲时，为研究生之有兴趣者，列条比句，全文讲授《伤寒论》，时约数月，始克其功。年前复应学生之请，开启微信小群，逐日导读原文398条。导读之语，非敢标新，纯属管见。每有疑难，存疑待考，不作强解。历时年余，终得完成，今汇文成集，名曰《读伤寒》，以应后需。

柯氏曰：胸中有万卷书，笔底无半点尘者，始可著书；胸中无半点尘，目中无半点尘者，才许作古书注疏。余才疏学浅，尘念未消，固有自知之明，是以既无意著书，更不敢作疏，唯以山水寄情，书酒自娱。然身居教职，责任所在，故而为之，因自嘲曰：是无为而为耶？此心此意，伏望同道鉴之谅之。

广州中医药大学　万晓刚

2016.07.28

读伤寒

目录
C O N T E N T S

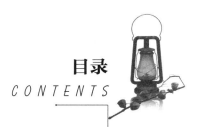

绪 论

《伤寒论》的卓越贡献，体现在三阳三阴辨证论治体系之创立。仲景在全面观察分析外感热病发生发展规律的基础上，综合病邪性质、正气强弱、脏腑经络、阴阳气血、宿疾兼夹等多种因素，将外感热病发展过程中各个阶段所呈现的特定病理变化，概括为六个基本类型，即太阳病、少阳病、阳明病、太阴病、少阴病、厥阴病，并以此作为辨证论治的纲领。任何一个类型都不是一种独立的疾病，而是外感热病在整个发展过程中的某个阶段所呈现的特征性病理变化。三阳三阴病证，彼此之间有机联系，并能相互转化。其传变并无必然的僵化顺序和固定时日，而是主要决定于感邪之轻重、正气之强弱和医护之当否。或传或不传，或循经传，或越经传，或直中，或合病、并病，灵活多变，较之《黄帝内经》之传变学说，更加符合临床实际。其三阳三阴分证体系，客观反映了外感热病由表入里、由浅入深、由轻到重、由实转虚的发展变化规律，具有极高的临床实用价值。

一、太阳病

太阳统摄营卫，主一身之大表，为诸经之藩篱。凡感受外邪，自表而入，每先侵犯太阳，故太阳病多出现于外感热病的早期阶段。"脉浮，头项强痛而恶寒"是太阳病的提纲，凡见以上脉症者，即可称为太阳病。太阳病据其临床表现，可分为表证和里证两大类。太阳表证，又因其感邪性质和体质差异，进而分为三种类型，即中风、伤寒和温病。太阳中风，其病机是风寒袭表，卫强营弱，表现为发热恶寒、头痛项强、自汗、鼻鸣干呕、脉浮缓等，而以自汗脉缓为其特征，故又名表虚证。太阳伤寒，其病机为风寒束表，卫闭营郁，表现为发热恶寒、头痛项强、周身或骨节疼痛、无汗而喘、呕逆、脉浮紧等，而以无汗脉紧为特征，故又名表实证。太阳温病，是温邪犯表、热盛津伤之证，以发热而渴、不恶寒或微恶风寒为其临床特征。太阳里证，又称太阳腑证，与太阳表证（经证）相对。其病乃太阳表邪不解，循经入里，可分为蓄水和蓄血两类。蓄水证是表邪不解，入于膀胱之腑，气化失职，水蓄不行，主要脉症是发热、汗出、烦渴欲饮、水入则吐、小便不利、少腹满、脉浮数等。蓄血证是邪热深入下焦，与血相结，表现为少腹急结或硬满、如狂或发狂、小便自利等。此外，太阳病尚有兼夹证，如中风表虚喘、兼卫虚不固等；伤寒表实兼项背强、兼内热烦躁、兼寒饮等。亦有因失治误治等而致的变证，如阳虚、热盛、火逆、结胸、痞证等。太阳病以汗法为其常法，表虚证治宜解肌祛风，调和营卫，方用桂枝汤；表实证治宜发汗解表，宣肺平喘，主方麻黄汤。太阳里证，蓄水者，治宜化气行水，方选五苓散；蓄血者，治宜活血化瘀，方用抵当汤等。

二、阳明病

阳明主燥，为多气多血之经，又主津液所生病。邪入阳明，多从燥化，无论阳明本经受邪，或病邪从他经传来，其证多属里热燥实性质，每多见于阳热亢盛的极期阶段，故阳明病以"胃家实"为提纲。其典型脉症为身热、汗自出、不恶寒、反恶热、口渴、脉大等，凡见此类脉症，即可称为阳明病。根据其燥热与肠中糟粕相结与否，阳明病可分为热证与实证两类。阳明热证，又称阳明经证，其病机为胃热炽盛，消灼津液，无形邪热弥漫于全身上下内外，临床以大热、大汗、大烦渴、脉洪大为其特征。阳明实证，亦称阳明腑证，病机为燥热之邪与肠中糟粕搏结不解，以"痞、满、燥、实、坚"为其病理特征，主要表现为潮热谵语、手足汗出、腹胀满疼痛、大便硬、脉沉实等，甚者出现循衣摸床、微喘直视、目睛不和等危重证情。亦有胃热束脾及津液内竭之便硬，同属阳明病篇。此外阳明病篇亦包括湿热发黄、血热致衄、蓄血、阳明中寒等内容。阳明热证，治宜清解，方以白虎汤为代表。阳明实证，治宜攻下，方以承气汤为首选。

三、少阳病

少阳寓相火，主枢机，病则相火上炎，枢机不利，故以"口苦、咽干、目眩"为提纲。其发病可由他经传来，亦可本经自受。主要表现为往来寒热、胸胁苦满、默默不欲饮食、心烦喜呕、苔白薄、脉弦细等。病入少阳，则病邪已离太阳之表，而又未入阳明之里，据三阳三阴之浅深层次，少阳病被视作半表半里证。正因为这一特殊病理层次，决定了少阳病多有兼表兼里之不同证型。少阳兼太阳表证，表现为发热微恶寒、肢节烦疼、微呕、心下支结等；少阳兼阳明热结在里，其证见呕不止、心下急、郁郁微烦、或心中痞硬、或潮热不大便等。另有少阳病误下后，邪气弥漫，表里俱病，虚实相兼，而见胸满烦惊、小便不利、谵语身重等；有少阳而兼水饮内结，证见寒热往来、心烦、胸胁满微结、小便不利、渴而不呕、但头汗出者。少阳病以和解为其基本治法，小柴胡汤为首选。其兼表者，和解兼以解表，选用柴胡桂枝汤；兼里者，和解兼以攻下，宜用大柴胡汤。禁单独使用汗、吐、下等攻邪之法。

四、太阴病

太阴为三阴之表，本湿而标阴，喜燥而恶湿。太阴为病从其本，故无论外邪直中，或内伤生冷，或三阳误治而病传太阴，其病多脾阳受损，寒湿内阻。其证属里属寒，以"腹满而吐，食不下，自利益甚，时腹自痛"为提纲。换言之，凡见上述脉症者，皆可称为太阴病。其治以温中健脾除湿为法，视证情之轻重分别选用理中汤、四逆汤等。太阴病亦有兼太阳表证者，可用先表后里或表里同治之法；有兼气血不和腹痛者，宜用温运通络、缓急止痛之法。太阴病失治误治可致阳气更伤，形成少阴虚寒证。而太阴阳气自复可愈，甚或燥化而为阳明病。

五、少阴病

少阴本热而标阴，手少阴心主火，足少阴肾主水，水火交泰而阴阳和调。少阴病有外邪直中者，有他经传入者，其基本病理为心肾虚衰，气血不足，故以"脉微细，但欲寐"为提纲，而多见于外感热病后期危重阶段。少阴为病，从其标本，故其病理变化有寒化和热化两类。其寒化证病机为心肾阳虚、阴寒内盛，主要表现为恶寒肢厥、下利清谷、呕吐心烦、精神疲惫、脉沉微细等；亦有阴寒太盛，格拒虚阳，而见身反不恶寒、面赤发热、烦躁等真寒假热症象者，证情更为严重。其热化证病机乃阴血不足、虚火上炎，症见心中烦、不得卧、咽干、咽痛、或下利口渴、舌红绛、脉细数等。总之，少阴病证情复杂，病势沉重，有阳虚，有阴亏，有阴阳俱虚，亦有阳虚兼表者，有阴伤化燥、水涸土燥者，因而其治法多样，大要不离扶阳与育阴二途，扶阳多用四逆之辈，育阴常施胶芍之属。其预后转归，当视阳回或阴复之情况而定。

六、厥阴病

厥阴风木，下禀少阴寒水，上承心包相火，同时厥阴与脾胃，有木土相克关系，故厥阴病较为复杂，部分证候相当危重，多出现于外感病末期。厥阴病据其原文内容，可归纳为上热下寒、厥热胜复以及厥、利、呕、哕四大症状。厥阴病以"消渴，气上撞心，心中疼热，饥而不欲食，食则吐蛔"为提纲，实为上热下寒、寒热错杂证候之纲要。其厥热胜复证，多是厥阴寒证中出现的阴阳争胜现象，临床上以手足冷（下利）与发热交替出现为特点，若厥利则示阴胜，发热则为阳复。从厥热出现时间的长短，来判断邪正之胜负及相互演变之趋势。如厥热相等，或热多于厥，是表示正能胜邪，主病退，为向愈之机；若厥多于热，则是邪胜正衰，主病进。但也有阳复太过、转而化热而为喉痹或下利脓血证。厥逆，为厥阴病篇的主要内容之一，其病机乃阴阳气不相顺接。据其临床表现及成因不同，而有脏厥、蛔厥、寒厥、热厥、水厥、痰厥等类型。厥阴下利，有热利、寒利、寒热错杂下利等。厥阴呕哕，有虚寒、实热之别。简言之，厥

读伤寒

阴病篇内容繁多，虚实错杂，旨在揭示辨证论治之精义，因而其治法无定律，贵在审证求因，灵活施治。

总而言之，《伤寒论》重点阐论了三阳三阴病证的特点和相应治法，同时论述了各经病证的传变、合病、并病，以及因处治不当而致的变证、坏证及其救治方法等。通过三阳三阴体系的归纳，可分清主次，认识证候的属性及其变化，进而在治疗上攻守从容。三阳病以攻邪为主，三阴病以扶正为重，表里同病、虚实错杂之际，又强调标本缓急之辨，既中规矩，亦有活法。其第 16 条"观其脉证，知犯何逆，随证治之"，即是仲景对辨证论治原则最精辟的表述。

七、传变规律

据中医整体恒动观念，外感热病是一个动态发展的过程。在这一过程中，正邪进退、阴阳消长决定了疾病性质、病变部位等的不断变化，这种病理变化在三阳三阴辨证中习称传变。其传变之基本规律可概括为：由表及里，由浅入深，由轻到重，由实至虚。

传变：传变一词，见于《伤寒例》。成无己注曰："传有常也，变无常也。传为循经而传，此太阳传阳明是也；变为不常之变，如阳证变阴证是也。"影响传变的因素主要有三：正气的强弱及禀赋之阴阳，病邪的性质及其强弱，医护措施的当否。而并不拘泥于病程之长短久暂，比较《黄帝内经》逐日传经之论，无疑是一大进步。

据三阳三阴顺序而传者，习称循经传，如太阳传阳明是也。不循其顺序而传者，习称越经传，如太阳传少阴是也。首尾传，是指太阳与厥阴相互传变；表里传是互为表里的两经相传，如少阳传厥阴；均属于越经传范畴。另外，尚有手足经相互传变者，称手足传。

本经自病：外感热病，多由表入里，是以初起每见太阳症象。若病初即见阳明或少阳症象，而无太阳表证，是为外邪径犯其经，称为本经自病，或曰本经自发。

直中：若病情严重，初起即见三阴病证而无三阳传入之过程者，是

绪论

外邪直犯三阴，称为直中。

两感：初期即见表里阴阳两经症象者，则外邪同时侵犯互为表里的阴阳两经，称为两感，属合病范畴。如太阳少阴两感。

合病：凡两经或两经以上症象同时出现于疾病初期者，称为合病，如太阳与少阳合病，阳明与少阳合病等。

并病：先病一经，次及他经，而致两经症象同时存在，称为并病。如太阳阳明并病、太阳少阳并病等。

八、治疗原则

读伤寒

据中医整体恒动观念，一切疾病皆是各种因素导致机体内部阴阳失衡，是故调整阴阳是一切疾病之治疗总则。外感热病是外邪侵袭人体所致之阴阳失衡，邪实是其主要因素。然邪之所凑，其气必虚；正虚之所，为容邪之地，故而其基本病理要素包括正虚和邪实两者。因此，扶正祛邪以达到调整机体阴阳之目的，是治疗外感热病之基本原则。

扶正祛邪基本原则必须通过具体治法予以体现。在三阳三阴辨证体系中，其祛邪原则是通过汗、吐、下、清诸法得以体现。汗解表邪，麻黄桂枝之属；吐下去实，瓜蒂承气之类。清法泄热，白虎栀豉；温可散寒，姜附四逆。如此等等，不胜枚举。

而其扶正原则，自是通过补法体现。温补阳气，滋养阴津，最为直观。而将此原则暗寓于祛邪方法或调护措施中，则更显玄妙。后人总结三阳三阴辨证体系中扶正原则时，认为扶阳气、顾阴津、护胃气等基本思想贯彻于外感病证治之全过程。

从临床思维角度认识，则表里先后及标本缓急是治疗外感热病之基本指导原则。在临床实践过程中，正确处理扶正与祛邪之主从和表里之先后关系，与临床疗效息息相关。据临床实际情况，或祛邪以扶正，或扶正以祛邪，或祛邪扶正并重；或先表后里，或先里后表，或表里同治。妙在审时度势，随证而施。

辨太阳病脉证并治上

 原文 **太陽之為病，脉浮，頭項強痛而惡寒。（1）**

解读 本条讨论太阳病提纲。

　　一部伤寒论，不外阐述因外邪所犯而致的三阳三阴之生理病理变化，及其相应诊断与治疗，后世谓之六经辨证。

　　三阴三阳概念起源，可溯之于《周易》。"日月之谓易"，从文字起源分析，易也者，早已暗寓阳上阴下、阳尊阴卑之阴阳观于其中。而易经象数之学以三为奇，二为偶，三奇（九）为老阳，三偶（六）为老阴，一奇二偶（七）为少阳，两奇一偶（八）为少阴。八卦以三阳爻而为乾，三阴爻而为坤，三阳三阴之数，意味着三阳三阴概念已萌芽于中，而四象之数，依据宋儒之说，则明确提出少阳、少阴概念；而与之相应者，老阳、老阴概念，未尝不可视作太阳、太阴概念之原始。尽管我们尚未找到确凿依据证明此时已有阳明、厥阴类似概念出现，但亦可推论，由两仪而四象，由四象而八卦，是阴阳两极，太少互别，进而演变形成三阳三阴概念之思维历程。由此可知，三阳三阴概念，其原始本义是阴阳定性及量化标准。

自夏代之《连山》，经殷代之《归藏》，而至周代之《周易》，易学历经数变，而终于乾坤一统，演为宇宙之间、天人之际博大精深的学术体系。古代医学在认识人体生理病理及其与天地自然的关系时，自发地采用了易学理论，以解释各种生理病理现象，三阳三阴概念由此逐渐融入医学体系，渐变为一组特殊的概念。故而在《黄帝内经》理论体系中，三阳三阴概念所寓者广，诸如阴阳定量、经脉命名、标本从化、生理层次、体质禀赋等，随其所论对象不同而含义各异。

就《伤寒论》所述，其三阳三阴概念，其义源自《素问·热论》，乃基于脏腑经络的六个生理结构与功能系统划分，具有较为明确的生理层次属性。后世每以六经概念指代三阳三阴，因之导致部分歧义，至今争论不休。

太阳者，巨阳也。因其脉与督脉相通，而得以为诸阳主气，统摄营卫，主一身之大表。就此而论，实际涵括了肺主气属卫、肺合皮毛之生理特性，而非单纯手足太阳膀胱与小肠也。

今邪由外来，首犯太阳，营卫失调，是肌表之病也。此以脉浮、头痛项强、恶寒三症，而明太阳受邪之表病，提纲挈领，简洁明了。夫卫气者，温分肉肥腠理司开阖也。浮脉属阳主表，责之外邪侵袭，卫气浮盛于外而抗邪。抗邪同时失却温煦之职，故而畏恶风寒。足太阳膀胱经，起于目内眦，上额、交巅、入络脑，还循别下项，夹脊抵腰，络肾属膀胱。邪犯其地，经气不畅，故而头痛而项强。后世之言三阳头痛，曰后头痛属太阳，侧头痛属少阳，前额痛属阳明，固然以经络所循为据，而以此为常。然临床所见，并非全然如此。就太阳而言，也可出现眼胀额痛之类。唯因其项强，而更形突出项枕部与疼痛之关联，故曰后头痛为其典型。

以头项强痛而定位太阳之经，以脉浮恶寒定性营卫失调，兼具太阳肌表定位之义，故而以之作为太阳病诊断纲领，可谓简明精当。

原文 **太陽病，發熱，汗出，惡風，脉緩者，名為中風。**（2）

解读 本条讨论太阳中风证诊断依据。

太阳受邪，营卫失调。因发知受，风邪为主者，名之中风。风为阳邪，变动不居，其性迅疾。故其感邪之初即有发热，乃卫气即时浮盛，与邪相争于表之故。

恶风者，当风则恶，无风自安，此之谓也。恶寒者，虽帷幄之中、重裘之下、暖炉之旁，仍凛然怕冷，谓之恶寒。然风寒每多相兼，是以恶风恶寒常常相兼而见。就怕冷程度而论，则恶寒较恶风为甚，恶风乃恶寒之渐。卫气奋起抗邪，而其温煦固摄之职，自然趋于不及状态，是以玄府常开，营阴外泄而为汗，温煦不及、腠理疏松而恶风。

缓脉者，脉来之势弛缓松懈，与紧脉相对。其因或曰营阴外泄，难以充盈脉道；或曰风邪散漫，鼓于营中。缓脉有浮沉之辨，浮缓伤风，沉缓寒湿。今本条所论太阳中风，自是与前条相承，故其脉浮而缓。

中风之证，因其腠理疏松，玄府不密，故又称表虚证。此之虚，并非正气不足之虚证范畴，乃是风邪为甚之实证。

原文 **太陽病，或已發熱，或未發熱，必惡寒，體痛，嘔逆，脉陰陽俱緊者，名為傷寒。**（3）

解读 本条讨论太阳伤寒证诊断依据。

寒为阴邪，其性收束，与风邪迥异，然每多狼狈为奸。此之恶寒体痛脉紧，皆是寒邪所伤之特征。阴寒之邪，闭郁玄府腠理，阻滞营卫运行，故而伤人即必见明显恶寒，卫气不温也。而其发热，缘于卫气抗邪，而因寒邪收敛之性，以致卫气反应迟速不同，故发热或早或迟，此与中风之初即发热，略有所异。然无论迟早，必定发热。是以临证所见，每初现凛然恶寒，继而寒热同作。

太阳受邪，无论风寒，皆有头痛项强、身体疼痛等营卫气血郁滞之象。然寒邪之于风邪，一收一散，阴阳不同，是以伤寒之证，其疼痛较之中风，更为突出。

脉阴阳俱紧者，此之阴阳，脉位之尺寸，意指寸关尺三部，脉来浮紧。紧者，脉势绷直强急，既主寒，复主痛也。

肺主皮毛，邪犯肌表，肺失宣肃。而肺胃同降，如此则肺逆而胃逆，以有呕逆之症，殆非必然。

伤寒之证，因其腠理致密，玄府闭郁，营卫周行不畅，是以无汗，而与中风表虚自汗相对，故又称表实证。此之实，既言邪气盛实之机，更示营卫闭郁之态。

原文 伤寒一日，太阳受之，脉若静者，为不传；颇欲吐，若躁烦，脉数急者，为传也。（4）

解读 本条讨论太阳病传变与否的判断依据。

《黄帝内经》云：一日太阳，二日阳明，三日少阳，四日太阴，五日少阴，六日厥阴。此逐日传经理论之滥觞，尽管有其局限性，但其构建的时空体系及序贯演化规律，至今仍是认识外感病发生发展规律的指导原则。

外感初期，风寒之邪首犯太阳，故曰伤寒一日太阳受之。其临床征象，自是此前诸条所述，发热恶风寒，头项强痛，脉浮等。表证甫成，即孕内传之机，此病证动态变化之必然。然传变与否，必以脉症为据，而非以病程为首要。

此言脉静与脉躁（数急）相对，以示病情之变与不变。静者，常脉未变也，意其浮缓或浮紧表脉之常，未曾变化。而脉之数急者，躁动也；是此前常脉失却既有之和缓从容是也。脉既生变，而症情以欲吐躁烦为例，示其与发热恶寒、头痛项强之异，亦复症之生变。故此一日之期虽短，而其病之传与不传，变与不变，全凭脉症而论。

 原文 **傷寒二三日，陽明、少陽證不見者，為不傳也。**（5）
解读 本条续论太阳病传与不传的判断。

前条以太阳受邪之期而论，脉症未变，病在太阳；若乎脉症已变，则虽太阳之期，而病必已变。

此条则从阳明少阳之期而论，是正论反辩，从不同角度认识同一规律而已。

《黄帝内经》云：一日巨阳受之，头项痛腰脊强；二日阳明受之，身热目痛而鼻干不得卧；三日少阳受之，胸胁痛而耳聋。今曰伤寒二三日，阳明少阳受邪之期，未见阳明少阳之脉症，仍有头项痛腰脊强之太阳征象，故曰时虽至而病未传。

故此可知，病程长短是影响疾病传变的一个因素，但真正决定疾病传变与否的关键要素，并非病程，而是正气强弱、邪气盛衰，以及治疗干预。故而判断疾病传变与否，理应以脉症为凭，不得拘泥于病程。

原文 **太陽病，發熱而渴，不惡寒者，為溫病。若發汗已，身灼熱者，名風溫。風溫為病，脉陰陽俱浮，自汗出，身重，多眠睡，鼻息必鼾，語言難出。若被下者，小便不利，直視失溲。若被火者，微發黃色，劇則如驚癇，時瘛瘲，若火熏之。一逆尚引日，再逆促命期。**（6）
解读 本条讨论温病及其变证。

《难经》云：伤寒有五，温病居其一，与中风、伤寒并列，而性质迥异。《黄帝内经》云：冬伤于寒，春必病温，是伏寒化温之谓。其与《难经》所言新感温热有别。

本条所言温病，句首冠以太阳病，前贤因谓此乃温病之表，即后世卫分之证，故此不恶寒者，当作微恶寒解。吴鞠通曾曰：仲景所云不恶风寒者，非全不恶风寒也，其先亦恶风寒，迨既热之后，乃不恶风寒耳。初恶风寒者，温自内发，风寒外搏，以桂枝汤主之。若夫感受温热之邪，但热不恶寒而渴者，则宜辛凉平剂，桂枝不中与之。其言说明温病初发，有恶寒者，有不恶寒者，种种不同，不可执一。

本条承接前文中风伤寒并及传变之论，如此谋篇布局，更近以温病与前论相鉴别之意味。言太阳病者，谓其头痛身热自汗脉浮，类于太阳伤寒中风之证是也。发热而渴不恶寒者，突出其温热之性，与伤寒中风迥然不同。无论新感伏邪，温邪为患，其发热必然显著。新感者，卫失温煦，可微恶风寒。伏邪者，热自内透，必不恶寒而但恶热。火性就燥，津液必伤，故而口渴明显。此皆温病之特征，可据以而与伤寒中风为辨耳。

对于温邪为病、不夹寒风者，当从《黄帝内经》"风淫于内、治以辛凉、佐以苦甘"法。若治以辛温，乃是抱薪救火，必致祸不旋踵。辛温发散，风火交炽，气阴耗伤，神志昏昧，机窍失运，故而体若燔炭，漐然自汗，身重困倦，昏然嗜睡，鼻鼾粗重，言语謇涩，脉来三部俱浮而盛。此之变证，谓之风温，与后世感受风热之邪为病之风温者，判然有别。

此后之言，皆以风温为对象，设论其各种误治之变。温病之变风温，风火交织，气阴两伤，治当清热息风，养阴益气，如白虎加人参，竹叶石膏之属，加减化裁可矣。今反用攻下，重伤气阴，阴亏则化源不足，小便短赤而不利。精竭则目睛失濡，瞪目直视而不灵。气绝则失神昏昧，二便失约而不禁。或误用火法，以热益热，若肝胆热盛，胆热液泄，则肌肤面目晦黄如烟熏，甚

读伤寒

者阴精耗竭，营血亏乏，内风旋生，而见惊惕不安、昏厥抽搐等。

所谓一逆再逆者，或曰误下一逆，误火再逆；或曰误汗一逆，误下误火再逆，其说皆通。此意在强调一误尚有救治之机，反复误治则形同杀人之举。

原文第1、2、3、6条，后世有谓乃太阳之一大纲三小纲，分别对太阳病、太阳中风证、太阳伤寒证和温病，予以明确定义，高度概括了太阳病和温病的特征，层次分明，逻辑严密。

原文 **病有發熱惡寒者，發于陽也；無熱惡寒者，發于陰也。發于陽，七日愈。發于陰，六日愈。以陽數七、陰數六故也。**（7）

解读 本条论病发阴阳之别。

此之阴阳，或谓病位，或谓病邪，终属阴阳表里寒热虚实之分。

言病位者，阳有太阳或三阳之别，阴有少阴与三阴之分。言病邪者，阳者风邪，阴者寒邪。

以发热恶寒为阳，无热恶寒为阴，若从太阳发病之初而论，中风证初起即见发热恶寒，伤寒证初起每多先见恶寒而暂无发热。故有前贤认为，本条乃是针对太阳病初起，为辨别中风、伤寒而设。此说有其一定依据，但二者鉴别要点重在汗出与否，初起时有无发热，于鉴别诊断而言，实属微不足道。且将中风伤寒分阴阳，于文义似有牵强之味，蛇足之嫌。

太阳受邪，营卫失调，以发热恶寒为其典型热型。而少阴受邪，阳气不足，以恶寒无热为其基本特征。故而也有先哲认为，此条乃论病发于太阳与病发于少阴之鉴别。此说之不足者，在于以无热恶寒从属少阴，未免武断。

另一种看法，则是三阳与三阴相对。太阳发热恶寒，阳明但热不寒（先寒后热），少阳往来寒热，其共同特征皆是发热。而三阴阳气不足，皆以无热恶寒为常。此说之不足者，在于不能完美解释原文发热恶寒属阳之本义。

余意以为，本条重在阐明辨病应首分阴阳之原则，而不必囿于具体病位或病邪。《黄帝内经》云：阳胜则身热，阴胜则身寒。可通过恶寒与发热两个属性对立的症状，以明辨病首分阴阳的基本思路。且发热恶寒多属表，无热恶寒多属里，亦具阴阳对立之义。故此，辨病之阴阳，仍当以临床征象为据。今原文以恶寒与发热辨之，盖示其例矣。若乎心烦口渴者，未必不属阳；身踡肢厥者，未必不属阴，此又当举一反三是也。

《河洛图书》曰：天一生水，地六成之；地二生火，天七成之。又奇数为阳，偶数为阴，故此谓阳数七阴数六是也。发于阳七日愈，发于阴六日愈。是阳病者应阳数之期，阴病者应阴数之期，顺势而愈。这种对疾病愈期的预测，临床意义尚待验证。

原文 **太陽病，頭痛至七日以上自愈者，以行其經盡故也。若欲作再經者，針足陽明，使經不傳則愈。（8）**

解读 本条讨论太阳经尽及再经的预防。

欲准确理解此条文义，首先必须明确经尽、再经的含义。

中医理论体系中，经者，本义为经络是也。然经者，亦有"经过、通过、常行的、历久不变的"之义，故其义亦暗寓周期性规律。在疾病过程中，则寓自然病程之义。故而经尽者，当是指自然病程结束。病程结束而病未愈者，谓之再经，即重复下一自然病程。

外感热病有一个自然演变周期，据《黄帝内经》之论，似以六日为期。《黄帝内经》云：七日巨阳病衰，头痛少愈，即是外感自然病程结束、经尽之意。当此之际，邪气已衰，正气复振，故而病证有向愈之机。所谓行经者，应是经气流转之义，即经气循经而注，始太阳终厥阴是也。六日而周，周则邪衰正复，故曰经尽而病程终结，至七日经气复行太阳，则太阳余邪当得解散，故曰头痛自愈。

若病期已尽而头痛发热诸症未见稍减，或更见他症者，是其病程重复之征，谓之再经。再者，重复之义。其病有留连于太阳者，有内传于阳明少阳者，甚或内陷三阴者。此际针刺足阳明之穴，可振奋气血之运，有助于防其内传阳明，故云使经不传则愈。传经者，病邪传陷他经是也。若夫留连太阳者，邪滞肌表，无论或针或药，仍应解肌发表为治。

本条所论有关太阳病自愈之期、传变趋势及设法御变等内容，行文虽简，意义非凡，足以启人深思。

 太陽病，欲解時，從巳至未上。（9）
 本条讨论太阳病欲解之最佳时机。

古代计时，多采用十二时辰制。始于西周，汉时名为夜半、鸡鸣、平旦、日出、食时、隅中、日中、日昳、晡时、日入、黄昏、人定。亦用十二地支名之，子时相当于现代（北京时间）二十三点至一点，丑时为一至三点，寅时为三至五点，余皆仿此。后世又将每个时辰细分为初、正前后两时；或分为八刻，即上四刻与下四刻，实际成为二十四时制。

巳时者，上午九时至十一时也。未时者，午后十三时至十五时也。不曰未时而曰未上，殆后世所谓未初或未之上四刻耶？三阳三阴之于十二时辰，每经分别对应两个时辰，是为合乎情理。因之，此曰未上者，似指午尽未初、两时相交之刻。

如此则可知，太阳之病，其欲解之最佳时机，始于巳初，终于午未相交之时。对应现之时制，即九时至十三时。

太阳寒水之经，本寒标热，病从标本而化。又为诸阳主气，统一身之营卫。邪犯太阳，风寒外束，卫气失职。而巳未之时，阳气正隆。天人相应，机体之卫阳得天阳之助，易于抗邪外出于此时，故可为最佳欲解时机。

原文　**風家，表解而不了了者，十二日愈。（10）**

解读　本条论体虚易感者表解未痊、移时而愈。

所谓风家，多谓太阳中风者，然读之尚觉其义未达。观论中所言衄家、淋家、汗家、亡血家等，莫不皆是久患其证而迁延不愈，或同一病证反复发作者。今言风家，当是意指素体不足、易于反复感受风寒为患之人，与体质壮实、偶感风寒而为病者，其发病及转归预后，毕竟不同。

体质壮实偶感风寒者，或针或药，用之得宜，一汗即解，神清体爽，而诸症若失。而终年易感之人，体弱不胜其邪，更复不任其药，或重或轻，或缓或急，殊难掌控。总是汗后表解，虽寒热悉去，痛楚已解，然正虚未复，或余邪未尽，以致体困身倦，头目不清，似病非病，似愈非愈，谓之不了了。了了者，清爽也。此际唯宜静养，以待气血复和，余邪自散。其愈之期，多与六日之自然病期相关，故曰十二日愈。

原文　**病人身太熱，反欲得衣者，熱在皮膚，寒在骨髓也；身大寒，反不欲近衣者，寒在皮膚，熱在骨髓也。（11）**

解读　本条论寒热真假的鉴别。

文中欲衣者意为畏寒，不欲衣者意为恶热。皮肤言外，骨髓言内。外为表象，内为本质。

成无己随文释义，曰此乃表热里寒与表寒里热。皮毛之论，有失名家风范。

程郊倩于此条理解最为深刻，曰皮之寒热属标属假，髓之寒

读伤寒

热属本属真。标假易惑而本真难见，故从所欲而断。发煌古义，一语破的。

身热反欲得衣者，乃阴寒内盛、浮阳外越之象，必兼脉微呕利诸寒症。身寒不欲衣者，乃阳热亢盛、内郁不发之征，必见脉实口秽诸热症。此寒热真假之辨，贵在综合分析，小心求证。

前以发热与恶寒，辨病证之阴阳。此以所欲与不欲，辨寒热之真假。充分阐明了病证之辨，首重阴阳寒热属性之辨。而临证之际，又必当去伪存真，方不为假象所惑。

原文 **太陽中風，陽浮而陰弱，陽浮者，熱自發；陰弱者，汗自出。嗇嗇惡寒，淅淅惡風，翕翕發熱，鼻鳴乾嘔者，桂枝湯主之。（12）**

桂枝湯方
桂枝三兩，去皮 芍藥三兩 甘草二兩，炙 生薑三兩，切
大棗十二枚，擘
上五味，㕮咀三味，以水七升，微火煮取三升，去滓，適寒溫，服一升。服已須臾，歠熱稀粥一升餘，以助藥力。溫覆令一時許，遍身漐漐微似有汗者益佳，不可令如水流漓，病必不除。若一服汗出病差，停後服，不必盡劑。若不汗，更服依前法。又不汗，後服小促其間，半日許，令三服盡。若病重者，一日一夜服，周時觀之。服一劑盡，病證猶在者，更作服。若不汗出，乃服至二三劑。禁生冷、黏滑、肉麵、五辛、酒酪、臭惡等物。

解读 本条论太阳中风证治。

此之阳浮阴弱，其义多解。有谓脉象者，阴阳指浮取沉按。有谓病机者，阴阳指营阴卫阳。实则可理解为借脉言理，一语双义。

大体而论，脉之阴阳，有浮沉、尺寸、虚实、强弱、迟速等义。此之阳浮阴弱，或谓寸脉浮大、尺脉细弱者，或曰浮取盛大、沉取细弱者。若证之临床，二义皆通。据《脉经》而论，浮脉举之有余，按之不足；弱脉极软而沉细，按之乃得，举手无有。如此，以浮沉而论阳浮阴弱，似嫌蛇足。若以尺寸而言阴阳，寸以候外候上，尺以候内候下。"辨脉篇"曰阳脉浮阴脉弱者，则血虚。又原文第49条脉浮数而尺微曰里虚，原文第50条脉浮紧尺迟曰血少。上述条文之内容，皆反映邪犯太阳而里气不足之状态，与太阳中风证机理类同。因此，无论浮取有余重按细弱，或寸脉浮盛尺脉沉弱，均可反映卫阳浮盛营阴内弱之病理状态。故阳浮阴弱，是借脉言理，以明太阳中风证卫强营弱之内在病机。

营行脉中，卫行脉外，相偕而行于阴阳各二十五度，夜半而复大会于手太阴。此之谓营卫谐和，出入有度，故昼精而夜瞑，体泰而无病。今风寒袭表，卫气职司所系，不得已奋起抗邪，与之相争，故而脉浮而发热，谓之阳浮者热自发，后世将此病理状态名之卫强，非卫气强盛之意，乃卫气浮盛之态是也。

因卫气浮盛抗邪于外，而其温煦肌表腠理、调控玄府开阖之功，自有不逮，故而啬啬恶寒，淅淅恶风，必与翕翕身热相兼而见。风邪开泄，腠理疏松，玄府难闭，营阴失却内守，透泄外渗而为汗，脉来应之而软弱，故曰阴弱者汗自出。《黄帝内经》云：外伤于风，内开腠理，毛蒸理泄，此之谓也。后世称此病理状态为营弱，非营阴已虚之意，乃营阴外泄之态是也。然若营阴常泄不止，日久必虚，此不需明言即知矣。

肺主气属卫，今肌表受邪，肺气郁闭，宣肃失常，故而鼻息不畅，出入有声，是为鼻鸣。肺肠失于肃降，胃气自难承顺，有逆而呕者，此非必有之症，然可得而见之，是脏腑一体、同升共降之具体表现。

由此可知，风寒犯表，阳浮阴弱，卫浮营泄，发热恶风寒而

读伤寒

脉浮缓弱，是太阳中风证之基本病因病机及主要脉症。治之主以桂枝汤，解肌祛风，以和营卫。诚然，其脉症表现，尚应结合原文第1、第2条，相互参酌。

桂枝汤，滋阴和阳，燮理营卫，充分体现了中医治法理念之精髓。有外邪者，解肌祛风，以求营卫和调。因内伤者，调畅气血，以期滋阴和阳。故后世医家谓之：外证得之，解肌和营卫；内证得之，化气调阴阳。其方桂枝辛散，芍药苦泄，其与甘草相伍，辛甘发越阳气，甘苦合化阴气。而姜辛枣甘，分别辅佐桂甘、芍甘之功用，构成多层次的和调燮理效应，因而誉为群方之祖，和剂之魁。

方后煎服及调护内容，习称桂枝法。大略可以概括如下：药物一次煎取三分温服，药后进粥温覆以助药力，取微汗透彻为度。必要时可半日一剂，昼夜服药，务期以效为度。治疗期间注意饮食禁忌。

 太陽病，頭痛，發熱，汗出，惡風，桂枝湯主之。（13）

 本条论中风证诊断要点。

前条所论，重点在于太阳中风之病机，以阳浮阴弱为其眼目。本条则承接上条，补充讨论中风证之临床表现，可视之为其诊断依据。纵观原文第1、2、12条及本条，可以看出，此四条原文围绕太阳中风证，以概念、定义、病理、诊断、治疗及护理为基本内容，构建了一个完整的学说体系。

此条所论，实为原文第1、2条内容之融会与提炼，以头痛发热汗出恶风四症，为太阳中风证诊断之依据。太阳受邪，则头项强痛、恶寒发热、脉浮诸症，自在不言中，其机理已述于前，营卫失调是也。然感邪有偏风偏寒之异，而病机则有卫浮营泄与卫闭营郁之别。今见汗出者，反映卫失固摄营阴不守之病机，是风邪为甚，自属中风之证，当主以桂枝汤。

据前可知，伤寒中风之异，其脉有紧缓之别。然脉之紧缓，实乃相对之辞，每视感邪轻重、正邪对比等因素，而互为变易，因之难以据此确辨中风与伤寒。然汗出与否，则是两证鉴别之关键。

桂枝汤作为和剂之魁，而为太阳中风证之首选。然其所治，绝非仅限于此，外感内伤，悉可用之。因此，若从方剂角度而论，本条可视作桂枝汤之应用标准。柯韵伯曾云：此条是桂枝本证，辨证为主，合此证即用此汤，不必问其为伤寒、中风、杂病也……四证中，头痛是太阳本证，头痛、发热、恶风与麻黄证同，本方重在汗出。汗不出者，便非桂枝证。其言虽略有偏颇，其意却值得深思。若能结合后文桂枝汤之禁忌，互为参酌，如此则可全面理解本方之适应证与禁忌证，进而准确掌握其运用指征。

原文 太陽病，項背強几几，反汗出惡風者，桂枝加葛根湯主之。（14）

桂枝加葛根湯方

葛根四兩　麻黃三兩，去節　芍藥二兩　生薑三兩，切　甘草二兩，炙　大棗十二枚，擘　桂枝二兩，去皮

上七味，以水一斗，先煮麻黃、葛根，減二升，去上沫，內諸藥，煮取三升，去滓。溫服一升，覆取微似汗，不須歠粥。餘如桂枝法將息及禁忌。

臣億等謹按仲景本論，太陽中風自汗用桂枝，傷寒無汗用麻黃。今證云汗出惡風，而方中有麻黃，恐非本意也。第三卷有葛根湯證云：無汗惡風，正與此方同，是合用麻黃也。此云桂枝加葛根湯，恐是桂枝中但加葛根耳。

解读 本条论太阳中风兼经气不利证治。

太阳受邪，无论中风伤寒，皆是营卫不调，气血失和，太阳

经气因之郁滞难行，故有头项强痛之症，此属太阳病本证之范畴。本证者，能反映某经基本病理之典型证候也。太阳之基本病理变化，风寒袭表，营卫失调，原著所论，以中风与伤寒为其典型证候，故而中风证与伤寒证自属太阳病之本证。

兼证，是与本证概念密切相关的一类病证。所谓兼者，相兼并存之义，兼证必以本证作为基础，即本证兼夹其他病理变化的病证。在这类复合病理变化中，本证病理是其本，兼夹病理是其标，主次有别，标本分明。

本条以太阳病发端，自是肌表受邪，营卫失调，故而发热恶寒、头项强痛、脉浮等，诸般脉症，虽略于文辞，然所当必见，此太阳病本证是矣。

此处文法，隐主而显宾，突出项背强急之症，以示与前之本证同中略有所异也。足太阳之脉，上额交巅入络脑，还循别下项，夹脊抵腰络肾属膀胱。今项背强急，拘挛不舒，是太阳经气郁滞之象，与本证头项强痛，并无本质区别。唯其所涉范围明显扩展，由头项而及腰背，显然其邪较甚，病情更重。若按时空质量序贯变化分析，此为病涉经脉所循空间之量变，并无质变之情（仍居太阳）。

经气之郁滞，每多阴邪为患，如寒湿痰水之类，其病多无汗出之症。今言反汗出恶风者，正是表明此证当责之风邪为主，其本质仍是太阳中风本证，唯略有所异耳。曰其兼夹，有失严谨。而其项背强急之症，确属突出，故而以中风本证解肌祛风之治，兼予升津舒经，如此可得周全。

桂枝加葛根汤，宋本《伤寒论》原方有麻黄，林亿考证依据充分，推理严谨，可知方中应无麻黄为是。本方以桂枝汤为基础，解肌祛风，调和营卫。更以葛根升津舒经，缓解拘挛。《神农本草经》云：葛根主消渴，身大热，呕吐，诸痹，起阴气，解诸毒。可见其功用主要在于起阴气以升清，通经络以疗痹，解诸毒以退热。此方之用，意在既可解肌退热，且以升津通痹。

原文 太陽病，下之後，其氣上衝者，可與桂枝湯，方用前法；若不上衝者，不得與之。（15）

解读 本条讨论太阳病下后气冲治法。

太阳表证，无论是否兼有可下之情，表证未解之际，当用汗法，下之皆属误治。无里证而下之，是为徒伤无辜。表里同病而下，是为先后失序。

误下之后，结局各异。有里气虚而邪内陷者，有表未解而里已伤者，有里未伤而表未除者，当据脉症而断。

今言下后气冲可与桂枝汤，是表邪未解仍宜解表之治。然其语气颇含斟酌之意味，并无不容置疑之确然，显然考虑误下之后，病情终究较前有异，治法选择当得谨慎从事，故曰可与而非主之。

其气上冲者，胸中气逆，或咳或喘或噫气，或时有冲逆支结不舒之感。因下而逆，格拒不受，是正气抗邪之本能反应。此际表邪仍在，无论有汗无汗、中风伤寒，因其误下，毕竟正气有所伤损，故不宜麻黄之峻，而宜桂枝之缓。缓汗之后，外邪得解，冲逆自平。

若无气逆上冲之感，则是里气大伤、无力拒邪内陷之兆，必有脉弱神疲息短等见症。其后呕逆下利、肢厥脉微等，不可不虑。如此不宜解表之治，而应急救其里，冀里和而表自解，或里和之后再予解表，例如原文第91条所论。

然亦有下后气不冲逆而表证未变里气未虚者，仍当用桂枝汤治之，不得以无气冲则是里虚邪陷为辨，此又不可不知。

原文 太陽病三日，已發汗，若吐、若下、若溫針，仍不解者，此为壞病，桂枝不中與之也，觀其脈證，知犯何逆，隨證治之。桂枝本為解肌，若其人脉浮緊，發熱汗不出者，不可與之也。

常須識此，勿令誤也。（16）

解读 本条论坏病处理原则及桂枝汤禁例。

前论本证兼证之义，而此谓坏病或坏证，柯韵伯曰坏病者，即变证也。所谓变证，即由他证变化而来且其病机与前证有本质之不同者。是以必有前证，乃有变证。其变之由，每与正邪、病程、治疗等因素关联密切。如太阳传入少阳阳明者，少阳阳明之证则可谓之太阳变证。由此可见，其与本证、兼证之概念，迥然不同。故而变证者，病理性质（病位、病性之时空质量）发生质变是也。

坏病，或曰坏证，其病情复杂，预后不佳，难以六经典型证候称其名。究其本质，仍属变证之范畴。

文曰表证多日，或汗或吐或下或温针，诸般治疗，不合其情，是为误治，可谓之逆。甚者，一逆再逆，病情骤变，或正虚，或邪盛，或虚实兼杂，证情复杂，是谓坏证之属。

太阳坏证，虽源自太阳之表，然其表邪，或已解或未解，已非病证之重心，而其里之变，乃属关键。故而其治，当观其脉证，全面收集四诊信息，加以综合分析，详为辨证而知犯何逆，进而决定其治法方药，以随证治之。此实乃中医临证之精髓所在，后世所言辨证论治之精炼表述。

桂枝汤本为解肌之品，非唯不能用之治疗坏病，即太阳表证卫闭营郁之无汗脉紧者，亦不可用之。柯韵伯云其无麻黄开腠理而泄皮肤，有芍药敛阴津而制辛热，恐邪气凝结，不能外解，势必内攻，为害滋大耳。解肌者，解肌肉之汗也。桂枝汤辛散之力，较之麻黄类方，明显偏缓而弱。有谓麻黄发皮毛之汗其道近，桂枝发肌腠之汗其道远，故而有浅深之异、峻缓之别。

原文 **若酒客病，不可與桂枝湯，得之則嘔，以酒客不喜甘故也。**
（17）

解读 本条论酒毒内蕴者不宜桂枝汤。

　　此之酒客者,与前文之风家,其义相类。客之与家,皆意为从事某种专业活动之人。如剑客与道家、说客与法家之类。此之酒客,自是以酒为伴者,喻指嗜饮之人。

　　酒浆源于五谷,久饮则易湿聚而热蕴。湿热内聚而外感风寒,虽有表证,不宜桂枝汤之辛甘温,得之则湿阻热盛而气逆呕吐。治之宜乎化湿泄热而兼辛散透发,如麻黄连轺赤小豆汤类。

　　此借酒客而论湿热兼表之治禁,不得拘泥酒客之说。若夫素不善饮而湿热兼表者,亦当仿此。而嗜饮之人外感而内无湿热者,则桂枝并非其禁。

　　《医宗金鉴》则谓酒客过饮而病,头痛发热汗出者,湿热熏蒸使然,非风邪也。其说聊备一格。此伤酒之状,类于伤风,似是而非,不得误与桂枝汤。

原文 **喘家作,桂枝汤,加厚朴杏子佳。(18)**

解读 本条论咳喘宿疾复作证治。

　　喘家,素有咳喘之疾、反复发作之人,其喘之作,多咎之形寒饮冷,肺寒气闭或饮阻气逆。若春夏阳旺或饮伏不逆时,其肺气尚顺,咳喘暂平。若夫饮冷受风,或劳伤耗气,此多内外合邪,饮动气逆,而咳喘骤发。是喘家之作,必与劳伤、情志、饮食、外感诸因相关。

　　今言喘咳发作,而以桂枝汤解肌为主,加厚朴杏仁降气平喘,显然外受风寒,肺寒饮逆。咳喘之外,自有发热恶风脉浮诸脉症,《金匮要略》曰:病痼疾而加卒病,当先治卒病,后治痼疾,是治分先后之例。此喘咳为痼疾,外感为卒病,表里同治,然有主次轻重之别,以解表为主。与《金匮要略》所论,异曲同工。

此之表证，或伤寒或中风，似为两可之局。盖麻黄主喘，而今主以桂者，殆咳喘有年，肺气已虚，肌腠自疏，易于开泄，故不宜麻黄之峻，而宜桂枝之缓是也。

其治之后，有寒热除而咳喘自平者，或寒热除而咳喘仍在者，仍宜温肺化饮，以杜绝其复发之根源。此与原文第43条，其治虽同，转归有别，最宜互参，以明其理。

 凡服桂枝湯吐者，其後必吐膿血也。（19）
 本条以误服之变论桂枝之禁。

桂枝汤辛甘发散，宜于风寒表证，凡阳热之证，悉为其禁。故《伤寒例》曰：桂枝下咽，阳盛则毙。前论酒毒内蕴，湿热为患者，误服则呕。其所呕者，水谷酸腐之物是矣。今言内热之证，误服桂枝，以热益热，胃热气逆，常致呕逆。扰动气血，伤损血络，故可气急呕血，色鲜无脓也。

值得注意的是，此条所言吐脓血，必是素有蕴热，腐化气血，煎酿成脓。此内痈之病，治宜泄热解毒，消痈排脓，若误服桂枝，必致痈溃脓出而逆，脓血夹杂而呕。原文第376条曰呕家有痈脓，不可治呕，脓尽自愈。如此则宜甘寒益胃，宁血和络，切不可镇涩止呕，以防闭其邪毒于内，变生不测。

原文 **太陽病，發汗，遂漏不止，其人惡風，小便難，四肢微急，難以屈伸者，桂枝加附子湯主之。**（20）
桂枝加附子湯方
桂枝三兩，去皮　芍藥三兩　甘草三兩，炙　生薑三兩，切
大棗十二枚，擘　附子一枚，炮，去皮，破八片
上六味，以水七升，煮取三升，去滓，溫服一升。本云：桂枝湯，今加附子，將息如前法。

解读 本条论太阳中风兼卫阳虚乏证治。

太阳表证，汗法为其常。然汗之太过或不及，皆非得法，仍属误治。此表证汗之而漏，绵绵不止，缘自素体肌腠不密，复因方药峻猛或大剂浪投，以致玄府开泄，阴津外渗。此太阳表虚，过汗更伤卫表之阳，恶风较之中风常态，更为突出。是以汗出恶风虽与中风证同，而其程度尤甚之。其卫阳已伤，而表邪未因汗出而解，故而发热头痛脉浮者，仍属可见之症。然临床实际，其发热之症，或退或现，尚在两可之间。而恶风汗出，则为此证之必具。

小便难者，或气化不利，或阴津不足，皆属小便排泄短少困难之由。四肢微急、难以屈伸者，筋脉拘急、骨属不利是也。前贤多以汗多液泄、阴津不足、筋脉失养为释，自然合乎情理之常。

然若细究其情，汗出绵绵不止，终会导致阴津伤损，此固然之理，不容置疑。而若津伤以致小便短少而筋脉拘挛者，其程度必然较为严重，在治疗方面应当予以兼顾。而此条方治，全无养阴生津之品，可证其津伤之程度，必不甚重。是以可知，其小便难者，当是汗出过多而缩泉自救之征，有伤津之趋势，而尚未致明显阴伤之局面。

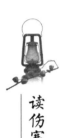

读伤寒

阳气者，精则养神，柔则养筋。津伤固然筋挛，而阳气不足，寒气收束，亦可致筋脉拘急不和。隆冬严寒环境之中，此等征象，不足为奇。由此可知，本证之津伤，缘自卫阳之失固，卫阳之失固，缘于过汗以伤阳。故而其治疗思路，宜乎扶阳以摄阴，桂枝汤解肌祛风，加附子扶阳固表以敛汗。表固则可绝其津伤之途，此釜底抽薪之策。复期以时日，假以食饮，则微伤之阴津，可望以自复。扶阳以益阴，不养阴而津自生，此标本因果关系之辨析，决定治疗方案之主次。

本方于表虚自汗恶风疗效确切，若加黄芪，更增其效。

原文 太陽病，下之後，脉促胸滿者，桂枝去芍藥湯主之。（21）

桂枝去芍藥湯方

桂枝三兩，去皮　甘草二兩，炙　生薑三兩，切　大棗十二枚，擘

上四味，以水七升，煮取三升，去滓，溫服一升。本云：桂枝湯，今去芍藥。將息如前法。

解读 本条论太阳表证兼胸阳不展证治。

太阳表证，汗之为常，下之为逆。误下每伤正气，引邪内陷，而致百变丛生。其变为何，视其体质禀赋、邪陷之所，或结胸，或痞证，或发黄，或呕利，而各有所异，宜乎观其脉证，知犯何逆，随证治之。

前论下后气冲治以桂枝汤，不冲者不得与之，是言其里虚邪陷不宜解表为治。今表证误下，正气略有所伤，而外邪因以内陷。内陷之处，心胸之位是也。与原文第15条所论，颇相类同。然前者气冲不受，或咳或喘或冲逆。后者邪陷气郁，胸闷气窒难抒发。两者虽经误下，但表证未除，故而发热恶风头痛脉浮，自有所见。本证邪陷于心胸，胸中阳气因之滞而不畅，郁极求伸，故脉应之而促。促者，常为短促之意，不必定作"数而时止"求解。

此表证未除，无论汗出有无，因其误下，自以桂枝汤缓汗为宜。然胸中阳气因邪而郁，故去芍药之苦泄，以助郁阳之宣达。解肌祛风，宣通胸阳。结合《金匮要略》"胸痹病篇"阳微阴弦学说，以及"水气病篇"桂枝去芍药加麻辛附子汤证，则阳郁与阴凝之关系，当有所悟。而于本方证之理解，似可跳出表证有无之争，更好地从临证实践角度认识其价值。

原文 若微寒者，桂枝去芍藥加附子湯主之。（22）

桂枝去芍藥加附子湯方

桂枝三兩，去皮　甘草二兩，炙　生薑三兩，切　大棗十二枚，擘　附子一枚，炮，去皮，破八片

上五味，以水七升，煮取三升，去滓，温服一升。本云：桂枝湯，今去芍藥，加附子。將息如前法。

解读 本条论太阳表证兼胸阳不足证治。

此承前条再论误下之变。邪陷入胸，胸阳既虚且滞，是实中见虚、病重于前之证。故而在发热恶风、胸闷气窒之外，更见脉象微弱、恶寒加重。治宜解肌祛风，温通胸阳。陈修园曰脉不见促而见微，身复恶寒者，为阳虚已极，故以桂枝去芍药加附子汤主之。此方之变，类于胸痹之治，温补通宣，是其要义。而其解肌之意，更形居次。

太阳误下，由气冲而胸满脉促，由胸满脉促而寒甚脉微，病邪步步深入，正气节节败退，病位由表及里，病性由实转虚，病情由轻变重。而与之相应者，论治随证而转，方药进退有序，起承转合，无不丝丝入扣。若能悉心体会其中奥义，必能获益良多。此亦时空质量序贯变化之实例，循此分析，临证自能胸有成竹，应对自如。

读伤寒

原文 太陽病，得之八九日，如瘧狀，發熱惡寒，熱多寒少，其人不嘔，清便欲自可，一日二三度發。脉微緩者，為欲愈也；脉微而惡寒者，此陰陽俱虛，不可更發汗、更下、更吐也；面色反有熱色者，未欲解也，以其不能得小汗出，身必癢，宜桂枝麻黃各半湯。（23）

桂枝麻黃各半湯方

桂枝一兩十六銖，去皮　芍藥　生薑，切　甘草，炙　麻黃，去節各一兩　大棗四枚，擘　杏仁二十四枚，湯浸，去皮尖及兩仁者

上七味，以水五升，先煮麻黃一二沸，去上沫，内諸藥，煮

取一升八合，去滓，温服六合。本云：桂枝湯三合，麻黃湯三合，並為六合，頓服。將息如上法。

臣億等謹按：桂枝湯方，桂枝、芍藥、生薑各三兩，甘草二兩，大棗十二枚。麻黃湯方，麻黃三兩，桂枝二兩，甘草一兩，杏仁七十箇。今以演算法約之，二湯各取三分之一，即得桂枝一兩十六銖，芍藥、生薑、甘草各一兩，大棗四枚，杏仁二十三箇零三分之一枚，收之得二十四箇，合方。詳此方用三分之一，非各半也，宜云合半湯。

解读 本条论太阳表郁轻证证治。

———————————

本条文法，属典型的一头三尾。这种文法于阐论事物发展的不确定性时，较为常用。

太阳受邪，时日已久，或传于里，或羁于表，或表里同病，其转归每因邪正关系、治疗措施等，各有不同。今正邪相争而延至八九日，邪气渐微，正气亦馁。正邪相持，正气假余勇而与邪相搏时，则寒热骤作；继而气馁难争，则寒热自止。如此时争时休，是以其寒热一日数作，如疟之发，然未有定时。其不呕而二便如常者，表明少阳阳明之里，未受邪犯，显然病仍在表。以其正虚邪微而营卫郁滞，故称表郁轻证。

病久邪微正弱而表郁不解，本条论其转归，大略有三：一者，脉转和缓，寒热渐微，身痛渐减者，是为欲愈之候。一者，脉转微弱，恶寒明显，此表里俱虚，急当温阳益卫，不得误用汗吐下攻邪诸法。一者，脉浮而面赤，此邪郁卫表，玄府难开，是以无汗身困而肤痒。面红者，阳郁也。唯其邪气已微，正气渐虚，是以营卫虽滞，难当麻黄之峻发；玄府闭郁，不宜桂枝之缓散。故以二方减量等分相合，互为制约，而小发其汗，名为桂枝麻黄各半汤。

条文言其证发热恶寒、热多寒少，其意颇费思忖。先贤多以发热恶寒同时并见作解，以应邪郁肌表之常情。而热多寒少者，自是发热较重恶寒较轻之义。如此理解，则其发热与阳郁日久相关，意寓此际已有化热入里之机栝。

而据《经方实验录》所言，凡发热恶寒同时皆作，有汗用桂枝，无汗用麻黄，发热恶寒次第间作，自再发以至十数度发者，择用桂二麻一等三方。其言此证之寒热，实为寒热交替而作，与少阳寒热往来同类。唯少阳病异于太阳者，以其寒热之发有间隔也。若日再发或二三度发，则为无间隔矣。固知寒热交替一日数发，循环不已者，为太阳病。寒热交替日发而有间隙如无病之人者，为少阳病，此麻桂二汤合用与柴胡汤独用之别也。如此则其热多寒少者，除发热明显恶寒较轻之外，尚恐有发热时长而恶寒时短之意是矣。

曹颖甫之论，别出心裁，然其案例记叙确切，绝无穿凿之痕，似宜借而鉴之，证之于临床，求其真谛可矣。

读伤寒

原文 太陽病，初服桂枝湯，反煩不解者，先刺風池、風府，却與桂枝湯則愈。（24）

解读 本条论太阳中风针药结合治法。

太阳表病，卫强营弱，桂枝汤主之，当汗出而解。今反见烦躁不安，同时寒热头痛诸症仍未解者，此必病重而药轻故也。以其正气初得药力之助，与邪相争虽剧而不胜，汗不得出，诸症不解，反增烦闷。此际针刺风池风府之穴，纾散邪滞，宣畅气血，再与桂枝汤，经气流转，营卫偕行，必汗出漐然而解。

烦躁多为阳盛，亦复有因阳虚者。若得脉数口渴相兼，则为入里化热。若有呕利脉微相伴，则为病转三阴。而此处之烦，发于药后，移时自止，是药力助正与邪相争之象，类于战汗前兆。若烦而汗出，则邪散正复，诸症自除。然但烦无汗，表象依然，而无他变，则是邪郁太重，药不胜邪。

此条针药并举，值得效法。而其邪滞太阳、穴选少阳督脉者，充分展现其辨治之大局观。盖二穴皆临太阳之分野，且督脉之风府通于太阳之脉，疏其气机则诸经皆畅，此其一也。其二，少阳居太阳之里，外邪不解，少阳自有受邪之虞，故针风池之义，亦类于原文第 8 条之针足阳明而防其再经者也。

原文　服桂枝湯，大汗出，脉洪大者，與桂枝湯，如前法。若形似瘧，一日再發者，汗出必解，宜桂枝二麻黃一湯。（25）
桂枝二麻黃一湯方

桂枝一兩十七銖，去皮　芍藥一兩六銖　麻黃十六銖，去節
生薑一兩六銖，切　杏仁十六箇，去皮尖　甘草一兩二銖，
炙　大棗五枚，擘

上七味，以水五升，先煮麻黃一二沸，去上沫，内諸藥，煮取二升，去滓，溫服一升，日再服。本云：桂枝湯二分，麻黃湯一分，合為二升，分再服。今合為一方，將息如前法。
臣億等謹按：桂枝湯方，桂枝、芍藥、生薑各三兩，甘草二兩，大棗十二枚。麻黃湯方，麻黃三兩，桂枝二兩，甘草一兩，杏仁七十箇。今以算法約之，桂枝湯取十二分之五，即得桂枝、芍藥、生薑各一兩六銖，甘草二十銖，大棗五枚。麻黃湯取九分之二，即得麻黃十六銖，桂枝十銖三分銖之二，收之得十一銖，甘草五銖三分銖之一，收之得六銖，杏仁十五箇九分枚之四，收之得十六箇。二湯所取相合，即共得桂枝一兩十七銖，麻黃十六銖，生薑、芍藥各一兩六銖，甘草一兩二銖，大棗五枚，杏仁十六箇，合方。

解读　本条续论表郁轻证辨治。

　　本条以服桂枝汤为假定条件，讨论汗后证情之变化可能。
　　桂枝汤方后注，明确规定汗法之用，以微汗透彻为度，太过

不及，皆失其妙。太过者，如水流滴，或伤其阳，或耗其阴，病多传变。今言大汗出而脉来浮大，滔滔满指，颇似伤津化热之状。与桂枝汤如前法，说明虽汗出太过，幸未伤阴损阳，唯气血扰动，奔腾汹涌，是以脉洪而大。然口和不渴，表象仍然，证情本质未变，故宜复与桂枝汤解肌祛风，此其汗后变局之一，与后文相互参合，其理益明。

若汗后或余邪复滞，或再感新邪，以致肌腠复郁，玄府复闭，少汗头痛，面赤身痒，发热恶寒，一日再发者，此亦汗后邪微，正气不足，正邪相争，搏而不剧，仍属表郁轻证。其寒热之作，频度较之前证减少，表明其邪正相争程度不重，治宜微汗开郁，方用桂枝二麻黄一汤。

据林亿所计，各半汤与此方，其剂量均明显小于麻桂原方，反映其欲其小汗微汗之义。从方剂组成而论，二方药味相同，仅剂量有别，属发表开郁力度强弱有异之体现。其服药频度，各半汤日三服而本方日二服，亦为欲其小汗与微汗之细节要求。

读伤寒

原文　服桂枝湯，大汗出後，大煩渴不解，脉洪大者，白虎加人參湯主之。（26）

白虎加人參湯方

知母六兩　石膏一斤，碎，綿裹　甘草炙，二兩　粳米六合

人參三兩

上五味，以水一斗，煮米熟湯成，去滓，溫服一升，日三服。

解读　本条论汗后津伤化热证治。

此条以类比笔法，承前条继续讨论表证汗不如法所致变证之可能。

前条虽汗不如法，所幸邪未内传，气血未伤，治之仍宜解表为要。此论大汗之后，脉来洪大而与大渴大烦、饮不解渴兼见，

治之以白虎加人参汤主之。以方测证并结合其后相关条文（原文第168、169、170条），可知此为汗后伤津化热，邪入阳明。热盛于里，蒸腾于外，故脉来洪大，身热汗出，烦躁不安。汗多津伤，大渴饮冷，饮后稍安，旋即复渴，以致渴饮无度。因其热盛津伤，舌红苔黄而燥，自是常见之象。故以石膏知母辛寒泄热，加人参之甘平补益，合甘草、粳米以益胃生津。

原文 太陽病，發熱惡寒，熱多寒少。脉微弱者，此無陽也，不可發汗。宜桂枝二越婢一湯。（27）

桂枝二越婢一湯方

桂枝，去皮　芍藥　麻黃　甘草各十八銖，炙　大棗四枚，擘　生薑一兩二銖，切　石膏二十四銖，碎，綿裹

上七味，以水五升，先煮麻黃一二沸，去上沫，內諸藥，煮取二升，去滓，溫服一升。本云：當裁為越婢湯、桂枝湯合之，飲一升。今合為一方，桂枝湯二分，越婢湯一分。

臣億等謹按：桂枝湯方，桂枝、芍藥、生薑各三兩，甘草二兩，大棗十二枚。越婢湯方，麻黃二兩，生薑三兩，甘草二兩，石膏半斤，大棗十五枚。今以算法約之，桂枝湯取四分之一，即得桂枝、芍藥、生薑各十八銖，甘草十二銖，大棗三枚。越婢湯取八分之一，即得麻黃十八銖，生薑九銖，甘草六銖，石膏二十四銖，大棗一枚八分之七，棄之。二湯所取相合，即共得桂枝、芍藥、甘草、麻黃各十八銖，生薑一兩三銖，石膏二十四銖，大棗四枚，合方。舊云，桂枝三，今取四分之一，即當云桂枝二也。越婢湯方，見仲景雜方中，《外台秘要》一云起脾湯。

解读 本条再论表郁轻证证治。

此条与原文第23、25条所论，一脉相承。原文第23条曰表

证日久邪微，原文第 25 条言表证汗后邪微，而此条既未言治误，也未言病程，如此则可知，邪微正馁之表郁轻证，其成因多样，不可拘泥于病程及误治与否。

本证表郁程度，据剂量而作推论，大体类于原文第 25 条之情形。因之其每日寒热发作之频度，相对较小。同时，原文第 25 条未言热多寒少，而此与原文第 23 条皆有其情，前之可言阳郁有化热之势，而此条则因其方用越婢、药选石膏，化热已自显然。由此分析，其证表郁虽轻，而里热已显，是其与原文第 25 条证情之异。

表郁轻证三方，以其汗而不伤、散而不峻之性，成为后世医家用以治疗皮肤诸疾之常用方，值得效法。

读伤寒

原文 服桂枝湯，或下之，仍頭項強痛，翕翕發熱，無汗，心下滿微痛，小便不利者，桂枝去桂加茯苓白术湯主之。（28）
桂枝去桂加茯苓白术湯方
芍藥三兩　甘草二兩，炙　生薑，切　白术　茯苓各三兩
大棗十二枚，擘
上六味，以水八升，煮取三升，去滓，溫服一升。小便利則愈。本云：桂枝湯，今去桂枝，加茯苓、白术。

解读 本条论饮阻太阳经输证治。

本条语意，颇堪玩味。一个"仍"字，点明汗下之前，已有后述之症。然后之诸症，是否悉然已现，或有先后之序，不得而知。就汗下之误，推而论之，或汗之针对头项强痛、发热无汗；或下之针对心下满痛、小便不利，虽其辨治有可商榷之处，然大体合乎常情。

本证初起发热无汗而服桂枝汤，已犯桂枝无汗之禁。况本条始终未言恶风恶寒脉浮等表证诊断之关键征象，因之解表发汗之

治，似可商榷。而心下满痛者，结胸可下，而痞证水气或阳虚阴凝者不可下。今或汗或下，所幸证情未变，故曰强痛发热满痛等症仍在。余以为，此乃水气内停外犯所致，类于表证而非表证。停于中则心下满痛，与苓桂术甘汤证相类；犯于上则头项强痛，与大陷胸丸证类似；蓄于下则小便不利，与五苓散证相似；饮滞营卫则无汗发热，类于十枣汤证情。然病机关键，仍以中焦心下为其重心，故以桂枝去桂加茯苓白术汤，运脾化湿，利水散结。

关于本方组成，争论颇大，大体有去桂、去芍、不去三种观点，各有所据，仁智互见。桂枝去芍，《金匮要略》有去芍加麻辛附子汤治饮停心下者，结合前文之桂枝去芍药汤条，其化饮散结之效，自属可信，与后文之苓桂术甘汤相去不远。

桂枝去桂，为后世所置疑者，主要在于芍药于饮邪之功用，及本证兼表的认识。若乎本证兼有表邪，则桂枝不宜去。若仅饮停而无表邪，则桂枝通阳化气之功，于饮邪之消除有利。此皆不宜去桂之由，诚然有据。然刘渡舟老先生认为，此即苓芍术甘汤之实，与苓桂术甘汤遥相呼应，符合阴阳对应之理。观其方，去桂而加苓术，隐然有真武之义。其化气之力略嫌不足，而泄浊之功，较之苓桂术甘汤，稍胜一筹。盖芍药苦平，主邪气腹痛，除血痹，破坚积寒热，疝瘕，止痛，利小便，益气。其苦泄之性，与桂枝辛散之性，一降一升，皆有逐邪散结利湿之功。因之本方以桂枝汤去桂而留芍，有其深意。观仲景桂枝汤之化裁，或去芍，或加芍，或加桂，则此去桂，当属其据病证之阴阳而相应为之。

另外，值得注意之处，是其方后注曰小便利则愈。此与桂枝汤及其化裁方服后每云汗出则愈，截然不同。而与之相应者，五苓散方后云多服暖水，汗出愈。其方一芍一桂，而祛邪之途径，各有不同。此亦芍药苦泄之明证，与桂枝加芍药汤一条所谓胃气弱易泄同理。

原文 傷寒脉浮，自汗出，小便數，心煩，微惡寒，腳攣急，反與桂枝欲攻其表，此誤也。得之便厥，咽中乾，煩躁，吐逆者，作甘草乾薑湯與之，以復其陽；若厥愈足溫者，更作芍藥甘草湯與之，其腳即伸；若胃氣不和，讝語者，少與調胃承氣湯；若重發汗，復加燒針者，四逆湯主之。（29）

甘草乾薑湯方

甘草四兩，炙　乾薑二兩

上二味，以水三升，煮取一升五合，去滓，分溫再服。

芍藥甘草湯方

白芍藥四兩　甘草四兩，炙

上二味，以水三升，煮取一升五合，去滓，分溫再服。

調胃承氣湯方

大黃四兩，去皮，清酒洗　甘草二兩，炙　芒消半升

上三味，以水三升，煮取一升，去滓，內芒消，更上火微煮令沸，少少溫服之。

四逆湯方

甘草二兩，炙　乾薑一兩半　附子一枚，生用，去皮，破八片

上三味，以水三升，煮取一升二合，去滓，分溫再服。強人可大附子一枚、乾薑三兩。

解读 本条论阴阳两虚先后证治及应变。

此论表里同病误治之变。伤寒之初，邪犯肌表，卫强营弱，显然中风之证，故见脉浮自汗微恶寒等症。而心烦足挛者，津液不能濡养，阴血不足之象。小便频数者，上虚不能制下，肺脾阳虚之征。此表里俱病，阴阳两虚，其治当予扶正而兼祛邪，表里同治，如黄芪或当归建中之类。甚或先补后攻，表里分治。此际若独任桂枝汤以攻表，是为误治，伤阳损阴，势所难免。故其阳

虚更甚，而增吐逆肢厥。阴液益虚，而有咽干烦躁。

此等阴阳两虚之证，当权衡其阴阳之偏重，而采用或双补，或先后之策略。今以复阳为先，治以甘草干姜汤。益阴养血解痉于后，治以芍药甘草汤。体现了阳虚易速复、阴亏宜缓图之临证治疗思路。

然毕竟病属阴阳两虚，温阳碍其阴复，益阴妨其阳回，是以必当权衡得失，慎为选方用药。若阳复太过，阴伤化热，而成腑实结聚之局，症见谵语发热、便闭腹满，则宜急于泄热通腑，而保全津液，可以调胃承气汤，少少与服，轻泄缓下，其护正之义，跃然纸上。若误用火疗，再行汗散，则阳虚不复，阴寒更盛，而有心肾阳衰之势，症见脉微肢厥、恶寒呕利，则宜急于回阳救逆，逐散阴霾，以挽其残阳，治以四逆汤，逐阴回阳，固护真元。

此条以列举方式设法而御变，示人辨证论治之具体思维过程，形象生动，极富指导意义。

甘草干姜汤，理中之半，温肺健脾，复阳摄津，《金匮要略》以治虚寒肺痿之咳唾小便数，其温上固下之功，显而易见。芍药甘草汤，方中明言白芍药，则其苦泄不足而酸敛有余，酸甘化阴，解痉缓急，于各种经脉拘急、筋肉痉挛疼痛等，疗效确切。《经方实验录》每以赤芍白芍联用，苦泄通血痹，酸收益营阴，殆亦求其变通乎？

辨太阳病脉证并治上

原文　問曰：證象陽旦，按法治之而增劇，厥逆，咽中乾，兩脛拘急而譫語。師曰：言夜半手足當溫，兩腳當伸，後如師言，何以知此？答曰：寸口脉浮而大，浮為風，大為虚，風則生微熱，虚則兩脛攣，病形象桂枝，因加附子參其間，增桂令汗出，附子溫經，亡陽故也。厥逆咽中乾，煩躁，陽明內結，譫語煩亂，更飲甘草乾薑湯，夜半陽氣還，兩足當熱，脛尚微拘急，重與芍藥甘草湯，爾乃脛伸，以承氣湯微溏，則止

其讝語，故知病可愈。（30）

解读 本条续论阴阳两虚证治思路。

———————————

阳旦者，太阳初升于天地之际是也。陶宏景云：阳旦者，升阳之方，以黄芪为主。《辅行诀》所载小阳旦方即桂枝汤，大阳旦方乃黄芪建中加人参。由此可见，本条证象阳旦，谓其病症类于桂枝证而非其证，故按桂枝法治之而病反增剧。

其后之文意，略显错乱。要之，病初脉浮大而虚，显然里虚兼表，故有寒热、头痛、自汗之表象，更有肢厥吐逆、足挛咽干之里证。若夫阴伤内热化燥结实，可有烦躁谵语之症。如此虚实夹杂，表里同病，可予先里后表或表里兼治。兼治者，黄芪建中、桂枝加附之类，择而用之，温经扶阳固表，殆属可行之应对。然若不顾里虚，径予发散，则伤阳耗阴，气血益虚。此际唯宜救逆，以甘草干姜汤复阳于先，候其夜半一阳初生之时，肢厥回暖之后，更与芍药甘草汤益阴，以缓其挛急。若夫阳明内结，可以调胃承气汤微下缓通，燥结去则谵语止。

❧ 太阳病上篇小结 ❧

太阳病上篇，原文第1~11条属总论性质，涉及太阳病基本概念、分型诊断、预后转归等，建立了外感病辨治的基本程式：首辨病，次辨证，三辨传。关键在于辨病证阴阳寒热。其辨病辨证与辨传，既重病程，更重脉症，而以后者为核心。

原文第12~30条，主要讨论太阳病的代表证型——中风证，包括其临床脉症、病机、首选方药、误治失治变化（兼夹、变证）等。此其主线。而其主方桂枝汤适应证、禁忌证、组成配伍、加减变化（类方）等，则是其副线。

简言之，病证为主，方证为次，此乃六经辨证要旨。循外感病证脉症变化轨迹，求其内在病机变化，进而究其治法方药变化，断其传变之势，此即六经辨证之核心。姑且名之为时空质量序贯变化分析。

原文第 12 条，讨论中风证病机、脉症及其主方；原文 13 条，讨论中风主方桂枝汤的适应症。由此展开主副二线的深入讨论，并贯穿于全书。

典型中风证，综合原文第 1、2、12 条，已可明了其义。然临床典型者少见，而不典型者恒多，以其感邪轻重有别、体质强弱有异、兼夹病邪不同、病程长短不一，诸般各异也。故原文第 14、18、20、21、22、24 条，皆为中风证之不典型者。

桂枝汤，外证得之，解肌和营卫；内证得之，化气调阴阳。故其功效多样，不可以解肌祛风一语蔽之。桂枝汤证，桂枝汤之适应证也，所赅者广，不得等同中风证。论中以头痛发热、汗出恶风概其适应证要点，是其典型、常见者。而其禁忌证，原文第 16、17、19 条已经明确。如此，则其运用规矩已立。

此桂枝汤方证之常，而临床每多变局，如原文第 15 条下后气逆者，原文第 57 条伤寒汗后复烦者……凡此种种，贵在审时度势，圆机活法。

桂枝汤方，阴柔与阳刚的完美统一，加减之间，充分体现了中医阴阳和谐之道，故被誉为群方之祖。

至于原文第 23、25、27 条，兼具中风证与伤寒证两者之部分特征，现谓之表郁轻证。正气不足，邪亦不甚，相争无力，是其特点。寒热阵发，频次多者相争明显，可小汗而解；频次少者相争不显，宜微汗而解。此与伤寒证之峻汗、中风证之缓汗，构成治法体系上的强弱层次。而原文第 27 条显然可以理解为原文第 25 条兼内热者，进而可与原文第 38 条构成病症轻重比对。

原文第 24、25、26、28、29 条皆言服桂枝汤后，以其兼夹不同，甚或误用，而有诸般不同结局，并借机讨论应变之法，以明

"观其脉证，知犯何逆，随证治之"之理。

　　原文第 28 条去芍理由不足，去芍后即为苓桂术甘汤；若遵循原文去桂，其意可取，前辈阐论明晰；若径加苓术，类于真武汤附片换桂枝，亦属合理。要在本条主要脉症，确属饮邪阻滞。临床运用贵在灵活且不失原则，不必过于自囿。

　　尤其是原文第 29 条，在阴阳两虚情况下，明辨阴阳先后，巧为设法。即使在纠偏过程中，另有偏颇，也再为设法化解，体现了灵机应变的风格。

读伤寒

辨太阳病脉证并治中

 太陽病，項背強几几，無汗惡風，葛根湯主之。（31）

葛根湯方

葛根四兩　麻黃三兩，去節　桂枝二兩，去皮　生薑三兩，切　甘草二兩，炙　芍藥二兩　大棗十二枚，擘

上七味，以水一斗，先煮麻黃、葛根，減二升，去白沫，内諸藥，煮取三升，去滓，溫服一升，覆取微似汗。餘如桂枝法將息及禁忌。諸湯皆倣此。

解读 本条论太阳伤寒兼经气不利证治。

"太阳病中篇"起手三条讨论太阳伤寒证不典型者。太阳伤寒证，基本脉症已可于原文第 1、3 条得之。惜其未明言关键症状无汗，让人易生疑惑。但脉紧体痛，已寓其义。

今开篇即言项背强急恶风，而伴无汗，与原文第 14 条遥相呼应，构成虚实对举，揭示了外邪犯人后因禀赋体质、邪气性质不同，所致的营闭卫浮不同状态。

项背拘急，显然与足太阳膀胱经经气不畅密切相关。邪阻太阳之界，且以寒邪为重，故其项背之强急，尤胜他邪，拘挛强急

乃至酸痛不适。

　　从空间变化来看，本证与典型伤寒证的头身疼痛有所不同，而以项背拘急强痛为主，空间质（太阳）未变而量（范围）有变。

　　葛根汤方，如果将葛根换为杏仁，其方即是桂麻合方，组成与原文第23、25条方相同，然剂量有别，可谓之麻二桂一汤。葛根解肌退热，与杏仁相较，宣散升发力强而理肺利气力弱。与麻黄相伍，发散表邪而敷畅气血津液，于缓急解痉大有功效。

　　从发汗之力而言，大体而论，大青龙汤→麻黄汤→葛根汤→桂枝汤→桂麻各半汤→桂二麻一汤，构成较为明确的强弱层次，体现了治法量变序贯规律。

读伤寒

原文 **太陽與陽明合病者，必自下利，葛根湯主之。**（32）
解读 本条论太阳阳明合病下利证治。

　　两经三经一时俱病，见症齐发，无先后之参差，故谓之合病。这一概念与后文并病概念的创立，为分析判断临床实际所见之复杂病情，奠定了坚实的理论基础。

　　前论曾述及本证与兼证概念，曰反映本经基本病理的典型证候为本证，此乃三阳三阴分证论治之基石。如太阳有中风、伤寒之本，阳明有经热、腑实之本。而少阳胆热、太阴脾湿，莫不谓之本证。因本证之确立，而有分经辨证之标准或依据。然临床实际所见，此等典型证情不多，而不典型者或复合夹杂证情更多，故有兼证、并病、合病等情形。

　　此言太阳与阳明合病，意指太阳征象与阳明征象，或轻或重，或多或少，总属同时并见，并无先后次第，乃得谓之合病。原文以必自下利作为眼目，论其病涉阳明，而于太阳征象，未作表述，其后主以葛根汤，显然意欲以方括证，示其机窍。如此，其太阳之表，自是伤寒表实之类，绝非中风表虚之属。是以恶寒发热、身痛无汗、脉浮而紧等，必有所见。而其阳明之症，曰"必"者，揣度推测之意显然，如此则或已自利，或欲自利，情在两可之间。然寒气辗转下趋，以致腹痛肠鸣，则当属必然。此外寒内迫，阳明传化失常，故有此症。故而口必不燥渴，利必不臭秽，阳明寒中之类。太阳阳明，同为寒伤，然细究其理，外寒束表，乃是内迫之由，其病机关键，显然侧重表闭，故主以葛根汤，散寒发表，升清止利。

原文 太陽與陽明合病，不下利，但嘔者，葛根加半夏湯主之。（33）
葛根加半夏湯方
葛根四兩　麻黃三兩，去節　甘草二兩，炙　芍藥二兩　桂枝二兩，去皮　生薑二兩，切　半夏半升，洗　大棗十二枚，擘
上八味，以水一斗，先煮葛根、麻黃，減二升，去白沫，內諸藥，煮取三升，去滓，溫服一升，覆取微似汗。

解读 本条承前续论太阳阳明合病证治。

本条与原文第 32 条属同一机转，而阳明以胃失和降为特点。

阳明者，胃肠之总领也。《灵枢》曰大肠小肠皆属于胃，此之谓也。前言太阳外邪内迫阳明，其所乱之腑，阳明肠也。小肠泌别失职，大肠传化太过，是以必自下利。今者曰不下利而但呕，是外邪内迫，乱于阳明之胃腑，而尚未及于肠也。

胃肠之气，以承顺肃降为常。太过不及，皆失其宜。胃降太过则消谷易饥，胃降不及则痞胀呕逆。小肠泌别太过、大肠传化不及，则腹满便闭，反之则肠鸣下利。更有胃肠升降反作，呕逆痞利俱现者。

无论阳明升降失常责之胃或肠，皆缘于外邪束表而内迫，其病理重心仍在表闭，故以葛根汤散寒解表，加半夏和胃降逆而止

辨太阳病脉证并治中

呕。若夫呕利俱现者，亦宜与本方升降相协而治之。

原文 太陽病，桂枝證，醫反之下，利遂不止，脉促者，表未解也；喘而汗出者，葛根黃芩黃連湯主之。（34）

葛根黃芩黃連湯方

葛根半斤　甘草二兩，炙　黃芩三兩　黃連三兩

上四味，以水八升，先煮葛根，減二升，内諸藥，煮取二升，去滓，分溫再服。

解读 本条论肠热下利证治。

读伤寒

原文第 34 条承原文第 32 条讨论下利，揭示其表里寒热属性辨别，即空间（病位：表、里）、性质（病性：寒、热）的鉴别。同时点明时间（病程：表邪内迫、表证下后）之不同。如果考虑该证兼表，则又有量化（表重里轻、里重表轻）之区别。

此条前半段论中风证误下致里伤下利而表不解，后半段论下后邪陷阳明化热，肠热下利是其本质，表邪解否，非其重心。

太阳中风，医反下之，因体质阴阳属性不同、强弱有别，而有不同变局。其邪欲陷胸者，脉促胸满或气逆上冲，治有桂枝汤或去芍汤（原文第 15、21 条）。脉促者，正邪相争而脉来急促也。而下后正伤，邪迫于肠，则下利而脉促。若表邪犹甚而里气未伤者，似可仿原文第 32 条之思路，因其表虚而用桂枝加葛根汤。如正气不足而表邪已微者，则脉多缓弱而非急促，可考虑桂枝人参汤（原文第 163 条）。

若下后邪陷胃肠，腹痛下利，臭秽灼热，心烦口渴，脉数舌红。此邪已化热，而表邪已微，甚或已解，宜予清热止利为主，治以葛根芩连汤。

本方以大剂辛甘之葛根，配以芩连之苦寒，亦属辛升苦降之剂，清热解毒，坚阴升清，而为阳明实热诸证之良方。

原文 太陽病，頭痛發熱，身疼腰痛，骨節疼痛，惡風，無汗而喘者，麻黃湯主之。（35）

麻黃湯方

麻黃三兩，去節　桂枝二兩，去皮　甘草一兩，炙　杏仁七十箇，去皮尖

上四味，以水九升，先煮麻黃，減二升，去上沫，內諸藥，煮取二升半，去滓，溫服八合。覆取微似汗，不須啜粥，餘如桂枝法將息。

解读 本条论太阳伤寒证治。

对于此条症状的理解，有人称其麻黄八症，亦即麻黄汤适应证。因而不论外感内伤，见此即可应用麻黄汤。如此，其意义与原文第13条等同。

然六经辨证体系，当以外感病证的发生发展规律及其诊治原则为主线，故而此条意义不应局限于方证范畴。若结合原文第1、3条理解，则可全面揭示太阳受邪导致肌表营卫失调的另一种表现形式——卫闭营郁状态，后世称作伤寒表实证。

因体质禀赋、外邪性质不同，人体感邪后营卫失调状态各异，或卫闭营郁，或卫强营弱，或营卫俱虚……因而临床脉症同中有异，治法方药亦随之有别。

卫闭营郁状态，体现了寒邪致病的特点。寒性收束，气血郁滞，故而头痛身疼、肌疼骨痛，甚而痛不可近。同时脉来紧劲，难言柔和。玄府闭塞，是以无汗。肺主气属卫，邪郁卫表，肺气失宣，是以喘息。而正邪相争于表，必畏恶风寒而发热。此太阳肌表伤于寒邪之典型证情，谓之伤寒证。以其邪束于表，肌腠闭郁，故又谓之表实证。

与之相应的另一种状态，即卫强营弱，体现了风邪致病特点。

风性善行，开泄散漫，故而感即发热，汗出脉缓。就其实质，似乎称作卫浮营泄更为形象准确。

麻黄汤方，其最显著之特点，不外走表入肺。走表者，发散风寒，开腠泄湿，理气血，畅营卫，因而具有显著的解热镇痛之功。入肺者，宣通肃降，宣肺闭以解痉平喘，揭壶盖而通调二便。其功用之发挥，必赖麻黄而始动。观其类方，麻杏石甘汤、麻杏苡甘汤、麻黄加术汤、三拗汤、越婢汤，凡此等等，莫不悉因麻黄之用而为功。

 太陽與陽明合病，喘而胸滿者，不可下，宜麻黃湯。（36）
 本条承前论麻黄汤之活用。

读伤寒

太阳与阳明合病，原文第32、33条言下利或呕，自是阳明升降失常。此条言喘而胸满，乃太阳肌表受邪，进而肺气失于宣肃所致。若论脏腑，当为太阴肺。然肺主气属卫，肺主皮毛。而三焦膀胱者，腠理毫毛其应，太阳主诸阳而统营卫。是以肺主气属卫之功能，在六经体系中，并属于太阳范畴。

如此，则原文第36条阳明征象无所指。然后文曰不可下，结合原文第56条等所论，则可知其暗寓腹满不大便之类，乃阳明承顺和降失职之征象。

值此太阳病涉阳明、表里同病之际，贵在明辨缓急轻重，而定汗下先后。此条明言不可下，用汗法而求其表解里和。表邪去，肺气宣，则阳明之气自能承顺，是不下而下矣。

就麻黄汤而论，本是辛温解表、祛风散寒之代表方，宜于表实无汗之证。而阳明里结，固非其宜。然表里同病之际，卫闭肺郁而里气失和，酌情用之，诚属权宜之策。用之得法，其效自显。此其活用之例，妙在表里轻重之权衡。

原文 太陽病，十日以去，脉浮細而嗜臥者，外已解也。設胸滿脇痛者，與小柴胡湯。脉但浮者，與麻黃湯。（37）

解读 本条论表证日久的三种转归。

表证日久，其转归多种，或邪陷于里，或邪羁于表，或自汗而解，各有不同，宜观其脉证，知犯何逆。本条即以一头三尾手法，阐明外感表证经过一定时间后，而有三种不同结局之可能，进而设法御变，随证治之。

若脉浮细而嗜卧者，正邪相争后，邪已去而正未复，义同原文第23条之脉微缓者为欲愈。叶天士谓战汗后其脉虚软和缓，虽倦卧不语，汗出肤冷，却非脱症。忖其意，大要不外邪退正虚。此虽未言是否汗出，然日久邪气自解而正虚未复，机理与叶氏所论，并无二致。此宜安舒静卧，清淡饮食，以养其正。

若头痛身疼寒热虽除，而反见胸满胁痛口苦脉弦等，此邪气已然内陷少阳之境，法当以传经论治，与小柴胡汤和解少阳。

若邪气久羁于表，则脉浮身疼诸症尚存，重者与原文第46条相类，与麻黄汤。轻者与表郁诸证相似，宜桂麻合方。要在审症而辨，不可拘泥病程长短。

原文 太陽中風，脉浮緊，發熱惡寒，身疼痛，不汗出而煩躁者，大青龍湯主之。若脉微弱，汗出惡風者，不可服之。服之則厥逆，筋惕肉瞤，此為逆也。（38）

大青龍湯方

麻黃六兩，去節　桂枝二兩，去皮　甘草二兩，炙　杏仁四十枚，去皮尖　生薑三兩，切　大棗十枚，擘　石膏如雞子大，碎

上七味，以水九升，先煮麻黃，減二升，去上沫，内諸藥，

辨太阳病脉证并治中

煮取三升，去滓，温服一升，取微似汗。汗出多者，温粉粉之。一服汗者，停後服。若复服，汗多亡陽遂虚，惡風，煩躁，不得眠也。

解读 本条论表寒里热证治。

原文第 38、39 条言中风脉紧伤寒脉缓，似与前论相悖。然伤寒中风之辨，关键在于汗出与否；而脉之紧缓，不应拘泥。盖邪甚脉紧，微则缓，非必紧寒而缓风也。

此论伤寒表实之兼夹内热者，故谓之表寒里热证。其空间已由表之太阳，扩展至里。其里云何？阳明是也，当见烦躁口渴之症。此之里，与少阳无关，盖病涉少阳，必予和解。此之里，与三阴无涉，盖三阴为病，必有正虚。此证治以峻汗而兼清透，纯任攻伐，足以知其邪气盛实而正气不虚也。

此证之邪热，或素有愠热而新感外寒，或表闭阳郁而渐次热化，如此则可见其表里之先后时序变化。

此证之治法，贵在明辨表里先后轻重缓急，而有不同治疗思路。若素有愠热而新感外寒且急重者，或表闭热化而邪热较轻者，宜乎先表后里或重表轻里。其先表后里者，前者表解后，宜乎清解愠热。后者表解后，往往郁热外透，不必费神于清里。若重表轻里者，大青龙汤类即是其例。

大青龙汤，发汗峻剂，故论中反复强调谨慎应用。然据《伤寒论》及《金匮要略》原文理解，似乎唯重其汗解而并不重其清热之功。溢饮之治，可汗而大小青龙汤并举，似以发汗之力为别，而非是否具有郁热为据。

如果单纯阳明里热，绝无应用大青龙汤理由。设若单纯伤寒表实，即或用之，其结局可能并无大碍。此轻重不同、表里偏颇故也。由此可知，大青龙汤之侧重，病位非太阳肌表莫属，病性非寒莫属，其清热之功，恐仅制其过于辛温之弊而已。

读伤寒

原文 傷寒脉浮緩，身不疼，但重，乍有輕時，無少陰證者，大青龍湯發之。(39)

解读 本条论表寒郁闭身重证治。

前论表寒而兼里热，是表重而里轻。寒邪束表是其病理重心，里热每因表闭阳郁而致。故其证当以发热恶寒、头痛身疼、无汗脉浮而紧为主，而烦躁口渴舌红为次。

前论太阳中风，而无汗脉紧，因发知受，显系伤寒表实之证，毋庸置疑。此论伤寒脉缓，然既未明言汗出，更复治以大青龙，因知确然不属中风之证。两条互文见义，以明伤寒中风之辨，重在汗出有无，而非脉象之紧缓、身痛之轻重。

本条之脉缓，显然寒邪郁闭较轻，甚或复兼湿滞，故而脉来浮缓，身困酸重而无明显疼痛，移时自有舒缓之象，此乃郁阳暂通、气血复畅之征。此与少阴寒湿郁滞之证，颇相类同。然少阴之病，脉来必沉，神情必惫，四肢必冷，身重绵绵无休止，以其阳微难复是也。

本条之辨，首重脉缓身重而乍轻，次重少阴寒湿之鉴别，三示里热烦躁并非必具。《金匮要略》曰身体疼重之溢饮与大小青龙汤汗之，湿家身疼烦与麻黄加术汤汗之，其义差相仿佛。前后二条，一者突出内热之烦，一者彰显外寒之困，充分体现了此处所论之表寒里热证情特征及大青龙汤的功效特点。

原文 傷寒表不解，心下有水氣，乾嘔，發熱而欬，或渴，或利，或噎，或小便不利、少腹滿，或喘者，小青龍湯主之。(40)

小青龍湯方

麻黃，去節　芍藥　細辛　乾薑　甘草，炙　桂枝各三兩，去皮　五味子半升　半夏半升，洗上八味，以水一斗，先煮麻黄，减二升，去上沫，内诸药，煮取三升，去滓，温服一升。若渴，去半夏，加栝楼根三两；若微利，去麻黄，加荛花，如一鸡子，熬令赤色；若噎者，去麻黄，加附子一枚，炮；若小便不利，少腹满者，去麻黄，加茯苓四两；若喘，去麻黄加杏仁半升，去皮尖。且荛花不治利，麻黄主喘，今此语反之，疑非仲景意。

臣亿等谨按：小青龙汤，大要治水。又按《本草》，荛花下十二水，若去水，利则止也。又按《千金》，形肿者应内麻黄，乃内杏仁者，以麻黄发其阳故也。以此证之，岂非仲景意也。

解读 本条论表寒里饮证治。

本条讨论表寒里饮证，与前之表寒里热证同中有异，构成寒热对举之格局。伤寒表不解，心下有水气，准确表述了本证之病理机制。其表风寒闭郁，其里饮停心下，空间变化涉及太阳与太阴阳明（中焦）。如果形象一点，可将之视作伤寒表实与原文第67条类证之复合体。

此证里饮来源，可参照前证里热之例加以推理。一者素有痰饮，新感外寒；一者寒闭肌表，三焦失职，新饮内生。其时序变化宿病而新感，或感寒而饮停，先后虽不同，此时之治，仍可表里同治，用小青龙汤解表化饮。

至于其临床脉症，自是寒热无汗、头疼身痛、脉浮弦紧之表实，兼以寒饮内停之诸般征象。以其所停重在心下，故而干呕痞胀，自是必具之症。饮溢于咽则噎塞，逆于肺则咳喘，趋于肠则下利，蓄于下焦则溲短腹满。凡此种种，难于列述，而舌白苔滑，是其共性。

此证与前证略有不同，前证重表轻里，此证表里并重。前证表里寒热异性，此证表里寒热同气。是以其治法用药，各有特点。方名青龙者，兴云布雨，发散为常。然其辛散之功，自有强弱之

读伤寒

别，故有大小之异名。

前言大青龙汤不得单独用于里证，而小青龙汤就其发散之力而言，较之大青龙汤颇为逊色，且化饮与散寒，皆赖辛温，故而若单纯表寒，用之并无所碍；即若单纯里饮，如无确切阳气不足，即或误用，似也无妨。观《金匮要略》用之以治肺胀、痰饮咳嗽、妇人吐涎诸疾，结合桂枝去芍加麻辛附子汤用治水饮为患心下坚大如盘之例，当可意会其中义蕴。

原文　伤寒，心下有水氣，欬而微喘，發熱不渴。服湯已渴者，此寒去欲解也。小青龍湯主之。（41）

解读　本条续论表寒里饮证治。

此条基本证情与前条相同，唯以渴与不渴辨病之解与不解，意在阐明饮邪为阴之属性及其为患之多变性。

饮邪变动不居，随其所犯，各有所现，是以其征象多变难识。其有因气化不及、津液失布于口舌者，可见口渴之症。《金匮要略》言先渴却呕者为水停心下属饮家，即是此意。然水饮毕竟属阴，饮停并非津伤，是以饮证多无渴饮之象。《金匮要略》亦曰，呕家本渴今反不渴者，为心下有支饮故也。此常变之道，不必赘言。

今太阳表寒而心下有水气，其临床表现，与前条无异。所异者，前言或渴，此言不渴，皆是饮阻之征，理同而象异也。以小青龙汤主之，据理用方而非对症用药是也。服汤后阳气复振，寒去饮消，津液一时难以敷布于咭，故而口渴。此际唯宜少饮润之可耳，俟津液布达，其渴自解。若恣意贪饮，恐有饮聚复停之患。

此论不渴而渴为欲解，若反而推论之，若前条之渴，因药而复不渴者，殆亦寒去欲解乎？其常变之妙，贵乎心悟。

原文　太陽病，外證未解，脉浮弱者，當以汗解，宜桂枝湯。（42）

解读 论太阳病脉浮弱者宜缓汗。

表里与内外，义近甚或趋同。故而表证与外证、里证与内证，似乎异名同义、一体二名而已。

严格而论，表里与内外并不等同。表里是一组绝对概念，即衣表与衬里。而内外为一组相对概念，近表即为外，近里即为内。外之极曰表，内之极曰里。

由此可知，表证并不等同于外证，解表与解外自亦不尽相同。论中最典型之例，当属原文第182条，曰阳明病外证身热自汗不恶寒反恶热，显然不得以表证视之。

据原文而论，外证似指由内在病机所决定的外在征象，如此六经皆有外证，其治当审因而定。而表证则特指外邪侵犯肌表所致之病症，唯有汗解一途。即若饮溢肌腠，病在肤表，可予汗解，似也不宜谓之表证而宜谓其外证。

故而原文第40条曰表不解，其后所述均为饮证表现，而仍当以汗法为治，盖表证未解也。本条太阳病，未言中风伤寒，仅凭外证而具脉弱者，曰当以汗解，曰宜桂枝汤。言外之意，有太阳表象而脉弱者，不论汗出与否，均宜予缓汗，以顾护正气是也。此规矩之中自有方圆，原则之外而见灵活，展示了中医临证活法圆机之特点。

后之诸条，其外均指太阳征象，自属表证范畴。若原文第387条之消息和解其外，其身痛不休者，似不宜理解为外邪所致之表证，宜乎理解为吐利后气血失和之外象。

原文 太陽病，下之微喘者，表未解故也，桂枝加厚朴杏子湯主之。（43）

桂枝加厚朴杏子湯方

桂枝三兩，去皮　甘草二兩，炙　生薑三兩，切　芍藥三兩

大棗十二枚，擘　厚朴二兩，炙，去皮　杏仁五十枚，去皮尖

上七味，以水七升，微火煮取三升，去滓，溫服一升，覆取微似汗。

解读 本条论表证误下致喘证治。

————————

太阳表证，无论中风伤寒，无论兼里与否，皆不宜先予下法。今下后微喘，是肺闭气逆。因其下后表未解，故以桂枝汤为基础，加朴杏以降肺逆。如下后已无表邪，则其治方自非此方所宜。条文写法，是部分倒装。

此与原文第18条构成对比。前条素有咳喘旧疾，因新感而诱发，《金匮要略》先治卒病后治痼疾，是先后序贯分治之法。而原文第18条则以侧重解表而兼降逆治里，则是复法合治之意，亦属可行。然表解喘平之后，仍应调理肺脾，和其里气，而绝其复发之机。

原文第43条气逆源于外感误下，表解里和之后，多无复发之虞，盖内无旧疾作祟故也。

此证以肺逆为特征，痰饮之有无，不属重点。故其方以朴杏降逆，而不用苓术夏辛味等化饮。然内有停饮者，感邪更易咳喘，故而运用此方，当辨其兼饮与否，而作适当化裁。

原文第15条下后气冲，原文第20条下后胸满，原文第43条下后微喘……反映了表证误下，邪气入里，亦有自上而下之趋势。

————————

原文 太陽病，外證未解，不可下也，下之為逆。欲解外者，宜桂枝湯。（44）

解读 本条论太阳外证未解不可下。

————————

外者，表浅也，显现也；内者，里深也，隐伏也。欲理解外证概念，必以对立统一观念为基点。观论中原文，大体有如下之

辨太阳病脉证并治中

053

义：

一者，外在征象，与内在病机对应。如所谓六经病提纲证，例以临床脉症表述，唯阳明例外，特以病机"胃家实"立义，继之而曰"阳明病外证"，内外对举之意跃然言外。

二者，症与脉对举，盖症状易得而脉形难知也。原文第42条曰外证未解而脉浮弱，已具外证与脉象对举之意。而原文第182条明言阳明外证，却于原文第186条复论其脉，如此则两者对举显然。

三者，肌表症状与脏腑症状对举，盖浅深有别也。如原文第387条吐利止而身痛不休宜消息和解其外，身痛与吐利对举，示浅深层次而明内外。

今言太阳病外证未解，意味悠长。太阳之病，本在肌表，即为外证，今言其未解，显欲托出其对立面——内证的存在。

其内证云何？以后文测之，当为可下之症，如此则最有可能是阳明证，即若后之蓄血证，亦未尝不可存在。

如此表里同病，例当先表后里，反之为逆。解外者，宜桂枝汤。若汗下失宜，病证未解者，仿下条之例。

读伤寒

原文 **太陽病，先發汗不解，而復下之，脉浮者不愈。浮為在外，而反下之，故令不愈。今脉浮，故在外，當須解外則愈，宜桂枝湯。（45）**

解读 本条论太阳病汗下失宜表不解证治。

本条先汗未解复以下之，亦属误治。误治后病情未变者，仍宜解表。

本条之论，应有表里同病之基础，如此乃得汗而复下。是以脉浮身痛腹满便闭之二阳合病，当见于汗下之先。此虽汗下未曾失序于先表后里，然汗之表证未解，仍宜再汗，不应转攻其里。

细读其文，汗后脉仍浮，表证未愈也，以其浮脉主外是也。反以下之，脉续浮者，表证未因攻下而生变是也。如此汗后复下，表证未变，脉来仍浮，其正气尚可任之，是所幸也。虽一误再误，仍宜解外，宜桂枝汤和之。表解而可望其里自和也。若表解里未和，可消息缓通之，虽未明言，应有之义矣。

原文 **太陽病，脉浮緊，無汗，發熱，身疼痛，八九日不解，表證仍在，此當發其汗。服藥已微除，其人發煩目瞑，劇者必衄，衄乃解。所以然者，陽氣重故也。麻黃湯主之。（46）**

解读 本条论表闭阳郁药后红汗机转。

原文第46、47、55条，讨论红汗现象。所谓红汗，实指邪从血络而出，如此则鼻衄、肌衄（斑疹）、尿血、便血等，特定情况下皆可视作此类。大凡邪之出路，汗、吐、下、利、血、气六者可概之。前四者易于理解，后两者相对容易忽略。古今之放血疗法，即是邪从血络而出之例。对于情志失调所致之病，则可假五志生克之类理论为基础，以调气为其出路。

原文第46条属倒装文法，"麻黄汤主之"接于"此当发其汗"后，如此则后半段为药后反应。

前半段论表证日久，并未如原文第23条之邪微正馁，时争时休，也未因之而传变为里证，反而邪闭更甚，脉紧身痛发热恶寒无汗诸症，不减反剧，表证未解，时日虽久，仍宜汗解，主以麻黄汤峻发之。

后半段之药后反应，讨论了轻重两种不同情况。所谓阳气重，实为寒闭肌腠而卫阳不得宣发，郁滞在内，有化热之势。其轻者，郁阳借药力之助，与邪相争剧烈，视物昏冒、畏光难睁、闷然而烦，烦极则快然汗出而解，类战汗也。其剧者，正邪相争，玄府不开，搏而破络以致血溢，邪气随之外透而解。是以顿然衄血之后，热退身和而脉静，方属佳兆。若衄而不畅，血色深红，身热不退，脉来躁急，可视作汗出不彻而致之变证。

原文 **太陽病，脉浮緊，發熱，身無汗，自衄者愈。**（47）

解读 本条论红汗自愈。

本条不药而衄，发生于脉紧发热无汗邪闭阳郁之后，乃郁阳自伸，破络而出。其血往往出于骤然身热面烘、头疼如破之际，鼻热而痒，如涕而流，随之身热头疼大减。盖汗为心液，血为心主，汗之与血，终出一源。是汗之则无血，衄血则无汗，故外邪束表，若不得从肌腠汗解，则可假之孙络而衄散。然其衄情，必当细审如前论，或愈或变，关乎性命，可不慎乎！

由上可知，表闭→阳郁→热化，此时空质量序贯变化规律之体现。本条如不汗不衄，假以时日，可能演化为表寒里热之大青龙证。郁阳化热，里热渐盛，蒸腾于表，汗出溅然，外寒自消，则可转为阳明里热之证。

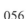

读伤寒

原文 **二陽併病，太陽初得病時，發其汗，汗先出不徹，因轉屬陽明，續自微汗出，不惡寒。若太陽病證不罷者，不可下，下之為逆，如此可小發汗。設面色緣緣正赤者，陽氣怫鬱在表，當解之熏之。若發汗不徹，不足言，陽氣怫鬱不得越，當汗不汗，其人躁煩，不知痛處，乍在腹中，乍在四肢，按之不可得，其人短氣，但坐以汗出不徹故也，更發汗則愈。何以知汗出不徹？以脉濇故知也。**（48）

解读 本条论太阳表证发汗不彻的转归。

并病概念与合病概念相比较，更具临床价值。合病概念仅仅用于阐释发病之初表里同病的机理，意在表明其空间结构（病位）

的多元性。并病概念除了反映空间结构（病位）多元性外，尚阐明其动态变化过程，即时间纬度（病程）方面的先后顺序，更利于深刻理解外感病发生发展规律。

此条讨论了太阳转属阳明的三个时段：其一，太阳初病，未及阳明，治宜汗解。其二，太阳汗解不彻，渐涉阳明，如此并病状态，治宜小汗。其三，热化渐重，外寒自解，转属阳明，治宜清下。如此分析，其时空序贯变化昭然若揭。

第一时段，宜分自汗与否，而予峻汗缓汗之治。从文中"汗出不彻"理解，可知此处多为表闭无汗状态，宜麻黄汤。

第二时段，汗之出而不彻，邪郁津伤，渐涉阳明之里。躁烦不知痛处，短气面赤，腹满便闭，脉来浮涩。如此并病，既不可妄下，也不宜峻汗，而曰小汗，其顾护正气之意，不言自明。亦有汗出不彻而邪郁肌表、正馁邪微而未及阳明者，自无腹满便闭之里，唯有邪郁肌表之象。此二者，皆宜小汗，可联系原文第23条，以求变通为治。

第三时段，太阳证罢，但腹满便闭，潮热汗出，则宜下之，义如原文第220条。

原文 **脉浮數者，法當汗出而愈。若下之，身重心悸者，不可發汗，當自汗出乃解。所以然者，尺中脉微，此裏虛。須表裏實，津液自和，便自汗出愈。（49）**

解读 本条论里虚兼表自汗乃解。

脉浮者，其病在外（原文第45条），无论紧数，俱宜汗解。本条与原文第45条同中有异，原文第45条是表里同病，汗而复下，脉仍浮者宜再汗之。本条或为单纯表证，或为表里同病，不以汗解，反误下之，致里虚心悸、身重、尺脉微。此时其表邪有无，无足轻重，故曰不可发汗。盖其治法宜乎里虚者急当救里，许叔

微先建中后汗解之案（《伤寒九十论》邱忠臣案），可示其理。临床也有病者体气素旺，骤虚之际，养护得宜，气血复充，不必饵药而自汗以解者。故曰尺微里虚，须待表里实，津液自和，便自汗出而愈。此时之汗，既是外邪得解之象，更是气血复常之征，不必囿于汗出邪解之常例。《经方实验录》关于汗解是否必然汗出之论（《经方实验录》麻黄汤证其四），足可启迪后人举一反三。

原文 脉浮紧者，法當身疼痛，宜以汗解之。假令尺中遲者，不可發汗。何以知然？以榮氣不足，血少故也。（50）

解读 本条论里虚兼表者不可汗。

读伤寒

　　本条以脉浮紧身疼痛发端，论寒闭肌腠而尺脉迟者，揭示营血不足里虚者，不宜径予汗解，仍当先里后表。

　　言尺脉迟者，其义更多以尺代里，以迟代阴，并非确指尺脉迟而寸关脉不迟反数也。盖肺朝百脉，脉气流经，气口成寸，别分三部，岂能尺部独迟而寸关反数耶？又微主气乏，细为血虚，迟寒数热，今以迟为血少，显然不合常情。

　　由此反思，似应结合前条参酌，则可知其为互文见义。盖寸上尺下，表里相对，其脉或微或迟，或曰里虚，或谓血少，概属在里之血气虚少，阴阳亏乏。虽谓表里同病，仍当以顾里护正为要，不得以先表后里原则为由，而妄投汗剂。

原文 脉浮者，病在表，可發汗，宜麻黄湯。（51）

解读 本条论脉浮在表可汗。

　　原文第51、52条以脉浮主表立论，而明表证宜汗之治。

　　脉浮弱外证未解（原文第42条），浮为在外（原文第45条），脉浮紧表证仍在（原文第46条），脉浮紧无汗自衄愈（原文第47

条），脉浮数当汗出而愈（原文第 49 条），脉浮紧宜以汗解（原文第 50 条），脉浮者病在表（原文第 51 条），脉浮而数可发汗（原文第 52 条），如此种种，皆以脉浮而曰其病在外在表，宜以汗解。然汗解之道，有寒温之异，峻缓之别，用之不当，祸不旋踵。以上诸条，汗解虽一，而有麻黄桂枝之选，贵在审时度势，故曰宜之，而非主之，其间语气轻重，显然不同。

脉浮之象，轻取有余，重按不足。其主病特点是在外在表。然病象在外，并不意味其病根（病机）必定在外。故而浮脉主表主外，大多数情况下意味着病象与病机皆在表在外，故宜乎汗解。然少数情况下，病象与病机不符，如此则凭脉而治，可能适得其反。原文第 176 条之脉浮滑，为阳热亢盛，气血沸腾之象，病根在里而病象在外。再如原文第 225 条脉浮而迟，虚阳不能内守，浮越于外，其病机病象相悖如此，预后自然堪虞。

如此分析，忽视四诊合参，仅凭脉而治，似不足为医矣。《黄帝内经》云切而知之谓之巧，神圣工巧位居其末，不为无由。是术巧可通神，然大道不可因术而废。就中医诊治而论，其道者，因人因地因时制宜，三才互证，四诊合参，辨证以论治是也。一言蔽之，中医之道，即整体观念指导下的个体化诊疗。世之为数众多的术器，合于此道则用之，不合此道则不可用。

 脉浮而數者，可發汗，宜麻黃湯。（52）

 本条论脉浮数在表可汗。

其文曰可汗宜麻黄汤，语气舒缓，自有可商之余地。发汗之方，麻桂自是其代表。其脉浮曰在表，而其数者，当责之正邪相争，气血奔腾，虽有化热之机，尚无热化之实。如此仍当视其营卫之虚实，肌腠之疏密，择而用之。如若兼有里热，口渴烦躁，则可仿大青龙法，此其一也。

辨太阳病脉证并治中

其二，若浮数之脉而兼头痛汗少、微恶风寒、口渴舌红，显然温邪初感，则又当从温病之法，治以辛凉解肌，不得孟浪行事，而投以麻桂之方。

原文 **病常自汗出者，此為榮氣和，榮氣和者，外不諧，以衛氣不共榮氣諧和故爾。以榮行脉中，衛行脉外，復發其汗，榮衛和則愈，宜桂枝湯。（53）**

解读 本条论杂病自汗机理及治疗。

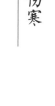

读伤寒

原文第53、54条，此二条，为桂枝汤适应证之一，临床意义重大。

营卫不和，其表现形式多样：卫强营弱（卫浮营泄），卫闭营郁，营卫俱虚……种种不同，脉症各异。以其卫外，故多因外感而致。然竟致言营卫失调者，必与外邪或表证相关，此则过于偏颇矣。

营卫者，气血在肌腠之特殊形态也。内伤外感，七情饮食，皆可导致营卫失调，非独因于外感也。失调之征象，一者，感觉异常，麻木痛痒冷暖，皆属此类；二者，皮肤改变，斑疹癣疮，理应归此；三者，汗出异常，汗出有无，偏侧分部，尽求于此。

营卫不和，主因在卫，此与阳主阴从的传统文化有关。今言病常自汗出，而无头痛寒热等症，责之营气和而外不谐，以营行脉中，卫行脉外，二者相离而不谐故也。此营卫之失和，非关外感，咎由内伤。何以知之？经年累月常自汗出，故知矣。若夫外感，邪气终有解时，岂有长羁于表之理。

卫气者，温分肉，肥腠理，司开合也。故汗出异常，自然与之关系密切。桂枝汤和营调卫，以之治疗汗症无明显实热或虚寒证象者，确属得当。言复发其汗者，先贤谓之以药汗之而止病汗是也。

原文 **病人藏無他病，時發熱自汗出而不愈者，此衛氣不和也。先其時發汗則愈，宜桂枝湯。（54）**

解读 本条论杂病自汗先时而治。

本条承前条，续论杂病自汗之治。

言病人脏无他病，且云卫气不和，显然病在营卫，而以卫气为主。前已论及，营卫相谐而行，各司其职，如此则肌腠开合有常，汗出有度。今脏腑虽无大碍，而内在之气血失调，已然波及肌表营卫，以致卫气外浮而热，失固则汗。然营卫之状态，时合时离，故其症发热自汗，时休时作。治之宜于其相离之时，投以桂枝汤，汗之而促其相合，故曰先其时发汗则愈。

先其时而治，具有特殊的临床指导意义，对于阵发性病证，先时而治是提高疗效的重要保证。

原文 **傷寒脉浮緊，不發汗，因致衄者，麻黃湯主之。（55）**
解读 本条论伤寒表闭致衄宜麻黄汤。

本条承原文第46、47条而来。原文第46条服药后衄，原文第47条无汗自衄，都是邪解之兆。原文第55条则是表实证未经发汗，衄血自出而病邪未解，可与麻黄汤汗之，邪解而衄止。

此条之衄，仍宜视作红汗，出而不畅，类于汗出不彻，此乃邪郁太甚，故仍可用麻黄汤，药后反应，有汗出而解者，有衄血畅然后止者，甚或便泄而止者，未可一律。

然衄血之用麻黄汤，必当谨慎而为，必辨其头疼身痛，寒热无汗，脉紧而无热象者，方可用之。若营血热炽之衄血，心烦舌赤脉细数者，切勿滥用。

辨太阳病脉证并治中

原文 傷寒不大便六七日，頭痛有熱者，與承氣湯。其小便清者，知不在裏，仍在表也，當須發汗。若頭痛者，必衄，宜桂枝湯。（56）

解读 本条续论表里之辨。

此条原文亦属部分倒装文法，"宜桂枝汤"应在"当须发汗"之后。如此，则"若头痛者必衄"可理解为药后反应。

文中不大便六七日，显然在里之征象。头痛者，可因于表，也可因于里。其言"有热"，殊堪玩味。其义是指发热之象，抑或阳热之性，即具体言病象还是病性，此处似不明确。

读伤寒

仔细分析论中相关条文，可以悟出，除原文第23条"面色反有热色"，原文第192条"翕翕如有热状"分别表述面赤、翕然发热之症象外，其余原文第105条"过经谵语，以有热也"，原文第126条"伤寒有热，少腹满"，原文第173条"伤寒胸中有热，胃中有邪气"，原文第176条"表有热，里有寒"，原文第228条"其外有热，手足温"，原文第350条"脉滑而厥，里有热"，原文第367条"必清脓血，以有热故也"，原文第373条"下利欲饮水，以有热故也"，其意基本都是针对病性而言，而非特定症象。如此则原文第56条之"有热"，似乎强调头痛不大便病机咎之里有热，故曰与承气汤。然里热盛实，必然口渴溲黄心烦汗出相兼而现。今条文以"小便清"一症为代表，意在表明里热不盛，如此则头痛不大便之症，重在表寒而兼里气不和，此与原文第36条义理基本一致，可与之互参。如此则恶风身痛脉浮等症，应有所见。

桂枝汤服后，若汗出表解，里气自和，如此则不必调其里。如表解里未和，可续调其里。

若服药后头痛加剧，继而鼻中畅然衄血，衄后头疼身热解除，则当视为红汗之例。

原文 傷寒發汗已解，半日許复煩，脉浮數者，可更發汗，宜桂枝湯。（57）

解读 本条论表实汗后复病者宜缓汗。

本条所言"伤寒"，一般均以表实证作解，进而阐明汗后邪解复感或余邪未尽，尽管属于伤寒表实无汗之证，因其已汗而腠理相对疏松，故而不宜续与峻汗之剂，只应缓汗之桂枝汤。由此，与原文第16条"其人脉浮紧，发热汗不出"禁例相对，构成桂枝汤应用之常变观。说明临床用方，脉症表现是其重要依据，而自然病程、用药情况及其他相关因素，也是不可忽视的环节，充分反映了中医辨证注重整体、治疗注重原则性与灵活性的高度统一。

临床汗后热退而病情反复者，并不鲜见。此条意在提示医者，治疗外感之病，祛邪自属必须，护正不容忽视。二者宜乎兼顾，且应权衡其间之轻重缓急，进而确立合适的治疗方案。

伤寒一词，在论中因语境不同而其义有别，大体有病因学与病证学两类意义。病因学意义一是泛指感受一切外来之邪，一是特指感受寒邪。病证学意义一是泛指一切外感病（包括后世温病），一是特指感受风寒、感而即发的病证（与后世温病相对），更为特定者，即是与中风表虚对立之表实证。

此处亦可理解为病因概念，即感受外邪（风、寒、湿、热等），并不特指感受寒邪。中医临床思路是因发知受，如身疼恶寒无汗脉紧，即知其受寒而为表实证；如头痛发热汗出脉缓，自可断之受风而为表虚证……如此而论，则可不为伤寒、中风等字词表面意义所惑。

原文 凡病，若發汗、若吐、若下、若亡血、亡津液，陰陽自和者，必自愈。（58）

解读 本条论诸病阴阳自和者可自愈。

本条文字简朴，义理深远。

人生天地间，禀父母之精，摄天地之气而应自然之道，如是则保生常全而得享龟寿。是以阴阳和者，人与天地相应曰和，四季风雨调顺曰和，脏腑功能协调曰和，经脉气血调畅曰和，饮食起居有常曰和……故人身之病，其因多端，概可言之阴阳不和。

故而中医治疗学最高原则，即是调和阴阳。是以避风寒，适寒温，节饮食，慎起居，畅情志，祛邪气，扶正气……无不因于调和阴阳之准则要求。

条文所言"阴阳自和"，充分反映了人身正气（抗病力或自我调节能力）的重要性，这是不药而愈的根本。正是这一根本保证，医者在临床治疗过程中才有施展才华的可能。故而《素问·五常政大论》曰：大毒治病，十去其六，常毒治病，十去其七，小毒治病，十去其八，无毒治病，十去其九，谷肉果菜，食养尽之，无使过之，伤其正也。

正是基于这种中和之道，中医治疗并不刻意追求除恶务尽，而是注重穷寇勿追，恐劳师累民是也。

原文 **大下之後，复發汗，小便不利者，亡津液故也。勿治之，得小便利，必自愈。（59）**

解读 本条论误治津伤者小便复常则自愈。

本条承前条之论，借津亏小便不利之例，复论阴阳自和之具体表现形式。

小便不利，大体责之津液不足与水湿内停两端。后者在痰饮蓄水诸证中体现充分，留待后文结合相关条文论述。而此条明言小便不利缘于亡津液，亡津液源于汗下不当之误。小便不利者，此亦阴阳不和也。由不利而自利，因于机体津液摄纳敷布复常是也，故曰阴阳自和。

此之小便不利，治疗思路有二：一者遵原文第 71 条胃中干少少与饮之以复其津；一者治以养阴生津，是为积极之策。唯其利小便之治，与此处病机相悖，故曰"勿治之"，意在防误也。

阴阳不和者，病象万端。大凡未经特别治疗措施干预情况下，病象自消者，皆可谓之阴阳自和。故汗多自止者、便闭自通者、溲赤自清者、原文第 47 条无汗自衄愈……皆是其例。

而阴阳自和的基础，首重人身正气之强弱，次系内外邪气之盛衰，更有饮食宜忌、起居节度、情志心绪……诸般因素，交相关联，各个环节，缺一不可。

原文 下之後，復發汗，必振寒，脉微細。所以然者，以內外俱虛故也。（60）

解读 论内外俱虚成因及临床表现。

原文第 59 条下后复汗亡津液，此条下后复汗内外阴阳俱虚，原文第 61 条下后复汗亡其阳。伤阴、伤阳、阴阳俱伤，如此对比之下，更能凸显误治之不良后果。

表里同病，汗下有序，先表后里，方属正治。今汗下失序，既虚其内，复伤其外，内外俱虚，阴阳亏损。表卫阳气不足，故恶寒战栗；里之阴阳俱虚，故脉来微细。治之宜乎黄芪建中汤之类，实营卫，补气血。如虚寒较甚者，可与人参四逆汤类。

至于汗下后表邪是否解除，已经不是此时重心。即或表邪未除，亦宜先里后表，此与前述重视正气的观念同理，其后尚有表述。

原文 下之後，復發汗，晝日煩躁不得眠，夜而安靜，不嘔，不渴，

無表證，脉沉微，身無大熱者，乾薑附子湯主之。（61）

乾薑附子湯方

乾薑一兩　附子一枚，生用，去皮，切八片

上二味，以水三升，煮取一升，去滓，頓服。

解读 本条论肾阳虚烦躁证治。

本条承前继续讨论汗下后变证。误汗伤阳，误下伤阴，误汗误下，损阳伤阴，此其一般看法。然影响病情变化的基本要素，非此一端。大略而言，体质禀赋阴阳与强弱、内外邪气属性与盛衰、治疗措施性质与强度，此三者，于病情演变与否及其趋向，至关重要。故而同样治疗措施，结局不同，故有原文第59条之伤阴者，原文第60条之阴阳两伤者，本条之伤阳者。

本条汗下后，既无三阳表现，必定逆传三阴。脉沉而微，即其确切临床证据。而烦躁一症，性多属阳，每见于阳热实证。成无己论之甚详，参见《伤寒明理论》（上卷）。然也有例外者，虚阳外浮，神不内守，其证可见烦躁。本证少阴阳气因误治骤然而虚，得天阳之助勉力与阴寒相争，夜间阴盛则虚阳无力抗争，故昼烦夜静。其静者，虚惫神倦，闭目懒睁，绝非神情泰然之类。身无大热者，微热也，缘于阳浮于外。虽身热，不得见汗，见汗须防其脱也。

此证症情虽急，然较之少阴本证，阳气虚衰程度较轻，根本尚未重戕，故以姜附单捷小剂顿服，驱散阴寒，即可回阳，不必刻意补益。

原文 發汗後，身疼痛，脉沉遲者，桂枝加芍藥生薑各一兩人參三兩新加湯主之。（62）

桂枝加芍藥生薑各一兩人參三兩新加湯方

桂枝三兩，去皮　芍藥四兩　甘草二兩，炙　人參三兩　大棗

十二枚，擘　生薑四兩

上六味，以水一斗二升，煮取三升，去滓，溫服一升。本云：
桂枝湯，今加芍藥、生薑、人參。

解读　本条论气营两伤身痛证治。

原文第58条以"阴阳自和"揭示中医治疗的最高境界，同时明确治疗目的为阴阳和。其前讨论之表虚或表实诸般兼夹证治，无一不体现这种思想。其后之诸条，则是侧重讨论治疗不当所致变证之治。观全著内容，论常者少而议变者多，盖病之常情易知，而病之变局难测是也。故有先哲曰，仲景之书全为救误而设。

救误何以为之？"观其脉证，知犯何逆，随证治之"是也。原文第16条此语，简练而不失形象地道出了中医临床特色——辨证论治。观者，四诊资料采集；知者，病情分析判断（辨证）；随证而治者，基于前者而确定治疗原则与方法。由此可以悟出，仲景临证思想精髓：以辨证论治为其手段，达到阴阳谐和的目标。

原文第58条之后，第59、60、61条讨论汗下失序误治之变。而62条以下诸条，重点讨论汗后之变。

表证宜汗，其在皮毛者，汗而发之。然汗法用之不当，汗出不彻，或汗出太过，皆可伤阴损阳，或邪陷于里，而致变证蜂出。如欲预判其转归趋向，仍宜据正邪强弱盛衰及治疗措施阴阳属性等因素而推论之。

原文第62条以桂枝汤加味应对汗后之变，此前之证必与表证相关。如前无表邪而误汗，似不必以桂枝变方应之。今表证汗之不当，脉象由浮转沉，显然病位重心已经内移。脉迟者，既是阳气鼓动不足，似也与邪未尽去、气血阻滞相关。因之其身痛，既因邪束，亦复失养，故痛不甚剧，酸困倦怠，而绵绵不休。无论其表有无汗出，此际因其营卫之伤损，则麻黄峻剂不可轻用，故以桂枝汤变方应之。体味其变方加减意蕴，颇有建中之义，如与桂枝加芍药汤、当归建中汤等，相互参悟，应有所获。

原文 發汗後，不可更行桂枝湯，汗出而喘，無大熱者，可與麻黃
杏仁甘草石膏湯。（63）
麻黃杏仁甘草石膏湯方
麻黃四兩，去節　杏仁五十箇，去皮尖　甘草二兩，炙
石膏半斤，碎，綿裹
上四味，以水七升，煮麻黃，減二升，去上沫，內諸藥，煮
取二升，去滓，溫服一升。本云，黃耳杯。

解读 本条论肺热壅盛证治。

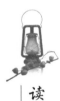

读伤寒

　　原文第63条与原文第162条文辞略异，皆论误汗或误下后
所致邪热壅肺证。其"不可更行桂枝汤"应置于"无大热"之后，
属于部分倒装文法。

　　汗下之后，若表证未解，可与桂枝汤，此前多有例证，不必
赘言。今汗后病情已变，邪热壅肺，气逆而喘，身热汗出，伴口
渴心烦、舌红脉数等症，治宜清宣肺热，方用麻杏甘石汤，而辛
温发散之桂枝汤，自然不宜。

　　文中"无大热"者，意指身热不甚，并非肺热较轻之义。

　　本条主症为喘息，当与原文第18、34、35条鉴别。

　　肺系病证多表现为咳、痰、喘，故而化痰、止咳、平喘是治
肺三部曲。三者之中，化痰祛痰最为关键，痰饮未化之际，滥用
平喘止咳，多有闭门留寇之嫌。

　　麻黄汤、麻杏甘石汤、麻杏薏甘汤，三方一味之差，剂量略
变，功效主治大异，是君臣佐使配伍之妙，值得业医者仔细体味。
麻黄发汗、平喘、利尿、通经之功效，每随配伍之异，病证之别，
而各有发挥。此方药之多效性，唯病证机理与之相合者，其效乃
得彰显，并非麻黄必汗也。故今之喘而汗出，不避麻黄。

原文 發汗過多，其人叉手自冒心，心下悸，欲得按者，桂枝甘草湯主之。（64）

桂枝甘草湯方

桂枝四兩，去皮　甘草二兩，炙

上二味，以水三升，煮取一升，去滓，頓服。

解读 本条论心阳不足心悸证治。

原文第64条发汗过多，意味着汗法在此并非误用，而是用法不当，以致汗出过多，仍属误治范畴。汗为心液，过则易伤心之阴阳。今心悸喜按，治以桂枝甘草汤，显系君主阳气受损、心神不宁之证。

值得注意的是，此处言"心下悸"，而非心悸，似与中焦胃脘相关，观原文第96条方后注"心下悸，小便不利"、原文第356条"伤寒厥而心下悸"等，再如原文第28条"心下满微痛"、原文第40条"心下有水气"、原文第154条"心下痞"等条，皆可明确心下之位，实指中焦胃脘部而非心胸部。

然心胃相邻，病则每多相互关联。此条前之"叉手自冒心"，首先点明本证主诉关乎心。次言心下悸，表明心中悸动明显，进而波及心下胃脘。此为临床所常见之事实，无可置疑。故本证之心下悸，不得以水饮内停作论。

另外，桂枝甘草汤，温通之力重于温补，此与心之生理特性相关。心之阳气，温通推动气血运行全身。今失其职，悸动不宁而不能有效鼓动气血运行，即是心阳不足之体现。故而恢复其温运之职，即是补益其心阳。此方与芍药甘草汤构成阴阳对应之局，一者调气，一者和血。调气者入心，和血者入肝。二方相合，成为桂枝汤之基本架构，奠定了桂枝汤调营卫、和气血、理肝脾的药效学基础。

原文 發汗後，其人臍下悸者，欲作奔豚，茯苓桂枝甘草大棗湯主
之。（65）

茯苓桂枝甘草大棗湯方

茯苓半斤　桂枝四兩，去皮　甘草二兩，炙　大棗十五枚，
擘

上四味，以甘瀾水一斗，先煮茯苓，減二升，內諸藥，煮取
三升，去滓，溫服一升，日三服。

作甘瀾水法：取水二斗，置大盆內，以杓揚之，水上有珠子
五六千顆相逐，取用之。

解读 本条论饮动奔豚欲作之证治。

本条续论汗后变证。

今汗后脐下悸动，曰奔豚欲发之兆，缘由汗伤里阳，致阴寒
水饮有上逆之势。奔豚者，气从少腹上冲胸咽，发作欲死复还止
之证，病有寒热之分，性有虚实之辨。其属热者，每与肝气冲逆
相关。属寒者，多与下焦寒饮相关。

联系《金匮要略》"胸痹病篇"，阳微阴弦，下焦阴邪上乘阳位，
胸痹乃作。其病机与虚寒类奔豚相似，然其预后颇有不同。胸痹
之轻者，阳气暂通，阴寒即消，发作时间短暂，且其痛楚不重；
其重危者，阴寒凝滞，气血闭阻，甚则阴阳离决，危殆立至。奔
豚者，轻者少腹脐下筑筑然跃动不安；重者，逆气如小猪之奔，
冲逆心下胸咽，窒闷欲死，移时气降息平，状如平人。奔豚之辨，
参阅《金匮要略》"奔豚病篇"，庶几全面。

苓桂枣甘汤，重在理中制水，防其冲逆，而非降逆平冲。可
与苓桂术甘汤、茯苓甘草汤、桂枝加桂汤，相互参酌。

原文 發汗後，腹脹滿者，厚朴生薑半夏甘草人參湯主之。（66）

读伤寒

厚朴生薑半夏甘草人參湯方

厚朴半斤，炙，去皮　生薑半斤，切　半夏半升，洗　甘草二兩，炙　人參一兩

上五味，以水一斗，煮取三升，去滓，溫服一升，日三服。

解读 本条论脾虚气滞腹满证治。

病起发汗后，症见腹胀满，若仅凭此而断病情虚实寒热，实不足以服人。今言其气虚腹满者，以方测证是也。

所谓以方测证者，即是据方剂药物组成、配伍及功效特点，反推其证候特征。此研究仲景学说之独特方法，以其原著言简意赅故也。

观本方组成，重用厚朴、生姜、半夏，辛温理气降逆、化饮行滞，轻用甘草人参，扶养脾胃之气。由此推论，本证缘于汗后伤及脾胃，气虚不运，因虚而滞。就其用药特点而论，行滞消胀为主，补虚扶正为次。如是则证属本虚标实，本轻而标重。治之标本并举，但轻重缓急层次分明，值得临床借鉴。

有医家认为本证兼有痰饮，不为无据，观其重用姜夏即知。然本证病机关键，重在虚滞相兼，滞重虚轻，饮之有无，无关大局。

将本方与后世五皮饮结合，治疗脾虚气滞湿阻之腹满气胀、大便多日不行、溏结兼夹者，疗效可靠。唯剂量须据证情标本虚实，斟酌变通。

原文 傷寒若吐、若下後，心下逆滿，氣上衝胸，起則頭眩，脉沉緊，發汗則動經，身為振振搖者，茯苓桂枝白术甘草湯主之。（67）

茯苓桂枝白术甘草湯方

茯苓四兩　桂枝三兩，去皮　白术　甘草炙，各二兩

上四味，以水六升，煮取三升，去滓，分溫三服。

解读 本条论脾虚饮停证治。

伤寒误用吐下，必有类于可吐可下之症，如胸满欲吐、腹满不大便等，然此等症情，并非痰实或热结所致，而是因于饮邪内阻（参阅原文第166、324条）。今吐下无益于化饮，反而更伤脾胃之气，由是脾虚饮阻，升降失常，痞满气冲，头晕目眩，苔滑脉紧，诸般征象，难以尽述。治之主以苓桂术甘汤，健脾化饮，复其升降。方用桂甘辛温化阳，苓术淡渗利湿，方义简明，疗效显著。

若更误以汗解，以致饮动经脉，筋惕肉瞤，身振肢颤，可视为原文第82条之例，乃太阴而及少阴，病情由轻转重，病位由浅入深，主以真武汤。

本条证情心下逆满者，与痰饮阻滞之心下痞满相类而重，有支撑结聚之意，故曰逆。后文气上冲胸，显然是其逆之更甚者。《金匮要略》"胸痹病篇"之胸痹心中痞，留气结在胸，胸满，胁下逆抢心，与此相类，而主之以枳实薤白桂枝汤或人参汤，可为佐证。其言起则头眩者，实痰饮眩晕之典型，饮动而风生之象。此与现代医学体位变动所致头眩，如体位性低血压、颈源性眩晕、耳源性眩晕等，不无关联。

原文 **發汗，病不解，反惡寒者，虛故也，芍藥甘草附子湯主之。**
（68）
芍藥甘草附子湯方
芍藥　甘草各三兩，炙　附子一枚，炮，去皮，破八片
上三味，以水五升，煮取一升五合，去滓，分溫三服。

解读 本条论阴阳两虚变证证治。

发汗病不解，是可汗而汗之不当。表证自有恶风寒，今曰反恶寒，是恶风寒不解，而反加剧是也。

本证成因，当参酌原文第49、50条理解，是里虚兼表，误用汗法，以致阴阳俱损。

然此阴阳俱虚，并未仿后文之四逆人参汤、炙甘草汤等，而是别出心裁，以芍药甘草附子组方，应有所据。参酌原文第29条之论，似有类同之感。如再参酌原文第20、60条之论，则本条实质昭然若揭，应是里虚兼表，误汗而致内外俱虚，阴阳皆损。其阴伤者，阴液不足，筋脉失养，脉道不充，故当见筋肉拘挛，脉来沉细。其阳伤者，里虚误汗，卫阳重伤，故可见脉微汗冷，畏恶风寒。由此可见，本证虽属阴阳亏虚，然与少阴心肾虚损，毕竟表里有别，轻重不同。

本证与原文第20条病证，其鉴别在于外邪有无、阴伤轻重。

原文 **發汗，若下之，病仍不解，煩躁者，茯苓四逆湯主之。（69）**
茯苓四逆湯方

茯苓四兩　人參一兩　附子一枚，生用，去皮，破八片　甘草二兩，炙　乾薑一兩半

上五味，以水五升，煮取三升，去滓，溫服七合，日二服。

解读 本条再论肾阳虚烦躁证治。

原文第69条汗下后反见烦躁者，病情有变。其变如何，须明其病性病位。

原文曰"病仍不解"，其病所指，固有发热恶寒、头身疼痛等可汗之症，也可能兼腹满便难等疑似可下之症。不然，则其汗下之治，无所针对。

其无所针对，则为妄施。其有所针对，然用之不当，亦属误治。如此皆可伤损正气，或引邪内陷，以致变证丛生，难以逆料。

变证之辨，当遵循原文第 16 条"观其脉证，知犯何逆"。然此条文简辞约，以烦躁一症，不足以明其病位病性，盖此症也有寒热虚实表里之辨是也。

如此，仅有以方测证一途，可资分析。

观其方，方名茯苓四逆，药用苓附姜参草。剂量特征是四逆加人参汤为基础，重用茯苓。于此，有医家认为，本证当属阴阳两虚而以阳虚为主，以其方用四逆加人参是也（参见原文第 385 条）。

纵观伤寒一书，其用人参者，不外取其二：一者，补益元气，如理中、附子诸方；一者，补气益阴，如白虎加参、竹叶石膏诸方。若独取其生津者，鲜矣。由此可知，仲景用参首重补气，益阴生津次之。即原文第 385 条，似也可作如是解。

再论茯苓，仲景全书，似无一方以之补益阴气者。水湿盛者，每多重用茯苓，如苓桂枣甘汤（茯苓半斤）。阴液不足之际，茯苓反当禁用慎用、如原文第 316 条小便利者去茯苓、原文第 224 条汗多胃燥禁猪苓汤等。

据此可言，本证似属阳虚饮逆、凌心犯肺之症，较之真武汤所主，更为危重，故姜附参草联用以复欲绝之阳，重用茯苓伐饮邪以利阳复。如据刘渡舟先生之水病理论，可视为水心病重症，因而喘促烦躁、唇青面黑、身肿如泥、脉数苔滑……当属常见症状。

原文 **發汗後，惡寒者，虛故也。不惡寒，但熱者，實也，當和胃氣，與調胃承氣湯。（70）**

解读 本条讨论汗后虚实之辨。

太阳表证，无论是否治疗，总有一定转归。概言之，一曰向愈，一曰表不解，一曰传里。

如治疗得当，自是邪解向愈。如若失治误治，每多传里，亦间有邪羁于表日久不解者。今以汗解不当为例，明确指出太阳之

读伤寒

病传里，有两种最为常见结局：一者伤阳而病传少阴，一者化热而内传阳明。

前已述及，决定病证传变与否及其传变趋向的因素，大略有三：正气（禀赋）阴阳属性与强弱，邪气属性与盛衰，医护措施属性与力度。

此条之例，如患者素体阳弱，或感寒太甚，或误用辛凉，如此极易一汗之后，虚寒诸象毕现。如若素体阳盛，或感受温热，或过用辛温，诸因互动，自然病情易于热化，而为里实热之证。

至于寒化是否必然归属少阴，热化是否必然归咎阳明，此也决于体质诸因素，当据脉症而审定之，不得囿于教条。

此条也可与原文第7条互参，以明阴阳寒热表里之辨。

辨太阳病脉证并治中

原文 太陽病，發汗後，大汗出，胃中乾，煩躁不得眠，欲得飲水者，少少與飲之，令胃氣和則愈。若脉浮，小便不利，微熱消渴者，五苓散主之。（71）

五苓散方

豬苓十八銖，去皮　澤瀉一兩六銖　白术十八銖　茯苓十八銖　桂枝半兩，去皮

上五味，搗為散，以白飲和服方寸匕，日三服。多飲煖水，汗出愈，如法將息。

解读 本条论汗后变证及蓄水证治。

前言发汗后不恶寒但热属实宜下，今言汗出胃燥不眠而无内热者，自不宜下，复不必清，宜乎少量频饮，以润其燥，令胃气和即安。其烦躁不得眠者缘于津伤胃燥，所谓胃不和卧不安是也。润其燥则胃和，胃和则神安。此汗后未复之象，不宜视作变证。

以其汗后胃气不和，润之只宜少量频与，若恣意大量饮之，可因胃失运而水停蓄，以致心下痞满而悸动，甚或小便不利等。

此以水停中焦为主，宜乎后文之茯苓甘草汤。若水蓄下焦，以少腹胀满、小便不利为特征者，则多名之太阳蓄水证，如此当主之以五苓散。

三焦膀胱者，腠理毫毛其应。此言脏腑肌表内外相关之整体理念，同时也明确表述了肌腠与膀胱三焦的密切关系。尤其是在水津代谢方面，存在着不可分割的协同关系。

今汗之不当，肌腠营卫不调，以致三焦膀胱气化失职，进而水停下焦，故见消渴小便不利微热脉浮诸症，谓之蓄水证，或曰太阳里证（与中风、伤寒表证对应），又曰太阳腑证（与中风伤寒经证对应）。相较而言，经腑之分似更可取，以其不易混淆表里概念是也。

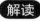

原文 **發汗已，脉浮數，煩渴者，五苓散主之。**（72）
解读 本条续论汗后变证证治。

此条与前条后半段对比，脉浮消渴相同，前条小便不利，后条未言及，后世医家以省略言之，意味着此条小便不利自不待言，必然得见。

如此，则两条内容大同小异，似无必要毗邻而书。有鉴于此，梅国强教授认为本条可能并无小便不利，甚或反见小便清长频数。那么，此证并非狭义蓄水之证。

再观其治，皆主以五苓散，说明五苓散并非单纯利水之剂，而是以恢复膀胱气化为其职责。盖膀胱者，州都之官，职司藏泄津液。禀少阴阳气而气化有度，藏泄有常。若其气化失职，藏津太过而泄浊不及，自然小便不利。反之则泄浊太过而藏津不及，如此则小便清长频数。此皆气化失司，悉以五苓散复其常，故曰化气以行水。行者，据其偏颇而重新敷布之，非若利水以逐之矣。

五苓散组方以苓术渗湿于中焦，猪泽利湿于下焦，妙在轻用桂枝，通阳化气，如此则宣散渗利结合，浊者泄，清者布，而水津代谢得以复常。观其方后注，多饮暖水汗出愈，足以发人深思。

近时汉方药理研究证实，五苓散在不同条件下，分别表现出利尿、收涩、无影响三种效应，反映了方剂多效性的客观存在。因据上述认识，常以本方化裁，治疗水肿、尿潴留、夜尿频数、腹泻、汗出异常、尿崩症、皮疹等诸多病证，疗效确切。

原文 **伤寒汗出而渴者，五苓散主之；不渴者，茯苓甘草汤主之。**
（73）

茯苓甘草汤方

茯苓二两　桂枝二两，去皮　甘草一两，炙　生薑三两，切

上四味，以水四升，煮取二升，去滓，分温三服。

解读 本条辨水停部位及其相应治法。

《黄帝内经》云：饮入于胃，游溢精气，上归于脾，脾气散精，上输于肺，通调水道，下输膀胱，水精四布，五经并行。此人体津液代谢之正常状态，而随冷暖不同，应时而变。故曰：天暑衣厚则汗出，天寒衣薄则为溺与气。是汗与小便，在不同情况下，互为盈虚。大凡天阳盛时，汗多小便少；天阴盛时，汗少小便多。此人体正常节律，不得以病态视之。

今伤寒汗出而渴，若发热心烦溺赤舌红脉数者，当属病传阳明，治宜白虎之类。现汗出而渴，直接应用五苓散，说明本证当属饮邪为患，亦应具有小便不利、苔滑脉弦等。其渴者，以其水停下焦，不得上承，故呈下湿上燥、真湿假燥之象。

若汗出而不渴者，其饮停于中焦，津液尚可上承于口舌，故不渴，治宜茯苓甘草汤温胃化饮。

大要而言，五苓散所主，其病位偏于下焦，苓桂剂（苓桂术甘汤、苓桂甘枣汤、茯苓甘草汤等）偏于中焦。

原文 中風發熱，六七日不解而煩，有表裏證，渴欲飲水，水入則
吐者，名曰水逆，五苓散主之。（74）

解读 本条论水逆证治。

言中风六七日不解，而有表里兼夹之症，说明病情已由单纯
表证，渐次内传。其表者，自是发热、头痛、汗出、脉浮未解。
其里者，此曰渴欲饮水，水入则吐而心烦。主以五苓散，表明此
证之里，为水饮内停，而所停之位，仍是下焦为主。观《金匮要
略》"假令瘦人脐下有悸，吐涎沫而颠眩"主以五苓散，即可理解。
至于饮停是否必然小便不利，不可执着。即若原文第316条真武
汤所主之证，仍可有小便自利之症。

饮停而呕，呕后当渴，是为欲解之兆。《金匮要略》"呕家本
渴，渴者为欲解，今反不渴者，心下有支饮故也"，是饮停本以不
渴为常。今蓄水水逆，是饮停致渴之变。故渴与不渴，溺与不溺，
皆可为停饮之象，唯常变有异而已。如此纵横剖析，庶几可以领
悟中医辨证精义。

从原文第71条之消渴小便不利，原文第72、73条之烦渴，
到原文第74条渴呕，结合原文第141条欲饮不渴、《金匮要略》"痰
饮篇"颠眩吐涎等，可以理解，五苓散所主之证，征象纷繁，其
本在饮。而其治疗，则是立足下焦，化气以行水，复其敷布之常。

原文 未持脉時，病人手叉自冒心，師因教試令欬，而不欬者，此
必兩耳聾無聞也，所以然者，以重發汗，虛故如此。發汗後，
飲水多必喘，以水灌之亦喘。（75）

解读 本条再论汗后变证之多样化。

原文第64条言发汗太过致心阳不振而有叉手冒心之症，此条

不唯叉手自冒心，更兼两耳皆聋，也是因于重汗伤损，心阳不振抑且不足。

耳聋一症，其实者，每与手足少阳相关；其虚者，多责之足少阴肾，盖肾开窍于耳是也。然细思之，《张氏医通》指出："十二经脉之中，除足太阳、手厥阴外，其余十经脉络，皆入于耳中。"《黄帝内经》云：耳为宗脉之聚，得张氏之注解，其理益明。如此则手少阴心自然与耳相关，故曰心开窍于舌而寄窍于耳。《医贯》："盖心窍本在舌，以舌无孔窍，因寄于耳，此肾为耳窍之主，心为耳窍之客。"由此可知，少阴心肾，皆与耳关联密切，心肾虚则耳聋不闻，心肾强则耳聪目明。

发汗过多，每损阳气。若因胃燥而烦渴，仿原文第71条例少量频饮即可。切勿恣意纵饮，防其阳虚不化，饮邪内停，或悸或痞或喘咳，视其所犯而论之。若汗后渍以冷水（参阅原文第141条），肌腠为水湿所闭，肺气宣发不畅，亦易引发喘咳之症。

原文 發汗後，水藥不得入口為逆，若更發汗，必吐下不止。發汗吐下後，虛煩不得眠，若劇者，必反覆顛倒，心中懊憹，梔子豉湯主之；若少氣者，梔子甘草豉湯主之；若嘔者，梔子生薑豉湯主之。（76）

梔子豉湯方

梔子十四箇，擘　香豉四合，綿裹

上二味，以水四升，先煮梔子，得二升半，內豉，煮取一升半，去滓，分為二服，溫進一服。得吐者，止後服。

梔子甘草豉湯方

梔子十四箇，擘　甘草二兩，炙　香豉四合，綿裹

上三味，以水四升，先煮梔子、甘草，取二升半，內豉，煮取一升半，去滓，分二服，溫進一服。得吐者，止後服。

梔子生薑豉湯方

栀子十四箇，擘　生薑五兩　香豉四合，綿裹

上三味，以水四升，先煮栀子、生薑，取二升半，內豉，煮取一升半，去滓，分二服，溫進一服。得吐者，止後服。

解读　本条论误治后热郁胸膈变证。

前条曰汗后伤及心阳，此条前半段则阐明汗之不当亦可伤损脾胃之阳，而致水药不下，甚或吐下不止。此举例以与前条比对，意在说明，同样治法，结局各异。至于所伤脏腑阴阳，必须据脉证而断。

后半段以汗吐下为假设前提，意在阐明表证误治后，有外邪内陷化热郁于胸膈者。

其实在前面已经讨论过类似案例，如原文第 63 条之肺热壅盛证，即是典型。由此可知，病情内传化热，随其所累及的脏腑不同，表现各异。原文第 63 条在舌红脉数等热象基础上，主症咳喘气逆，因发知受，故曰肺热。

此条主症虚烦不眠，卧起不安，甚而懊憹不舒，主以栀子豉汤。病情与心神密切相关，其病位自属上焦。方药用苦寒之栀子，病性当属实热。结合后文，本证尚有气机郁滞之象，故后世习称此证热郁胸膈。

因少气不足以息者，加炙甘草，其机在于壮火食气，与白虎加参异曲同工。

因呕而加生姜者，热郁胃逆也。然仲景于寒呕、饮呕每用姜夏；热呕者，有橘皮竹茹之属。因之本证是否兼饮，不可断言。若邪热深重者，宜乎调整剂量，平衡寒热温凉之轻重。

原文　發汗若下之，而煩熱胸中窒者，栀子豉湯主之。（77）

解读　本条再论热郁胸膈证治。

本条言汗下后而致烦热胸中窒，胸中窒者，心胸部窒闷不适，甚或短气，每欲叹息伸舒。伴烦热者，烦躁身热，是其候也。一者言病位，一者示病性，文辞虽简，其义却昭。以其邪热郁于心胸之部，气滞不畅，故有此候。治以栀子豉汤，清宣郁热，除烦解郁。

原文 **傷寒五六日，大下之後，身熱不去，心中結痛者，未欲解也，栀子豉湯主之。**（78）

解读 本条续论热郁胸膈证治。

本条言下后身热心中结痛，仍是意在强调邪热郁滞，病位在心胸之部。

心中者，其位当与心下胃脘有别，宜乎心胸正中、胃脘之上。此胸骨之后，支结烦疼，每与西医食管反流相关。

胸闷心痛，自因气机郁滞。气郁之由，缘于热结。懊憹烦闷、胸窒心痛，其位上焦，心肺所居之地，而又难于实指具体脏腑，故以胸膈虚指之。

热郁胸膈，一者，必有热象，舌红脉数；二者，必有郁象，胸闷结痛；三者，多有典型心神被扰征象，烦躁懊憹。如此，方可与其他上焦热证相鉴别。

联系"阳明病篇"第221、228条，对本证之理解，方更全面。

原文 **傷寒下後，心煩腹滿，臥起不安者，栀子厚朴湯主之。**（79）
栀子厚朴湯方
栀子十四箇，擘　厚朴四兩，炙，去皮　枳實四枚，水浸，炙令黃
上三味，以水三升半，煮取一升半，去滓，分二服，溫進一服。得吐者，止後服。

解读 本条论热郁胸膈而兼气滞腹满的证治。

膈之上曰胸，膈之下曰腹。今热郁于胸膈之上，是以懊恼心烦。波及膈下，故而腹满气胀。此病情由上及下，渐次内传阳明、聚于胃肠之例。盖阳明居中属土，万物所归是也。此时之热，仍可用栀子清之。而此际之气郁，则非豆豉所能宣，故以枳朴之辛，复其升降。此药随证转之典型示范，足资举一反三。如更以大黄易栀子，则为小承气之制。以其与本方之异同细为分析，则当有所悟。

原文 傷寒，醫以丸藥大下之，身熱不去，微煩者，梔子乾薑湯主之。（80）

梔子乾薑湯方

梔子十四箇，擘　乾薑二兩

上二味，以水三升半，煮取一升半，去滓，分二服，溫進一服。得吐者，止後服。

解读 本条论热郁胸膈而兼中寒泄利的证治。

误下之后，身热微烦而用栀子干姜，栀子清热除烦，干姜温中散寒，显然此证上热下寒。热郁于上，故身热烦躁。中虚内寒，或泄利，或呕逆，或腹痛腹满，而其呕利之物，必少臭恶。

此固因攻下而伤及中阳，却未尝不因其人素有中虚腹满，而致误用下法。设若平素胃阳素旺，岂有因一误而即中寒者？以此可知，本证多因素体中虚而兼胸膈郁热，误下乃致内寒方显，或利或呕或腹痛，悉因寒生而起。

此方与后文之干姜芩连人参汤类相较，同异之间，凸显热郁致烦之特点。

原文 凡用梔子湯，病人舊微溏者，不可與服之。（81）

読傷寒

082

解读 本条论栀子豉汤禁忌证。

　　此方以苦寒之栀子，泻火除烦；味辛之豆豉，宣郁散结。药味简练，辛散苦泄，颇合火郁发之、寒以胜热之义。故而素体脾虚、时常溏泻之人，不得轻与。若夫寒热夹杂，例如前条，则当寒温并用，不宜单兵突进。

原文 太陽病發汗，汗出不解，其人仍發熱，心下悸，頭眩，身瞤動，振振欲擗地者，真武湯主之。（82）
真武湯方
茯苓 芍藥 生薑，切，各三兩 白术二兩 附子一枚，炮，去皮，破八片
上五味，以水八升，煮取三升，去滓，溫服七合，日三服。

解读 本条论阳虚饮停证治。

　　曰太阳病发汗，汗出而不解。此不解之病症，殆非单纯表证发热恶寒、身疼头痛之症，而兼头晕目眩、心下悸动，或小便不利，或咳喘噎塞等，似可参阅原文第40条之表里证。然彼为表里俱实，外寒内饮，正气尚未虚损。此则表寒内饮之外，显然阳气偏虚，类于原文第67条之苓桂证，如此则不宜单纯发汗解表，而应顾其里虚。不然，则如原文第67条所言，发汗则动经，身为振振摇，是阳气更伤，饮动经脉，而有如此征象。故此条曰汗后不解，身瞤动，振振欲擗地，其意一也。

　　此条心下悸，与原文第356条同理，而与原文第64条机理相异。其仍发热，可视为表邪未解，也可看作饮阻格阳。

　　真武汤方，以苓术姜中焦宣渗之品为基础，熟附温少阴，芍药利血气通小便，以破饮聚之坚结。全方更多体现的是通阳而非温补。故后世医家常加参芪，以增补益之效。可与苓桂剂对勘，

083

加深理解。

　　昔年曾用本方加活血通络熄风虫药，结合靳三针，治疗一例不明原因小脑萎缩、手足震颤、站立欲仆之美籍华人，经月即可基本正常行走。轮椅而来，弃杖而归，疗效出乎意表。

 咽喉乾燥者，不可發汗。（83）

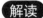 本条论津亏禁汗。

　　表证而兼津亏咽干者，不可单纯发汗。如急需解表，可予麻桂剂中酌加麦冬沙参之品。若咽干因于寒滞津凝者，不属此例。

读伤寒

原文 **淋家不可發汗，發汗必便血。**（84）

解读 本条论淋家禁汗。

　　所谓淋家，即素有淋证表现之患者。淋者，肾移热于膀胱也，每属湿热。患淋日久，曰久淋。久淋每多虚实相兼，湿热久羁，津亏气耗。故而淋家外感，不可恣意汗解。

原文 **瘡家，雖身疼痛，不可發汗，汗出則痙。**（85）

解读 本条论疮家禁汗。

　　久患疮疡之人，热毒蕴结日久，耗伤气血，即或新感身痛寒热，头疼脉浮，亦不宜径汗。如此则桂枝新加汤之类化裁，补虚托表，似属可行。

原文 **衄家，不可發汗，汗出必額上陷脉急緊，直視不能眴，不得眠。**（86）

解读 本条论衄家禁汗。

此言衄家，即平素多有鼻衄、肌衄之人。长期慢性失血，其阴自然亏虚。阴液不足，虽新感外邪，亦不宜汗。设若误汗，更伤阴血，而有动风之虞。故曰额上陷脉急紧，目睛直视，心烦不眠。可与原文第 252 条合参。

原文 **亡血家，不可發汗，發汗則寒慄而振。**（87）
解读 本条论亡血家禁汗。

所谓亡血家，与前条相类，意指长期慢性失血之人。阴血不足而兼外感，若恣意汗解，恐汗出伤阴之外，而有阳随液泄之虑，故曰寒慄而振。

原文 **汗家，重發汗，必恍惚心亂，小便已陰疼，與禹餘糧丸。**（88）
解读 本条论汗家禁汗。

汗家，平素多汗之人。汗多津亏气耗，更易感受外邪。此际宜乎扶正祛邪，而非单纯汗解。误汗更伤气液，心主失养，而恍惚无主，更或有尿后抽痛之感。

禹余粮丸虽阙，然其君药收涩之性，人所共知，故而敛汗护阳固阴，当是其治之选。

原文 **病人有寒，复發汗，胃中冷，必吐蚘。**（89）
解读 本条论脾胃虚寒禁汗。

脾胃虚寒，不宜发汗。即或兼表，也宜建中。设若误汗，胃寒不温，逼蚘上出，故曰吐蚘。此有蚘者乃有此象，无蚘者，但自吐逆耳。

原文 本發汗，而復下之，此為逆也；若先發汗，治不為逆。本先
下之，而反汗之，為逆；若先下之，治不為逆。（90）

解读 本条论汗下先后关系。

在表里同病的情况下，必须处理好表里先后的关系。一般而言，先病为本，后病为标。外感情况下，往往先表病而后里病，故宜先解表后调里。此外感病治疗之常规。但特定情况下，因病情脉症缓急有异、正气虚损轻重不同，而其治疗也有特殊处理。

本条所言，意指无论先表后里，抑或先里后表，必须循例而治。设若失序，如应先汗而反先下，或应先下而反先汗，其结局皆属可虑，故曰逆。

读伤寒

原文 傷寒，醫下之，續得下利清穀不止，身疼痛者，急當救裏；後
身疼痛，清便自調者，急當救表。救裏宜四逆湯，救表宜桂
枝湯。（91）

解读 本条具体讨论表里先后的实例。

外感伤寒，本应汗解，反用下法，徒伤其里而表未解，里伤则下利清谷，少阴虚寒之象。如是则表寒未解，身疼头痛，而兼虚寒下利。表里俱病，是属并病范畴。此之里虚为急为重，关乎根本，故当急治，故曰急当救里，四逆汤为其代表，后文可征。若少阴阳复，里和利止，往往表邪自解。设若未解，则可后解其表。当此阳复之初，无论表证汗出有无，皆不宜麻黄峻汗，故曰救表宜桂枝汤。

原文 病發熱頭痛，脉反沉，若不差，身體疼痛，當救其裏，四逆

湯方。（92）

 本条讨论表里同病治从其里之例。

———————

　　文曰病发热头痛而脉反沉，如此则意味着此之发热头痛，理应与浮脉相兼而现，也即明确头痛发热之症，本属表邪所致。现表证而见里脉，可知此为表里同病。前已论及，表里同病者，以先表后里为常，以先里后表为变。另有表里同治之例可循，如大小青龙汤及后文麻附细辛汤之类。而条文却明言"若不差"，实为暗示此前已予治疗，或先表后里，或表里同治之类，未获寸功。当此之际，别无选择，唯救其里，护其正气而续其生机，故曰当救其里，与四逆汤。

　　细玩其味，参酌原文第301条，此条表实而里虚，当属合理，则此前之治，唯表里同治一途，不当有先表后里之选。盖里虚者，不宜先予汗解矣，例如原文第49、50条。

　　外感热病进程中，表里之合病并病状态，非常多见。如何合理处治，事关生死，不得不详予辨之。

　　此之表里，不应仅限于太阳肌表与其他五经之绝对，而当视作外与内之相对状态。如此，则少阳与阳明、阳明与太阴……皆可视作表里同病。

　　同病状态其治大要有三：一者，先表后里，此治之常例。二者，先里后表，此为变例。三者，表里同治，此为中庸之策。

　　先表后里，多用于里证属实属热者。此时若误攻其里，表邪易于内陷生变。

　　先里后表，每用于里证属虚属寒者。此时若误攻其表，正气易于内竭外脱。

　　表里同治，多用于病情复杂、虚实兼夹、彼此掣肘者。值得注意者，同治之中，也有偏表、偏里、表里并重之分。

　　上述三种处理原则，原著中例证颇多，若能类比部勒，则能明析其理，而得以全其用。

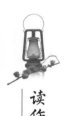

读伤寒

原文 太陽病，先下而不愈，因復發汗，以此表裏俱虛，其人因致冒，冒家汗出自愈。所以然者，汗出表和故也。裏未和，然後復下之。（93）

解读 本条论汗下失序误治而致表里俱虚之例。

此条宜与原文第 58 条、60 条互参。原文第 60 条曰下后复汗致内外俱虚，原文第 58 条言误治后阴阳有自和之机。本条则言表里同病，先下后汗，失序而误治，下之伤里，汗之伤表，表里俱虚而邪气未去，病情更趋复杂。然汗下之后，表里邪气毕竟为其所折，是正气虽损，而邪气已微。此时若人体正气得外力之助（如粥水、温覆等），或假时以自复，冀可鼓其余勇，而驱逐余邪。头目昏冒之时，即是其蓄力以振发之际。是以一冒之后，潋然汗出，至此寒热顿除，腹和便畅。倘若仍有腹胀不便者，可酌情调胃缓通。表里症情悉除之后，可遗神疲少言、目闭懒睁等象，可静养以待阴阳气血自复，是其善后之策。叶氏温热篇之战汗论，足资参考。

此条之冒，为短暂之象，设若久冒不解，不得视作自愈征兆，多属精气虚损，清阳不升，急宜补益正气，慎勿贸然祛邪以治。

原文 太陽病未解，脈陰陽俱停，必先振慄，汗出而解。但陽脈微者，先汗出而解；但陰脈微者，下之而解。若欲下之，宜調胃承氣湯。（94）

解读 本条论太阳表证战汗而解之例。

文曰太阳病未解，即云表邪未除，殆无疑义。脉之阴阳俱停，其义当为寸关尺三部之脉，俱隐伏不见。在表证未解的情况下，忽见脉伏难寻，若非正气大伤，必是邪气郁伏。脉伏嗣后，反见寒慄振战而汗出，当是正气蓄力而发、祛邪外出之象。原文云脉伏后欲解，寸脉先微现者，为邪从表解之机，故曰当汗出而解。设若尺脉先微现者，是邪从里解之机，当自利而愈。如若不利，可与调胃承气汤，缓通而已。

细玩此文，当是表未解而里已结，表里狼狈为奸。表若解则里可自和，而里和则表可自解。要在不能伤损正气，审时度势，顺势而为，即是得治之大体也。

原文 **太陽病，發熱汗出者，此為榮弱衛強，故使汗出，欲救邪風者，宜桂枝湯。**（95）

解读 本条明确太阳中风证病因病机及主治。

文曰太阳病发热汗出，而非阳明病发热汗出，自属恶寒脉浮同见之表证，故曰此为营弱卫强。营弱者，与卫强相对。卫强者，非强盛之谓，乃浮越之义。风邪袭表，卫气浮盛于外而抗邪，正邪相争而发热，故曰卫强。卫浮而固密失职，营阴因而不能内守，外泄为汗，是为营弱。此与原文第 12 条是文异而义同，可互参而深思之。更为值得留意者，后文欲救邪风之语，明确了卫强营弱的直接病因，即外感之风邪。联系原文第 2 条、12 条、95 条，即可清晰理解太阳中风证之病因、病机、脉证及治法。桂枝汤，因而成为祛风之圣剂，不为无因。

原文 **傷寒五六日，中風，往來寒熱，胸脅苦滿，嘿嘿不欲飲食，心煩喜嘔，或胸中煩而不嘔，或渴，或腹中痛，或脅下痞鞕，或心下悸、小便不利，或不渴、身有微熱，或欬者，小柴胡湯主之。**（96）

小柴胡湯方

柴胡半斤　黄芩三兩　人参三兩　半夏半升，洗　甘草，炙
生薑各三兩，切　大棗十二枚，擘

上七味，以水一斗二升，煮取六升，去滓，再煎取三升，温
服一升，日三服。若胸中煩而不嘔者，去半夏、人参，加栝
樓實一枚；若渴，去半夏，加人参合前成四兩半、栝樓根四
兩；若腹中痛者，去黃芩，加芍藥三兩；若脇下痞鞭，去大
棗，加牡蠣四兩；若心下悸、小便不利者，去黃芩，加茯苓
四兩；若不渴、外有微熱者，去人参，加桂枝三兩，温覆微
汗愈；若咳者，去人参、大棗、生薑，加五味子半升、乾薑
二兩。

解读 本条讨论太阳表证失治而内传少阳之证治。

读伤寒

文曰伤寒五六日，中风，其意当为：无论伤寒或中风，迁延
时日之后，病情或有可能传变。至于二三日或五六日，病程长短
虽有一定影响，毕竟不是决定因素。传变的决定性因素，仍是正
邪性质与强弱。

传与不传，当观其脉证。今表证五六日后，病症有异。往来
寒热、胸胁苦满……诸般征象，皆属少阳。故可断之邪传少阳。
此即典型之时空演变，是由表入里之例也。

至于原文第96条所述之脉症，后人有谓之柴胡四大主症加
七个或然症者。仔细分析其具体内涵，可以发现，四大主症可以
归纳为三个方面：一者，少阳定位症胸胁苦满、往来寒热。二者，
邪扰心神症神情默默而心烦。三者，邪克脾胃症喜呕不欲食。

关于胸胁苦满、往来寒热，李培生老先生曾曰，少阳证不必
尽见胸胁苦满往来寒热，但胸胁苦满往来寒热之症，其病每与少
阳相关。胸胁苦满之病机，自可从少阳经脉循行部位得以解释。
而往来寒热之病机，历代医家争论颇多，仁智互见。有曰邪出表
而寒入里则热者，有曰出表则热而入里则寒者，有曰邪胜则寒正

胜则热者，令人难以适从。笔者也曾对此问题作过解读，曰："太阳表证，卫气浮盛于表与邪相争（发热）的同时，无力再行温分肉之功能（恶寒），故发热恶寒并见；阳明里证，邪热亢盛而正气充足，正邪斗争甚为剧烈，处于相持胶着状态，故但热而不寒；而少阳半表半里之证，正气相对不足，邪气亦非亢盛，其正邪斗争之程度，相对阳明里证而言，不甚剧烈，然正邪之间，互为进退，导致机体阴阳盛衰难定，或偏于阳盛而发热，或偏于阴盛而恶寒，或阴阳暂时平衡而寒热休止，故寒热往来，休作有时。"以机体阴阳偏颇（而非正邪或表里）作为寒热交作的病理机制，似可作为引玉之砖。

胆为中正之官，决断出焉。是以少阳不调，情志心神自有异常，不足为道。五脏皆得主神，非独心也，是据整体观而论，固有其理。然神志之主宰，仍当任之于心，是以各种神志征象，不得言其与心无关。此主与次、本与标、因与果的关系，当细审之，慎思之。

论曰：见肝之病，知肝传脾，当先实脾。此肝胆脾胃木土相克关系，在病理状态下的真实反映，也是临床少阳厥阴病证每见胃肠征象之内在病机。

上述四大主症之病机解释，准确反映了邪传少阳，热郁气滞、枢机不利、心神被扰、脾胃受累的病理特征。若结合"少阳病篇"原文第 263、264、265、266 诸条，庶几理解更为深刻。

邪犯少阳，枢机不利，治当和解少阳，宣达枢机，方用小柴胡汤。和解一词，见于原文第 387 条，曰和解其外用桂枝汤。后世以此表述小柴胡汤功效，颇有异曲同工之妙。两方皆以调和为特点，补泻兼施，寒温同用，散敛结合，升降相协。唯一方偏温偏表，一方偏凉偏里而已。桂枝汤气血兼调，柴胡汤独擅调气。

关于和解一法，周学海于《读医随笔·卷四》释之甚详，其论确否，未敢妄评，今录于此，以飨读者。曰：和解者，合汗下之法而缓用之者也。伤寒以小柴胡为和解之方，后人不求和解之义，囫囵读过，随口称道，昧者更以果子肉当之。窃思凡用和解之法者，必其邪气之极杂者也。寒者热者，燥者湿者，结于一处而不得通，则宜开其结而解之；升者降者，敛者散者，积于一偏而不相浴，则宜平其积而和之。故方中往往寒热并用，燥湿并用，升降敛散并用，非杂乱而无法也，正法之至妙也。揆其大旨，总是缓撑微降之法居多。缓撑则结者解，微降则偏者和矣。且撑正以活其降之机，降正以助其撑之力。何者，杂合之邪之交纽而不已也，其气必郁而多逆，故开郁降逆即是和解，无汗下之用，而隐喻汗下之旨矣。若但清降之，则清降而已耳，非和解也；但疏散之，则疏散而已耳，非和解也。和解之方，多是偶方复方，即或间有奇方，亦方之大者也。何者，以其有相反而相用者也。相反者，寒与热也，燥与湿也，升与降也，敛与散也。

原文后半段之七个或然症，实际为少阳本证之七个兼夹证，类于此前之中风兼证、伤寒兼证。故兼夹证型之众，论中所及，非少阳莫属。以其位居半表半里，性属风火易变故也。故而，小柴胡汤方后注之加减法，当视为柴胡类方。

原文　**血弱氣盡，腠理開，邪氣因入，與正氣相搏，結於脇下。正邪分爭，往來寒熱，休作有時，嘿嘿不欲飲食。藏府相連，其痛必下，邪高痛下，故使嘔也，小柴胡湯主之。服柴胡湯已，渴者，屬陽明，以法治之。**（97）

解读　本条讨论少阳胆热内郁枢机不利病因病机。

首先必须强调，少阳胆热气郁不等同小柴胡汤证，两者有同有异，可参阅前之太阳中风证与桂枝汤证的异同，后文也会相应作解。本条曰血弱气尽，显然正气不足。腠理开而邪气因入，自然之理，问题在于邪气停留何位，若停于太阳肌表，自是太阳表证，失治误治，既可传少阳，也可传阳明，此由表入里、证变实

读伤寒

热而已。也可直入三阴，而为虚寒。前条所言，应是前者，表证未解，迁延时日，病传少阳。

若正气不足，肌表失防，腠理开而邪气直入少阳，此也并非不可预见之例，如此可谓之径犯少阳。本条次言与正气相搏，结于胁下，显然表明，正邪相争，位在少阳。

后文正邪相争，往来寒热，休作有时，这也是后世解释往来寒热病理机制的一个理论渊源。首先，休作有时，到底是指寒热往来之时休时作，还是寒来热往之际的寒休热作或热休寒作，古今未明。揆以临床之理，多是寒热往来之时休时作。结合前条，此之休作，与少阳之位密切相关。盖少阳之位，半表半里，出入无常，反复阴阳，是其律也。生理如是，病理也如是，此当视为少阳病之一大特点是也。

至于邪高痛下，默不欲食而呕，其意均在反映木土关系，与《金匮要略》见肝之病知肝传脾之说，遥相呼应，无需多言。唯须申明者，此证此情，服柴胡汤而反渴者，当按阳明辨治。此语提示，太阳表证传里，或外邪径自犯里，其证如若属实属热，按少阳治疗无效者，似可依阳明而治。如此，则基本明确了一个原则：里之阳热实证，非少阳即阳明。结合后文深思，里实热证，能和则和，不能和解，非清即下。

原文 得病六七日，脉迟浮弱，恶风寒，手足温。医二三下之，不能食，而胁下满痛，面目及身黄，颈项强，小便难者，与柴胡汤，后必下重；本渴饮水而呕者，柴胡汤不中与也，食谷者哕。（98）

解读 本条讨论柴胡汤禁例。

前文曾论及桂枝汤之适应证（如原文第12、13、15、53、54、95条等）及其禁例原文第16、17、19条，也曾阐释麻黄汤适应

症（原文第 35、36、46、55 条等）及汗法禁忌（可视作麻黄汤禁例，如原文第 49、50、83~89 条）。如此可与不可，知行知止，常变结合，知常达变，则其方剂应用规律，了然于胸而百无窒碍矣。

本条曰得病六七日脉迟浮弱，恶风寒而手足温，显然太阴里虚夹表，似可主以桂枝人参汤、小建中之类，可望里和表解。今反二三下之，更虚其里，以致脾胃虚寒，不能饮食。寒湿内阻，升降失常，反致土壅而木郁，肝胆疏泄不及，而见胸胁满痛，面黄身黄。其颈项强、小便难者，似可理解为寒湿阻滞之故，参阅原文第 28 条。诸般征象，颇与小柴胡汤之主治症相似，然其因果关系迥异。原文第 96 条之胸胁满、不欲食等，因于少阳气郁，克犯脾土，宣畅枢机即是正治。此条本末倒置，本根于土虚，标现为木郁，治当培土祛湿，则木气自畅。设若投以柴胡汤，中土必然更虚，是以言不可与。

此条关键在于揭示了临床病例的因果关系及其处理原则，形象反映了治病求本的中医辨证论治精髓。

原文 **傷寒四五日，身熱惡風，頸項強，脇下滿，手足溫而渴者，小柴胡湯主之。（99）**

解读 本条讨论三阳同病治从少阳。

原文第 96 条阐述少阳胆火内郁之证治，原文第 97 条阐明其病因病机，原文第 98 条则在鉴别的基础上讨论少阳主方小柴胡汤的禁例。皆是从病证角度出发立论，层层衔接，逻辑清晰，将少阳本证病因病机、临床表现、鉴别诊断及治法方药，全面系统地加以论述。而原文第 99 条则从方剂应用角度，探讨小柴胡汤的灵活应用。两者角度有异，侧重不同，学者不应混淆思路，如此才能明辨证治、方治之别。

文曰伤寒四五日，其病证既可留连于表，也可内传于里，更

读伤寒

可表里同病，当观其脉证而断之。今身热、恶风、颈项强，显然太阳表邪未解。又见胁下满者，少阳经气复已郁滞。更现手足温而渴者，阳明已然受累（原文第97条曾言渴者属阳明，暗示少阳津伤口渴不明显）。如此三阳同病，究其成因，当属并病。

太阳宜汗散，阳明宜清下，少阳宜和解。合病并病，里证属实者，例当先表后里，其例此前已有表述。然少阳病证，不得单纯应用汗、吐、下诸法，唯宜和解为先（参阅原文第103、264、265条等）。正是因为有此三禁，本条不得例循先表后里之法，只宜先予和解，或和解基础上兼用汗下。仲景在此径用小柴胡汤，意在化繁为简，三阳同病，治从少阳，俾枢机运转，庶几可使表里俱和，原文第230条"上焦得通，津液得下，胃气因和，身濈然汗出而解"之语，可谓此条妙注。

因此，理解此条，从病证学角度来看，是讨论三阳同病之治疗策略。从方剂学角度而言，意在讨论小柴胡汤的灵活应用。

原文 **傷寒，陽脉濇，陰脉弦，法當腹中急痛，先與小建中湯，不差者，小柴胡湯主之。（100）**

解读 本条讨论少阳兼里虚证治。

文曰伤寒，其表或已解，或未解，不得而知。然阳脉涩、阴脉弦，而腹中拘挛急痛，其病自不应是单纯太阳表证。

阳脉阴脉，此处之阴阳，显然是指脉位，即浮沉之位，或尺寸之位。据此，本证脉象或寸涩而尺弦，或浮涩而沉弦，甚或浮沉俱显弦涩。弦者，木气郁滞之征。涩者，气血虚乏，或兼郁滞。故腹中急痛，当是血气不足失养，并兼郁滞不通而痛。

此时，无论其表邪之有无，因其虚，而不得径用解表之法，如原文第49、50条之禁例。因其虚，也不得径用和解之法，如原文第98条之禁例。故唯有温建中州，复其血气，可使里和表解，气血畅行。设若气血已复，而脉弦腹痛未愈，则可继之以小柴胡汤。

此条从一个侧面揭示了表里同病（少阳与太阴，仍可视为相对的表里关系）之时，里虚者先宜救里之治疗原则，可与原文第91、92条互参。

原文 **傷寒中風，有柴胡證，但見一證便是，不必悉具。凡柴胡湯病證而下之，若柴胡證不罷者，復與柴胡湯，必蒸蒸而振，卻復發熱汗出而解。（101）**

解读 本条论小柴胡汤的应用标准。

读伤寒

无论伤寒中风，表证里证，只要有柴胡汤适应证，即可用柴胡汤。而柴胡证的依据，就前文而言，不外原文第96条之四大症。当然，结合后文原文第263、264、265、266诸条，其适应证应该非常明确。故此，所谓柴胡证，即胸胁苦满、往来寒热、嘿嘿不欲食、心烦喜呕、口苦咽干目眩、耳聋脉弦等。

今言但见一证便是，不必悉具。所谓一症，各说不一，大要有三：一是四大症之一；一是原文第263条加四大症之一；一是四大症加七或然症之一。

其实，判断是否具有柴胡汤的适应证，应该客观而论，不应拘泥于一症一脉。故而，有医家认为一症，应该是一部分反映少阳的症状，同时排除柴胡汤禁忌证者。

本条后半段，言柴胡证本应禁下，设若误下，其变者自当审证而治。如若柴胡证未变者，仍当治以柴胡汤。然因下而正气相对不足，服汤后，正气得药力之助，奋力与邪相争，故而振栗汗出而解，是谓战汗。

此条之理解，可参阅原文第13条桂枝汤之适应证。而战汗之状，即若应用桂枝汤，在特定情况下，亦可出现，并非仅限定于应用柴胡剂而已。

原文 傷寒二三日，心中悸而煩者，小建中湯主之。（102）

小建中湯方

桂枝三兩，去皮　甘草二兩，炙　大棗十二枚，擘　芍藥六兩　生薑三兩，切　膠飴一升

上六味，以水七升，煮取三升，去滓，內飴，更上微火消解，溫服一升，日三服。嘔家不可用建中湯，以甜故也。

解读 本条讨论心脾不足气血两亏之证治。

今曰伤寒二三日，是谓感受外邪。然心中悸者，并非邪扰，乃因正虚。此之心中悸，典型心悸之谓，与心下悸不得等同。悸者，正虚失养，故而心主悸动不安。初感外邪，即现正气不足，显非新损，多因素亏。如此，此乃虚人外感之例，殆可信也。故尤在泾曰：里虚而悸，邪扰而烦。可谓要言不繁，直中肯綮。前此论及原文第49、50条之时，曾有许叔微氏治伤寒而用建中汤案，可资佐证。

建中者，温建中焦脾胃之气。此之虚损，后世多谓心脾气血不足，是言脾气虚、心血亏。血亏失养，故而心悸。然就治法而论，本条意在强调虚损者宜乎建中补脾，喻示后天脾胃之于虚损劳伤之重要性。观后之黄芪建中汤、当归建中汤之类，莫不如是。参阅《金匮要略》"虚劳病篇"相关内容，庶几可有更多收获。

原文 太陽病，過經十餘日，反二三下之，後四五日，柴胡證仍在者，先與小柴胡。嘔不止，心下急，鬱鬱微煩者，為未解也，與大柴胡湯，下之則愈。（103）

大柴胡湯方

柴胡半斤　黃芩三兩　芍藥三兩　半夏半升，洗　生薑五兩，切　枳實四枚，炙　大棗十二枚，擘

上七味，以水一斗二升，煮取六升，去滓，再煎，温服一升，日三服。一方加大黄二两，若不加，恐不為大柴胡湯。

解读 本条讨论少阳里实证治。

文曰太阳表证，过经十余日。经者，经络、经脉之义，殆无疑义。而其经常、周期之义，似亦可知。此之过经，按词义及原著解，当是传经，即由一经传于他经之义。

此条过经，过于何经，后文实已明确。曰反二三下之，是言太阳传经之后，多是归属阳明，理应清下，今曰其反，自属不应下之范畴。不应下者，三阴固然，而少阳亦然。后文续言，柴胡证仍在者，即已明确，所过之经，必是少阳，故曰反复误下，而少阳证仍在。此因误下而病证未变，仍当遵循少阳治例。

问题在于，"先与"之义，反证其在传经误下之后、柴胡证未解之际，尚有不尽同于少阳胆热内郁本证范畴者，即后文之"呕不止，心下急，郁郁微烦"者。因其病机有所兼夹，有服小柴胡汤和而解之者，也有单纯和解而不效者。若纯与小柴胡汤而不效者，宜乎大柴胡汤和而下之。

此条最值玩味者，在于"柴胡证仍在，先与小柴胡汤"之语，充分反映了仲景诊治思路。以一"仍"字，表明前之过经，乃过于少阳，而非他经，故治疗除和解之外，别无正途。即若误下，病证未变，也应和解。

最妙之处，后之"先与"，表明病传少阳，反复下后，虽未大误，毕竟病情略有所变，其呕急烦者，原文第96条似有所见，然此言下之而愈与大柴胡汤，说明此之呕急烦诸症，病机当非单纯胆热内郁，更与胃肠升降失常密切相关。观其生姜用量，及积实之用，当有所悟。即若如此，仲景仍强调先与小柴胡，而非径予大柴胡，其少阳禁下之意，表露无遗。

此条之证，本于少阳，而非单纯限于少阳，后贤谓之少阳兼

读伤寒

里，或曰里实，或曰阳明，殆非无据。更妙在于大柴胡汤一方，宋本《伤寒论》无大黄，而他本则有。故有谓胃肠之结与未结，决定大黄之用，是一法二方之例，然其里热实证必是也。

梅国强教授曾曰本证之实，可视作少阳胆腑热结，而不必热结阳明胃肠。此说为本证之认识，以及大柴胡汤之运用，打开了更为宽广的视界。

原文 傷寒十三日不解，胸脇滿而嘔，日晡所發潮熱，已而微利，此本柴胡證，下之以不得利，今反利者，知醫以丸藥下之，此非其治也。潮熱者，實也，先宜服小柴胡湯以解外，後以柴胡加芒消湯主之。（104）

柴胡加芒消湯方

柴胡二兩十六銖　黃芩一兩　人參一兩　甘草一兩，炙　生薑一兩，切　半夏二十銖，本云五枚，洗　大棗四枚，擘
芒消二兩

上八味，以水四升，煮取二升，去滓，内芒消，更煮微沸，分溫再服。不解，更作。

臣億等謹按：《金匱玉函》方中無芒消。別一方云，以水七升，下芒消二合，大黃四兩，桑螵蛸五枚，煮取一升半，服五合，微下即愈。本云，柴胡再服，以解其外，餘二升加芒消、大黃、桑螵蛸也。

解读 本条讨论少阳里实另一类型之证治。

病始于外感，十三日不解，意在强调病程周期已过两经（据六日传经理论）而病症仍在。此之病情，非太阳表证，而是以胸胁满呕、日晡潮热不大便为特征，其病位应在少阳与阳明。病在阳明，因误下而微利，虽利而实热未去，故其心腹胁下之坚满，自必不因利而缓解。故以小柴胡汤先解外（此之言外非言表，意味深

长，当结合此前表里内外相关论述加以体会），后以柴胡加芒硝汤主之（自是和而兼治其里之意）。

读此条，一是务必明确病程日久之际，病情可能有变。二是此条之变，病涉少阳阳明，满呕潮热便闭是其常。反微利者，是误下而致，然里实未去。

此际之治疗方案，一是单纯和解，冀和解而里畅，故以小柴胡汤。一是和而兼下，大柴胡汤之类。然本条仲景先与小柴胡汤，不解者再议和解兼下，此顾护正气之义，已然显明。继后不选大柴胡汤，而以小剂量柴胡汤加芒硝，更是凸显其护正之本旨。盖因前已误下，正气已有伤损故也。另大黄、芒硝泻下功效之别，也能发人深思。

此条可与原文第 229、230 条参酌，庶几更能深刻体会仲景表里先后、祛邪护正之治疗理念。

读伤寒

原文 **傷寒十三日，過經讝語者，以有熱也，當以湯下之。若小便利者，大便當鞭，而反下利，脉調和者，知醫以丸藥下之，非其治也。若自下利者，脉當微厥，今反和者，此爲内實也，調胃承氣湯主之。（105）**

解读 本条讨论传经胃实证治。

此条讨论所及，与前条同中有异。前曰过经而有胸胁满痛者，是少阳与阳明同病，有便秘因下而微溏者，是邪实不去，故用柴胡加芒硝汤。

本条则曰过经而谵语者，是归属阳明也。与前之胸胁满痛者，大有所异。今因太阳过经而传阳明，谵语而便闭者，自当以汤下之。但下之应有法可据，今以丸药下之，病邪不去而微溏者，是因下而溏、正气未虚、邪气仍实也。此之内实，脉象未变，仍可下之，故与调胃承气汤。

此条与前条，同为内实，同为微利，一则有少阳证象，一则为阳明之象。故前曰胁满，而后曰谵语。说明太阳之证，失治误治，其病每多传变。传之何经，重在辨证。或曰少阳，或曰阳明，贵在知犯何逆，而随证治之。

原文 **太陽病不解，熱結膀胱，其人如狂，血自下，下者愈。其外不解者，尚未可攻，當先解其外；外解已，但少腹急結者，乃可攻之，宜桃核承氣湯。**（106）

桃核承氣湯方

桃仁五十箇，去皮尖　大黃四兩　桂枝二兩，去皮　甘草二兩，炙　芒消二兩

上五味，以水七升，煮取二升半，去滓，内芒消，更上火，微沸下火，先食溫服五合，日三服，當微利。

解读 本条讨论下焦蓄血轻证证治。

从原文第 103 条到原文第 105 条，皆是意在讨论外感病内传，或在少阳，或在阳明，其辨治各有特点。今本条言太阳病不解而热结膀胱，就文字而论，太阳病不解，当是表证仍在。其血自下者，蓄热随血而出，故谓自愈，此与前之红汗，机理类同。若下而不愈，也当仿前之红汗不畅而予论治。问题在于，此之下血，尿血或是便血，未有定论，以至于血蓄膀胱，或血蓄于肠，医家各执一词，争论不休。膀胱者，位居少腹，下焦所主，故可谓之热结膀胱，实乃热结下焦，似更切合临床实际。

下焦蓄血，其机理可理解为病在下焦，累及血分。性为热实，波及心神。故可谓血热瘀滞，神志失常。其主要脉症表现，一是下焦定位之少腹急结硬满疼痛拒按，二是实热蓄结之身热便闭等，三是心神失常之烦躁狂乱等。至于舌红黯瘀脉沉或涩等，自在不言中。

如此病证，治之泄热凉血逐瘀，可予桃核承气汤，不难理解。然若表证未解，仍当循例先表后里之法，先解外，宜乎桂枝汤。表解乃可以桃核承气汤攻之。此条所言之"外"，自是太阳肌表之证，与原文第104条小柴胡汤所解之"外"，病位迥异。

原文 **伤寒八九日，下之，胸满烦惊，小便不利，谵语，一身尽重，不可转侧者，柴胡加龙骨牡蛎汤主之。（107）**
柴胡加龙骨牡蛎汤方
柴胡四两　龙骨　黄芩　生薑，切　铅丹　人参　桂枝，去皮　茯苓各一两半　半夏二合半，洗　大黄二两　牡蛎一两半，熬　大枣六枚，擘
上十二味，以水八升，煮取四升，内大黄，切如棋子，更煮一两沸，去滓，温服一升。本云，柴胡汤，今加龙骨等。

解读 本条讨论少阳热郁三焦失枢证治。

文曰伤寒八九日而误用下法，病症表现以胸满、烦惊谵语、小便不利、身重不可转侧为特点，而用柴胡剂化裁治疗，其病理重心，自然归属少阳无疑。原文第101条之但见一证不必悉具，已经为本证治疗提供了理论依据。

本证胸满，自可视作胸胁满闷之变，乃少阳经气不畅所致。心烦谵语者，热扰心神。惊惕不安者，胆气不足而怯是也。三焦者，元气津液之通道，同属少阳。三焦不运，水津停郁，是以小便不利，身重而滞。

关于身重一症，如原文第6、39、49、219、221条等，皆有所论，除原文第49条因虚所致外，其病因多咎寒湿郁热，其病机不外气血失运。此条身重，与水湿、郁热皆有关联，是以不可执一而论。

由此可知，本证机转，在于少阳热郁气滞、三焦失运、水湿

读伤寒

102

内停、神思失主。故主以小柴胡汤和解宣达，加苓桂化饮渗湿，龙牡铅丹安神定惊、大黄泄热通闭。药味虽繁，而方义尚属明晰。

梅国强教授认为本证诊断关键在于胸满烦惊四字，体现了气滞热郁神扰的病理特征。笔者亦曾以此方治疗忧思劳心、胸满气短、梦多夜惊的低血压患者，疗效显著。

有研究者进行文献分析，认为本证病机特点为少阳热郁兼阳虚饮结，症状特点为癫、狂、惊、痫。日本汉方研究也表明，柴胡加龙骨牡蛎汤对神经精神系统病症具有确切疗效。凡此，可资临床借鉴。方中铅丹有毒，现代临床绝少内服应用，可予磁石代之。若痰火盛者，甚或替以生铁落。

原文 **傷寒腹滿譫語，寸口脉浮而緊，此肝乘脾也，名曰縱，刺期門。**（108）

解读 本条论肝乘脾证治。

原文第108条、109条讨论五行乘侮关系。

脉法弦紧同类，紧为弦甚，故辨脉法云脉浮而紧名曰弦。弦为肝脉，肝失条达，或郁或逆，每多涉及他脏，故《金匮要略》云"见肝之病，知肝传脾"，此之谓也。原文第108条曰肝乘脾，名曰纵，是相克关系的病理化，克而太过，不助脾运，反伤脾土。曰腹满谵语，颇类阳明腑实征象，乃因虚而滞，升降失常。是病象见于中焦，而病根责之肝胆，故刺期门以疏泄肝气，而中焦升降自能复常。

原文 **傷寒發熱，嗇嗇惡寒，大渴欲飲水，其腹必滿。自汗出，小便利，其病欲解，此肝乘肺也，名曰橫，刺期門。**（109）

解读 本条论肝乘肺证治。

原文第109条肝乘肺名曰横，意在示人五行关系，在病理状态下既可克而太过，也可反侮克主。金木相克，今木坚伤刃，而致肺金宣发肃降失常，故而发热恶寒，无汗渴饮，小便不利，皆因肺卫失宣、三焦不调而致。而其根本，仍责之肝胆失职。刺期门，泻其实，此之肺肝病症，与后之热入血室，治同一理。若能濈然汗出、小便通利，说明肺气宣肃复常，其病自愈。

上述两条，病证不同，其治则一，乃异病同治之典型范例。

原文 **太陽病，二日反躁，凡熨其背，而大汗出，大熱入胃，胃中水竭，躁煩必發讝語。十餘日振慄自下利者，此為欲解也。故其汗從腰以下不得汗，欲小便不得，反嘔，欲失溲，足下惡風，大便鞕，小便當數，而反不數，及不多，大便已，頭卓然而痛，其人足心必熱，穀氣下流故也。**（110）

解读 本条论火逆证象。

从原文第110条始，以下10条，集中讨论火逆证治。所谓火逆证，乃因误用火法（如温针、熨法、灸法等）而致之变证。此类治法，于祛寒镇痛、引行气血等，有着良好的作用。但用之不当，或伤阴，或损阳，往往变生不测。至于伤阴抑或损阳，仍当观其脉证，知犯何逆。

本条首言太阳病二日反躁，意为病初在表，若反见躁烦者，病当有变，往往是邪气入里之兆。观原文第4条之"颇欲吐，若躁烦，脉数急"，即可理解其微旨。此时不审其由，反用熨法以劫其汗，以致胃津耗伤，故而烦躁甚或谵语，此与71条汗出胃中干、烦躁不得眠类同。轻者可少量频饮以救其津，若重则谵语错乱如狂者，理当仿承气法急下存阴。至于后文曰十余日振慄自下利者，此乃申言机体自复之可能，前原文第59条之小便自利、原文第58条之阴阳自和，可互参以明之。振慄自利者，与战汗之理同而象异是也。

后半段文字大意在于阐述阴津不足阳热上浮、上盛下虚、升降失常的诸多征象。义理繁杂，难以详解，可细读而领悟其精神，不必偏执。

原文 **太陽病中風，以火劫發汗，邪風被火熱，血氣流溢，失其常度。兩陽相熏灼，其身發黃。陽盛則欲衄，陰虛小便難。陰陽俱虛竭，身體則枯燥，但頭汗出，劑頸而還，腹滿微喘，口乾咽爛，或不大便，久則讝語，甚者至噦，手足躁擾，捻衣摸床。小便利者，其人可治。（111）**

解读 本条论火逆发黄。

文曰太阳病中风，以火劫汗，是为误治。邪风属阳，火法属阳，两阳互为熏灼，火毒耗伤营血，溢于肌肤，而为发黄之证。

邪热亢盛，易于伤络动血，鼻衄肌衄，多有所见，此即血气流溢失其常度之谓。阳热伤津耗血，阴液亏乏，自是小便短少而赤。热毒日久，耗气伤血，而阴阳渐虚，肌肤躯体失却温煦濡养，是以枯瘦如柴。

至于腹满便闭、口干咽烂、哕逆气喘、谵语躁扰、捻衣摸床等，其热毒内蕴之深重，不难想象，参阅原文第212条之腑实证，自有所悟。

发黄之证，每多湿热，所谓黄家所得从湿得之之义是也。故曰诸病黄家，但当利其小便。而湿热发黄，每见小便不利而头汗出齐颈而还。本条亦云头汗齐颈、小便难，且文尾曰小便利者其人可治。喻示本证似乎与湿热相关。然就其整条文意而论，则其属火毒发黄，殆无疑义。是以其头汗出、小便难等，咎由阴虚，非关湿阻。因而利湿退黄之治，不宜用于本证。

细读本条，其临床表现，与亚急性重型肝炎、肝性脑病等现代病症，有着很多相似之处。古贤所谓瘟黄，其生机全决于阴液之存亡，预后大多险恶。

原文 **傷寒脉浮，醫以火迫劫之，亡陽，必驚狂，臥起不安者，桂枝去芍藥加蜀漆牡蠣龍骨救逆湯主之。**（112）
桂枝去芍藥加蜀漆牡蠣龍骨救逆湯方
桂枝三兩，去皮 甘草二兩，炙 生薑三兩，切 大棗十二枚，擘 牡蠣五兩，熬 蜀漆三兩，洗去腥 龍骨四兩
上七味，以水一斗二升，先煮蜀漆，減二升，內諸藥，煮取三升，去滓，溫服一升。本云桂枝湯，今去芍藥，加蜀漆、牡蠣、龍骨。

解读 本条论火逆惊狂证治。

外感脉浮，病在肌表，汗之可也。然汗法有温凉之别，力度有强弱之异，手段有内服外治之不同。若有用之不当，则疗效判若天壤。今表证误用火法，致汗出太过，气随液泄，而心阳亡失。阳气者，精则养神。心神失于阳气温养，不精不慧，无以自主，或惊惕不安，或狂乱错语，不可偏执。大凡狂躁谵语多属阳证，故每多清下之治。本条另出一端，意在揭示，阳盛阴竭或阳虚阴盛，皆可致狂，不得执一而论。原文第211条之汗多亡阳谵语，即可为此条之旁注。

本条之治，桂枝汤法，加龙牡镇惊安神，类于《金匮要略》"虚劳病篇"之桂枝加龙骨牡蛎汤。然去芍药，则与原文第21条相类。更加蜀漆以涤痰，如此阴邪碍阳，不能宣通，胸闷短气，脉促或沉弱，舌淡苔滑，诸症自然可见。

此与前条阴阳相对，以示辨证之奥妙，值得深思。

原文 **形作傷寒，其脉不弦緊而弱。弱者必渴，被火必讝語。弱者**

读伤寒

發熱脉浮，解之當汗出愈。（113）

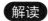　本条讨论温病证治。

本条宜与原文第6条互参。形作伤寒，意为发热身痛诸症俱见，但脉不弦紧，反见浮弱，并见口渴，与伤寒表实不尽相同。原文第6条云"太阳病，发热而渴，不恶寒者，为温病"，是感受温热之邪，病在肌表，是脉浮发热虽与伤寒同，而津伤口渴则与伤寒大异矣。邪气感受虽异，而营卫失调病机则一，故仍当解肌，宜予辛凉。不得误用火法，以免两阳熏灼，变证蜂起。观原文第6条所论，即知其误而逆者，预后堪虑。

原文　**太陽病，以火熏之，不得汗，其人必躁，到經不解，必清血，名為火邪。**（114）

解读　本条再论火逆变证。

原文第114、115、116条讨论火逆伤阴动血之证。

原文第114条太阳表证，汗解为常。今以火法熏之而不得汗出，阳热壅炽，内扰心神，必然烦躁不安。所谓到经不解者，意为经过一定病程、病情应解而不解者，是郁热不得外泄，进而可能内迫营血，而致便血之变。

结合前之红汗机理，此之便血，似乎可作如下理解：既是热迫营血之变，也是邪热得泄之途。其轻者，便血之后，郁热得泄，病证自缓。然其重者，徒耗营血，更增热势，如此则不可不急予凉血泄营之品以救之。

原文　**脉浮熱甚，而反灸之，此為實。實以虛治，因火而動，必咽燥吐血。**（115）

解读　本条论灸误之变。

原文第 115 条借灸法以揭示热其热、实其实之误。所谓脉浮热甚，有无表证，不得而知。然正盛邪实，显而易见。艾灸之法，本为虚人所设，意在温阳益气、调补气血、散寒除湿。今证属热实，反治以虚，邪热必然因艾灸之火而更盛，迫血妄行，故可见咽燥吐血之变。

上述两条动血之变，或因灸法，或因火熏，或致便血，或致吐血，当视作互文，不可执着于灸致吐血、熏致便血之外象，而应深刻理解其动血之内在机制。

原文 **微數之脉，慎不可灸，因火為邪，則為煩逆，追虛逐實，血散脉中，火氣雖微，內攻有力，焦骨傷筋，血難復也。脉浮，宜以汗解，用火灸之，邪無從出，因火而盛，病從腰以下必重而痺，名火逆也。欲自解者，必當先煩，煩乃有汗而解。何以知之？脉浮故知汗出解。**（116）

读伤寒

解读 本条论误灸致变之机理。

原文第 116 条可分两段理解。前段始于"微数之脉"，止于"血难复也"。意在讨论数脉不宜灸，艾灸之法，温热之性，不宜于阳热之证。今脉来微数，显然热盛，宜乎清解。误用灸法，灸火虽微，内攻有力，伤损阴津，增益邪热，故曰追虚逐实，焦骨伤筋，阴血难复。

自"脉浮宜以汗解"始，至文尾为后段。此段讨论脉浮宜汗，然不宜灸以取汗。灸法取汗，每每汗出不畅，或但头汗，或偏侧汗出，甚或烦而无汗，如此则邪不得去，反而痺阻气血，以致病从腰以下必重而痺。此与前之原文第 110 条所论，可以互参。若邪气痺阻不甚，气血或可自畅，或先烦后汗，颇类战汗之象，也与原文第 110 条振慄下利类同，皆是正气奋力祛邪之兆。设若但烦无汗者，宜乎养阴生津，以滋汗源。此因脉浮病位在表，故烦躁之后而汗解；原文第110条因谵语病位阳明，故振慄自下利而解。下利从里，汗出从表，皆是邪有出路，病乃自解。

原文 **燒針令其汗，針處被寒，核起而赤者，必發奔豚。氣從少腹上衝心者，灸其核上各一壯，與桂枝加桂湯，更加桂二兩也。（117）**

桂枝加桂湯方

桂枝五兩，去皮　芍藥三兩　生薑三兩，切　甘草二兩，炙

大棗十二枚，擘

上五味，以水七升，煮取三升，去滓，溫服一升。本云，桂枝湯今加桂滿五兩。所以加桂者，以能泄奔豚氣也。

解读 本条论奔豚证治。

所谓奔豚者，气从少腹上冲胸咽，发作欲死，复还止。其发病之因，《金匮要略》认为从惊恐得之。此言可资临床借鉴，但不足以定论。

本条言烧针发汗后，针处被寒，寒凝而核赤，以致奔豚发作者，非因寒凝核赤而作，实乃汗后上焦阳虚，以致下焦阴寒上逆是也。此与《金匮要略》"胸痹病篇"阳微阴弦相类，然此阳虚不甚、阴逆时止，故而冲逆欲死，移时自复，谓之奔豚。若阳虚而阴逆，不能自还，如此则可有胸痹而痛，或重或缓，或痛甚不缓。必当复其阳气，而阴霾乃可消散。此胸痹与奔豚之属阳虚阴逆者，同中有异也。

至于奔豚之属肝热气逆者，与前自不相同，是平肝潜降，乃可治之，奔豚汤之类。

本条之方，或曰加桂至五两，或曰但加肉桂二两，难以辩论。查《神农本草经》云：牡桂，味辛温。主上气咳逆，结气喉痹，吐吸，利关节，补中益气。久服通神，轻身不老。初时未分桂枝、肉桂，是一而二、二而一之义。妙在后世据认知进步，而分辨其用。阳虚甚者，加肉桂纳气降逆；阳虚不甚但气逆者，乃加桂枝耳。

诸气冲逆之象，如豚之奔，休作有时者，临床所见甚广，或不必一定气从少腹上冲胸咽。即或心下冲逆如原文第 67 条之类，如果时作时止，未尝不可一例视之。由此推论，即喘促短气之症，如是发作时止，皆可作如是观。此中医比类取象之理，值得临床借鉴。

原文　**火逆下之，因燒針煩躁者，桂枝甘草龍骨牡蠣湯主之。**（118）
桂枝甘草龍骨牡蠣湯方
桂枝一兩，去皮　甘草二兩，炙　牡蠣二兩，熬　龍骨二兩
上四味，以水五升，煮取二升半，去滓，溫服八合，日三服。

解读　本条讨论火逆烦躁证治。

文曰因火而逆，曰下之，曰烧针，此之火逆者，必是意指烧针而致，而非烧针之外另有火法之用也。是下之而复用火法，以致伤损心中阳气，心神失却温养，难以自主而烦躁不安。参酌原文第 64 条即知，心阳不足，尚可见心悸喜按之症。本条之证，方用桂甘，而其比例与原文第 64 条截然不同，前者桂甘 2∶1，意在温通为主；后者桂甘 1∶2，意在温补为主。此间差别，说明本证重在阳气不足，而原文第 64 条之证，则重在阳气不振。至于龙牡之类，潜阳镇静，安神定惊，自是勿需赘言。

联系原文第 64、118、112、65、117 诸条，可知其共同病机均是心阳不足而致心神不宁。而其不同之处，阳气虚损程度不一，兼夹病邪有异，临床表现各有侧重。如果以原文第 64 条作为基本证候，可谓之心阳虚损证，以心悸不安为特点，伴有胸闷短气神疲脉弱，似属情理之中。后之四证，当以其临床脉症为基本表现，而各有所兼。故而原文第118条，是心阳不足基础上，兼见心烦躁扰。而原文第112条之证，更见惊狂不安。由此可知，三证心神不宁程度，以原文第64条为轻，原文第118条略重，原文第112条最甚。至于原文第65条，心胸阳气不足，难以克制下焦水邪，有上逆之势。其重点不在心神不宁，而在阴邪有冲逆之势。原文第117条则更是冲逆已成，奔豚已发。二证降逆镇冲，是其治疗重心。

原文 **太陽傷寒者，加溫針必驚也。**（119）

解读 本条讨论温针误治。

太阳伤寒，表证宜汗。然汗法有峻缓之别，用药有轻重之异。温针火针，虽可散寒镇痛，其致汗之效，殊不可料，故非表证汗法之正选。设若误用，汗出不彻，或汗出太过，皆可致变。今曰温针而致惊者，显然神气受扰，惊惕而不安之象。或缘于阴伤，或咎由阳损，更有仅因温针火针之举，而致单纯神气不宁者，此与《金匮要略》"奔豚篇"之"皆由惊恐发之"，颇有相类之处。

前之十条，皆因误火而设法御变，以明太阳表证，可汗而不宜火。误用每多致变，名曰火逆。火逆之变，既可伤阴，也易损阳，贵在辨证论治。

原文 **太陽病，當惡寒發熱，今自汗出，反不惡寒發熱，關上脈細數者，以醫吐之過也。一二日吐之者，腹中饑，口不能食；三四日吐之者，不喜糜粥，欲食冷食，朝食暮吐。以醫吐之所致也，此為小逆。**（120）

解读 本条讨论表证误吐伤损胃气之变。

后之三条，讨论误吐之变。太阳病，恶寒发热、头痛脉浮，汗自出者，中风表虚是也。今误用吐法，伤损胃气，则仅见自汗出，而不恶寒发热，是病证已变，已非表证之类。关上脉细数，关以候中，今关脉细数，显见中焦脾胃已受其累。若腹饥而不能食，胃气受损尚不甚重。若不喜饮食、欲食冷食、朝食暮吐，是脾胃伤损较重。此与误用吐法之时机、次数、病程等，密切相关。

原文 太陽病吐之，但太陽病當惡寒，今反不惡寒，不欲近衣，此為吐之內煩也。（121）

解读 本条讨论表证误吐致烦之证。

太阳病表证，自无可吐之由。设若兼有里实，也当于表解后乃可吐之。今不分表里，未辨主次，即予吐法，是为误治。

误吐之后，伤损胃气，以致里虚而寒者，前已论及。今言吐后不恶寒，而不欲近衣者，是谓吐后内烦，大有津伤热化之势。联系原文第71条之汗后津伤烦躁，似同一理。

前条言欲食冷食，似热而非真热，故云朝食暮吐，《金匮要略》名之胃反。此条曰不恶寒，以不欲近衣表明，此之不恶寒，确非虚寒。结合上篇原文第11条，理解可更深刻。

读伤寒

原文 病人脉數，數為熱，當消穀引食，而反吐者，此以發汗，令陽氣微，膈氣虛，脉乃數也。數為客熱，不能消穀，以胃中虛冷，故吐也。（122）

解读 本条讨论胃中虚冷浮热呕吐证。

数脉为热，迟脉为寒，此为常理。故而脉数者，是胃热而可杀谷，多食而易饥也。今不欲食而反吐者，责之此前发汗不当，以致胸膈胃脘阳气虚损。胃中虚冷，而浮阳于上，阴阳格拒，升降失常。

此之脉数为无根阳气躁动所致，并非胃中阳实而致消谷易饥。故曰胃中虚冷，不能消谷，以其脾胃升降失常，故吐也，甚或利也。

原文 **太陽病，過經十餘日，心下溫溫欲吐，而胸中痛，大便反溏，腹微滿，鬱鬱微煩，先此時自極吐下者，與調胃承氣湯。若不爾者，不可與。但欲嘔，胸中痛，微溏者，此非柴胡湯證，以嘔故知極吐下也。調胃承氣湯。**（123）

解读 本条讨论误用吐下而胃实不去证治。

所谓太阳病过经十余日，意为太阳表证，传经而至阳明，迁延十余日，仍现愠愠欲吐，胸中痛，腹微满，郁郁微烦，此皆阳明里实，不足遑论。但大便反溏，似有所异。询之而知，先时而吐下，伤及脾胃，然燥热未去，是热结旁流之谓也。可与调胃承气汤，下其燥结，不伤正气，是其治也。设若非此，其机自异，不得与之。今但欲呕，胸中痛，微溏者，与柴胡汤证相类，而实为阳明误用吐下、燥结未去之证，故与柴胡证相类而非也。

原文 **太陽病六七日，表證仍在，脉微而沉，反不結胸，其人發狂者，以熱在下焦，少腹當鞕滿，小便自利者，下血乃愈。所以然者，以太陽隨經，瘀熱在裏故也，抵當湯主之。**（124）
抵當湯方
水蛭，熬　虻蟲各三十箇，去翅足，熬　桃仁二十箇，去皮尖　大黃三兩，酒洗
上四味，以水五升，煮取三升，去滓，溫服一升。不下，更服。

解读 本条讨论蓄血重证证治。

关于蓄血证机理及临床表现，前之原文第106条解读中，已作详论。此条着眼之处，一是对原文第106条"热结膀胱"做出解释，以"热在下焦"明确其位，以"太阳随经，瘀热在里"明确其因，可谓简明扼要。

二是判断下焦依据，与原文第106条相类，前言少腹急结，此言少腹硬满，是病位虽同，而轻重有别也。

三是强调在气在血之辨，邪在下焦，前之蓄水证，仍以少腹胀满作为辨证依据，但其病在气分，小便不利；而此之邪结血分，未影响其气化敷布，故小便自利。

四是心神受扰，程度明显较重，以致发狂。以其血结较甚，故无下血自愈之机。

五是脉微而沉，气血瘀结之甚，大实而见羸象，当舍脉从证。

六是表证仍在，意味着表里同病，而其治疗原则，里实者本应先表后里，观原文第106条即知。而里虚者先里后表，观原文第91、92条即明。问题在于本条，里实者却是攻其里。说明缓急之辨，在临床诊疗过程中的重要性。以其瘀热太甚，热毒冲心，有神亡之虞，故急攻其里，而不及其余。

抵当汤，活血逐瘀之力甚强。水蛭虻虫，俱是逐瘀通络之圣品，桃仁大黄，导瘀而下。四者合用，共奏泻热逐瘀之功。

原文 **太陽病身黄，脉沉結，少腹鞭，小便不利者，為無血也。小便自利，其人如狂者，血證諦也，抵當湯主之。**（125）

解读 本条讨论蓄血发黄证治。

《金匮要略》云"黄家所得，从湿得之"，说明发黄一症，多与湿邪相关。而湿邪阻滞，多小便不利，故又云"诸病黄家，但当利其小便"。

今言太阳病身黄而小便不利者，当是湿热内阻，其脉沉结而少腹硬，非瘀血所致，乃湿邪郁滞，可利小便则愈，后世茵陈五苓散之类。

若身黄脉沉少腹硬而小便自利，如狂发狂，则是瘀热互结而发黄，其色必晦暗如烟熏，营血败坏之征，如此则逐其瘀热即可退其黄，不必利湿也。

原文 **伤寒有热，少腹满，应小便不利，今反利者，为有血也，当下之，不可余药，宜抵当丸。**（126）

抵当丸方

水蛭二十简，熬　虻虫二十简，去翅足，熬　桃仁二十五简，去皮尖　大黄三两

上四味，捣分四丸，以水一升，煮一丸，取七合服之，晬时当下血，若不下者，更服。

解读 本条讨论邪在下焦气分血分之辨。

伤寒有热少腹满，在气分者，气化不利，水津失布，小便不利，谓之蓄水，治用五苓散。若发热而少腹硬满疼痛，小便自利者，病在血分，当逐其瘀热，治用抵当方。

此条意在阐明病位虽同在下焦，其治仍有不同，此言其常也。但临床实际，更有复杂者，气血同病，或气病及血，或血病及气者。《金匮要略》水分、气分、血分之辨，足资参考。

原文 **太阳病，小便利者，以饮水多，必心下悸；小便少者，必苦里急也。**（127）

解读 本条讨论水停部位不同的临床特点。

水停下焦，影响气化，是以小便不利。阻滞气机，故而少腹里急。水停中焦，胃虚不化，故心下悸动。下焦气化正常，故小便自利。

此条宜与原文第 67、73 条、356 条互参，以明水停中焦的病理变化。

꧁ 太阳病中篇小结 ꧂

太阳中篇始于原文第 31 条，终于原文第 127 条，共计 97 条，约占全书四分之一篇幅。

大略而言，中篇内容主要包括两方面，一是伤寒表实及其兼夹证治方药，一是表证失治误治所致变证的辨识与处理。

伤寒表实证，风寒外束，卫闭营郁，原文第 35 条是其具体表现，结合原文第 1、3 条，则其诊断依据已然明确。寒热头疼，身痛骨疼，无汗脉紧，充分体现了寒邪为患的基本特征。其主方麻黄汤，辛温发散，其性峻猛，用之得当，效如桴鼓。凡虚弱家、内热盛等，不得轻投，故有诸般禁例（原文第 49、50、83~89 条）。红汗三条（原文第 46、47、55 条），有自愈者，有药后红汗者，有红汗不畅而投麻黄者，种种不一，要在发越郁阳，断其内传化热之趋势。

表实证之不典型者，可谓之兼证。如兼项背强急者（原文第 31 条），与前 14 条构成虚实对应，以葛根汤主之。外寒内迫阳明下利者，可主以葛根汤（原文第 32 条）。内迫阳明呕逆者，葛根加半夏汤主之（原文第 33 条）。寒闭阳郁化热者，以无汗烦躁为眼目，主以大青龙汤（原文第 38、39 条）。外寒内饮者，随饮邪所犯而见症不一，以温药和之，小青龙汤主之（原文第 40、41 条）。此皆治随证转、灵活变通之实例。

表证多因失治误治而传变，大凡素体阳盛者，多传阳明少阳，素体阳虚者，多传三阴，然与感邪性质、治疗措施亦密切相关。

变证处理原则，始终遵循原文第 16 条之规定，观其脉证，知犯何逆，随证治之。

其传少阳者，胸胁苦满，往来寒热等等，胆火内郁而枢机不利，治以小柴胡汤（原文第 96 条）。小柴胡汤为少阳火郁之主方，和解少阳，宣达枢机，但见一症便是，不必悉具（原文第 101 条），因而临床应用极为广泛。然因中虚湿阻而肝胆失调者，亦不得滥用（原文第 98 条）。少阳为病，以和为贵，禁单独汗吐下。故而三阳合病，或兼内实等，往往先予和解，继以和而兼下，或和而发散。故有原文第 99 条单用小柴胡汤、原文第 103 条大柴胡汤、原文第 104 条柴胡加芒硝汤、原文第 107 条柴胡加龙骨牡蛎汤之治。若兼中虚者，则宜先予建中，后予和解（原文第 100 条）。

其传阳明，肠热下利者，葛根芩连汤主之（原文第 34 条）。肺热壅盛、咳喘汗出者，麻杏石甘汤主之（原文第 63 条）。热郁胸膈、抑郁烦躁者，栀子豉汤类方主之（原文第 76~80 条）。阳明内实、潮热旁流者，调胃承气汤主之（原文第 105 条）。

若素体阳气不足，误治之后，更形伤损，则其证情必然生变，视其所伤之处，而有不同证治。心阳不足者，心悸胸闷为主，主以桂枝甘草汤（原文第 64 条）；兼烦躁者，桂甘龙牡汤主之（原文第 118 条）；兼惊狂者，桂枝救逆汤主之（原文第 112 条）。上虚下寒冲逆奔豚者，主以桂枝加桂汤（原文第 117 条）。若脾虚饮停，心下逆满，气上冲胸者，苓桂术甘汤主之（原文第 67 条）。脐下悸欲作奔豚者，苓桂甘枣汤主之（原文第 65 条）。脾虚气滞腹满胀者，朴姜夏草人参汤主之（原文第 66 条）。胃虚饮停者，茯苓甘草汤主之（原文第 73 条）。若心脾不足、气血两伤者，小建中汤主之（原文第 102 条）。阴阳两伤、挛急恶寒者，芍药甘草附子汤主之（原文第 68 条）。肾阳骤虚、昼烦夜静者，干姜附子汤主之（原文第 61 条）。阳虚饮逆、烦躁难安者，茯苓四逆汤主之（原文第 69 条）。阳虚饮犯、窜扰经脉者，真武汤主之（原文第 82 条）。

另有太阳表邪循经入腑，影响膀胱气化者，以小便不利、渴饮无度为特点之蓄水证，治以五苓散（原文第 71、74 条）。若邪入下焦、瘀热互结者，以发热腹满、如狂发狂为特征，名曰蓄血证，轻者治以桃核承气汤（原文第 106 条），重者治以抵当汤（原文第 124 条），缓者治以抵当丸（原文第 126 条）。

太阳病证，以邪在肌表为其常，是以发汗为其主要治法，而麻黄汤、桂枝汤为其基础方。故而原文第 51~57 诸条，皆是论其汗法之用。而以原文第 58 条结语，无论汗吐下和，悉以阴阳自和为目的。

太阳病证之演化，每多表里同病状态。其治疗原则包括先表后里、先里后表、表里同治三类。而其择用原则，则以里气之虚实为标准。里虚者先里（原文第 91 条），里实者先表（原文第 106 条），此其常例，而原文第 124 条则是其变。若证情复杂，可予表里同治（大小青龙例）。

另有火逆诸条，讨论火灸温针熨背诸法，用之不当，每易伤津耗气，耗其阴液，虚其阳气。因述其证情，备以救逆诸方，设法御变是也。

辨太阳病脉证并治下

原文 問曰：病有結胸，有藏結，其狀何如？答曰：按之痛，寸脉浮，關脉沉，名曰結胸也。（128）

解读 本条讨论结胸定义。

本条首先直言病有结胸，有脏结，说明二者病情相似而异，宜予鉴别，此其一也。

其二，明确结胸临床表现为按之痛，寸浮而关沉。结胸者，邪结于胸是也，其病属实，位在心胸，是其义也。然其临床表现，值得注意的是，疼痛部位应是心下胃脘，而非心胸之部。何也？观后文原文第135条心下痛，并及原文第134条心下因硬和原文第138条正在心下，应可明矣。

其三，脉寸浮关沉，显然也表明邪结于心下胃脘，而气血浮盛于上。是也其浮之与沉，其位截然不同，然并属有力之实脉，而非无力之虚脉。

于此，当可明了，病虽名曰结胸，其位重在中焦，而与悬饮、肺痈、胸痹诸多上焦病证，病位主次不同，应予鉴别。

辨太阳病脉证并治下

119

原文 何謂藏結？答曰：如結胸狀，飲食如故，時時下利，寸脉浮，關脉小細沉緊，名曰藏結。舌上白胎滑者，難治。(129)

解读 本条讨论脏结定义。

脏结者，邪结于脏也。邪气入脏而痼结，殆非正气不足，必不致此。是以脏结之与结胸，同中有异，其异者，首先在于正气虚弱。

本条言脏结状如结胸，意指其同者，当是心下胸腹等部疼痛拒按。而关脉虽沉而小细紧，是邪结心下，气血郁伏之象。寸脉之浮，其象与结胸同，而其理与结胸略异，乃虚阳被格于上之征也。至于饮食如故，时时下利，乃阴邪内结于脏，而胃肠尚能受纳，脾家不能运化是也。尽管脏腑一体，彼此影响，然临床确有能纳而不运者，是以贵在辨证，不得自囿。

读伤寒

脏结一病，正虚邪结，虚实相兼，与结胸相较，更属纯阴无阳之证。是其生机系于一线，阳气存亡而已。若其舌苔白滑者，显然寒湿阴邪大盛，残阳自难苟延，故曰难治。

原文 藏結無陽證，不往來寒熱，其人反靜，舌上白胎滑者，不可攻也。(130)

解读 本条讨论脏结治疗禁忌。

理解本条，当承前条之苔滑而来，意在明确脏结病属阴证。故曰无阳证，则不往来寒热，其人反静，自在不言中。如果结合后文之结胸诸象（烦躁、往来寒热等），则更能彼此映证，互相发明，进而加深阴阳病性之识辨。文后强调舌苔白滑者不可攻，是言其阳气大虚，虽有邪气深结，亦不可攻。度之临床，唯宜攻补兼施，小心应对，庶几能挽此危局于万一。

原文 病發于陽，而反下之，熱入因作結胸；病發於陰，而反下之，因作痞也。所以成結胸者，以下之太早故也。結胸者，項亦強，如柔痙狀，下之則和，宜大陷胸丸。（131）

大陷胸丸方

大黃半斤　葶藶子半升，熬　芒消半升　杏仁半升，去皮尖，熬黑

上四味，擣篩二味，內杏仁、芒消合研如脂，和散，取如彈丸一枚；別擣甘遂末一錢匕，白蜜二合，水二升，煮取一升，溫頓服之，一宿乃下，如不下，更服，取下為效，禁如藥法。

解读 本条讨论结胸痞证成因及大结胸证病情偏缓者之证治。

文曰发于阳发于阴，此之阴阳意指为何，争议颇大。如果阴阳指表里，如是则表证误用下法，热入而作结胸。而里证可下，因下而作心下痞。如果阴阳指阳热证与阴寒证，阳证可下阴证不可下，阳证因邪未结实而下早，是以热入结胸。阴证则误下伤中，气滞而痞。更有以邪气有无形质者，而论阴阳。有形为阳热，无形为阴寒。诸说皆有其合理之处，不必拘泥。

中篇多条讨论误治之变，而汗吐下诸法之误，其变不同，贵在观其脉证，不得囿于误治诸法之不同。

结胸证，心下石硬，按之必痛，寸浮而关沉，此其候也。今更兼见项强拘挛，状如柔痙，是邪势偏上，可下而和之，治以大陷胸丸。此方用葶苈杏仁，其泻肺闭之意，昭然如日在空，如是应可见胸闷气促等象。而柔痙者，《金匮要略》曰发热汗出而不恶寒是也，故此证也当有此征象。结合后文，其汗之出，多偏于头项，湿热蒸腾是也。

汤以荡之，丸以缓之，今此证病位偏上，急攻而下，必致邪气不能速去，徒伤脾胃之气。是以制丸以应。

原文 **結胸證，其脉浮大者，不可下，下之則死。**（132）

 解读 本条讨论结胸证禁下之例。

邪结于胸，乃有形痰水与无形寒热之邪胶执互结，气机郁滞，气血郁伏，其脉应见沉实而紧。若其脉尺寸三部俱现浮大者，或邪热未结成实而弥漫于外，或邪结深痼而阳气格越于外有欲亡之势，此皆不得轻言攻下，攻之必有变生。

 原文 **結胸證悉具，煩躁者亦死。**（133）

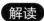 **解读** 本条讨论结胸预后。

结胸之证，烦躁懊憹之象，乃热实结胸之常。此言结胸证悉具而烦躁者死，何也？盖心下痛，按之石硬，脉沉紧，发热汗出诸症毕现，更见心烦躁扰、日夜不宁、甚或神昏谵语者，恐是热实深结、心神亡失之先兆，故曰预后不佳。此条预后吉凶之辨，强调神气之存亡，得神者昌，失神者亡。故此之烦躁神乱，与其后阳明病之循衣摸床，惕而不安者，义理相同。

 原文 **太陽病，脉浮而動數，浮則為風，數則為熱，動則為痛，數則為虛，頭痛發熱，微盜汗出，而反惡寒者，表未解也。醫反下之，動數變遲，膈內拒痛，胃中空虛，客氣動膈，短氣躁煩，心中懊憹，陽氣內陷，心下因鞕，則為結胸，大陷胸湯主之。若不結胸，但頭汗出，餘處無汗，劑頸而還，小便不利，身必發黃。**（134）
大陷胸湯方
大黃六兩，去皮　芒消一升　甘遂一錢匕
上三味，以水六升，先煮大黃取二升，去滓，內芒消，煮一

兩沸，內甘遂末，溫服一升。得快利，止後服。

 本条讨论热实结胸的成因脉症及治疗。

文曰太阳病脉浮而动数，"辨脉篇"云凡脉大浮数动滑为阳，故此为阳证，殆无疑义。阳证可汗可吐可下可清，其治若何，当得进一步辨析。今言浮为风、数为热、动为痛，是为其后之症状作解，即头痛发热恶寒汗出，是太阳中风之象，故其治不得用下，宜乎解肌。

表证误下，变证多端，不可妄测，唯应观其脉证，以知犯何逆。后文动数变迟，显然实邪内阻，而致胸膈心下胃脘部疼痛拒按。胃中空虚，客气动膈，短气躁烦，心中懊憹，阳气内陷，心下因硬，与原文第158条、221条相互参合，此之客气当与主气相对，是言邪气。而邪气有阴阳之别，后言阳气，非正气之阳，而是邪气之阳者。故此证之客邪，当与原文第221条相同，而与原文第158条之客邪，阴阳有别，不应混淆，此其一也。其二，客邪之有形无形，亦应辨析。原文第221条之客气，显然无形，故后世将其证称之虚烦，而与承气汤证之实烦对举。而本条之客气，因其心下硬满而拒痛，自是有形之邪为患。而有形之邪，不外痰水瘀血燥屎。此之有形，责之痰水，而与蓄血腑实诸证不同。

故而本条结胸证，病机乃有形痰水与无形邪热，互结于心胸膈下，故以甘遂逐饮为君，而以硝黄导热为臣使。

然而，痰饮水湿，异名同类，其致病同中有异。若痰饮水湿之邪与热结，影响肝胆，而非阻结心胸膈下，如是则属于湿热相合之发黄证（参阅原文第236条）以头汗齐颈、小便不利、身黄目黄为特点。在病机上与结胸证同中有异，而脉症治法上亦自不同。

 傷寒六七日，結胸熱實，脈沉而緊，心下痛，按之石鞕者，大陷胸湯主之。（135）

解读 本条明确热实结胸病机脉症及治法。

篇首原文第 128 条曰按之痛、寸浮关沉名结胸。原文第 134 条曰结胸心下硬、膈内拒痛、短气烦躁懊憹而脉迟。本条则以脉沉紧、心下痛、按之石硬，为结胸诊断要点。心下痛而脉沉，表明其病位在里之心胸膈下胃脘部。痛而石硬并脉紧，显然病性属实。如此简洁了当，可谓要言不繁，直中肯綮。

此之脉紧，未言其位。当是寸关尺三部俱现沉紧，以沉主里，以紧言邪，复以心下痛而明其基本病位在中焦。而原文第 128 条则以寸浮关沉而言其邪结心下，于此可见，虽属一病，而脉象可异。

而结胸有寒热之不同，今上述三症，仅能反映其虚实病性，尚不足以反映其寒热属性。故而，文曰结胸热实，如此则表明本条结胸，证属阳热，而前条之阳气所论，躁烦懊憹、舌红苔黄等，自在不言之中。

本条与原文第 67 条对勘，脉沉紧而心下满相类，而余症各有不同，足资领悟其间虚实寒热之辨。

原文 **傷寒十餘日，熱結在裏，復往來寒熱者，與大柴胡湯；但結胸，無大熱者，此為水結在胸脇也，但頭微汗出者，大陷胸湯主之。（136）**

解读 本条讨论少阳热结与热实结胸的鉴别。

文曰伤寒十余日，其病情之传变，自因体质禀赋、邪气性质，或治疗措施之不同，而各有所异。或结胸，或发黄，或痞证，或泄利，皆当审证而辨。今言热结在里，热结者，自是实热之证。而其里之云何，则宜细辨。热结膀胱者，其人如狂（原文第 106 条）。热结胃肠者，腹满硬痛而便闭。湿热互结者，小便不利而身黄。此言热结在里而往来寒热，自是热结少阳，故与大柴胡汤。若但结胸（心下痛，按之石硬），因水热互结，是以发热不甚，而见头汗，故与大陷胸汤。

两者之辨，一为燥热，一为水热，此其一也。其二，一在胸胁少阳之地，一在心下胸膈之位。其言水结在胸胁，实以心下水热互结之势太甚，以致胸胁之部受其余波所累是也。是以结胸病虽可见胸胁之症，而与少阳热结之胸胁见症，成因不同，主次各异。

原文　**太陽病，重發汗而復下之，不大便五六日，舌上燥而渴，日晡所小有潮熱，從心下至少腹鞭滿而痛，不可近者，大陷胸湯主之。**（137）

解读　本条讨论热实结胸重症证治。

文中所言值得注意者，一是从心下至少腹硬满而痛不可近，一是日晡所小有潮热。

结胸之证，病位心下，上及心胸，下涉胃肠。其上及者，项强胸闷喘息，辅以葶苈杏仁泻之。其下涉者，腹满硬痛不大便，径予硝黄攻之。

日晡所，阳明申酉之时。潮热而渴燥，兼之更有腹满硬痛不大便，显然阳明腑气壅实。然此腑实，与"阳明病篇"所论者，略有所异。此证痰水与燥热互见，上湿而下燥，与阳明所论腹满硬痛不及心下者，其位波及更广，以至从心下至少腹而痛不可近。就其临床特征而论，颇类西学之全腹膜炎板状腹症状。

故而可知，大结胸者，水热互结，重在心下。以心下硬痛脉沉紧而兼热象，为其诊断要点。与阳明腑实燥热结于肠腑、蓄血证瘀热互结下焦，各有所异。

一般而言，结胸舌苔多腻浊，下物多痰涩黏秽。腑实舌苔多焦糙，下物多燥粪。蓄血舌苔多红暗，下物多黑秽。以此为辨，多有所验。

原文 **小結胸病，正在心下，按之則痛，脉浮滑者，小陷胸湯主之。** （138）

小陷胸湯方

黄連一兩　半夏半升，洗　栝樓實大者一枚。

上三味，以水六升，先煮栝樓，取三升，去滓，内諸藥，煮取二升，去滓，分溫三服。

解读 本条讨论痰热结胸证治。

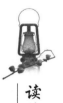

读伤寒

前之所论结胸，因其以大陷胸汤主治，故谓之大结胸证，乃典型水热互结于心下，甚或兼及心胸胃肠。

本条则明确以小结胸病立论，如是则可知，此证与前之所论，同中有异。其同者，病位心下，病性热实。其异者，病情轻重有别，病位范畴大小有异。

至于前曰水热互结，后谓痰热互结，痰水同类，本无性质之异，而水清易动，痰粘难行，仅此为别。因其主方用药有甘遂半夏之不同，而有约定俗成之称谓是也。

证有轻重，方有大小，论中此类，所见不少，如青龙、柴胡、陷胸等。故丹波元坚在其《伤寒论述义》中，特别注重证情表里层次、病情轻重缓急的辨析，颇具临床价值。

小结胸者，病位仅限于心下，证情仅按之则痛，与大结胸心下为主、心下痛而石硬，自有轻重大小之异，故其用方峻缓不同。甘遂与半夏逐痰水，大黄与黄连泄邪热，芒硝与蒌仁润燥结，其间差别，不言自明。

如果将结胸病联系西学胃肠溃疡之不同病程理解，则小结胸乃心下按痛而肌张力不高者。如穿孔早期，则可见自痛而张力升高之局限性腹膜炎。若进一步发展，则可见从心下至少腹硬满而

126

痛不可近之全腹膜炎阶段。如此似可通过形象具体的病证，加深
结胸病理之领悟。

原文 **太陽病，二三日，不能臥，但欲起，心下必結，脉微弱者，此**
本有寒分也。反下之，若利止，必作結胸；未止者，四日復
下之，此作協熱利也。（139）

解读 本条讨论太阳兼里寒误下致变的两种可能。

文曰太阳病二三日，肌表症状之外，而见不能卧但欲起，心
下必结，脉微弱，此为素本有里寒水饮结聚，类于苓桂证。此表
里同病而里虚寒，虽有结聚，不得径下，宜予温化。如若下之，
一者恐有协热而洞泄寒中之弊，而宜治从太阴少阴寒化病证之例。
另有下而不畅，痰水不去，阴寒相结，而为寒实结胸之类，虽属
少见，而不可不知。

此条文义较为难解，以上个人看法，仅供参考。

原文 **太陽病，下之，其脉促，不結胸者，此為欲解也。脉浮者，**
必結胸。脉緊者，必咽痛。脉弦者，必兩脇拘急。脉細數者，
頭痛未止。脉沉緊者，必欲嘔。脉沉滑者，協熱利。脉浮滑
者，必下血。（140）

解读 本条讨论太阳误下诸多变证可能。

太阳之证，非蓄热如抵当证者，不得径下，下之为逆。逆者，
必生变也。其变如何，不必固然。

今言下后，脉促不结胸为欲愈，不尽然也。言脉浮必结胸，
脉紧必咽痛等，诸如此类者，意在凭脉辨证，自在不言之中。"必"
者，揣测之辞，可能也，非"必然"之义。

然本条之义，意在表证误治后，变证多端，非独一也。言误

辨太阳病脉证并治下

下者，假之以概全矣。若误汗、误吐之类，皆可有此类变。

变证之辨，观其脉证，自无疑也。然证之与脉，有相合者，有相左者，不得执一。或舍症从脉，或舍脉从症，其关键，在于医者是也。故曰，医者，意也。

原文 病在陽，應以汗解之，反以冷水潠之，若灌之，其熱被劫不得去，彌更益煩，肉上粟起，意欲飲水；反不渴者，服文蛤散；若不差者，與五苓散。寒實結胸，无熱证者，與三物小陷胸湯。白散亦可服。（141）

文蛤散方

文蛤五兩

上一味为散，以沸湯和一方寸匕服，湯用五合。

三物白散方

桔梗三分　巴豆一分（去皮心，熬黑研如脂）　貝母三分

上三味为散，内巴豆，更於臼中杵之，以白飲和服，强人半钱匕，羸者减之。病在膈上必吐，在膈下必利。不利，進热粥一杯；利过不止，進冷粥一杯。

解读 本条讨论太阳误治不同变证及寒实结胸证治。

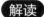

病在阳，病在阴，应视具体语境而断其含义。今言病在阳应以汗解，则此之所谓阳，应是肌表太阳。

太阳表证，不予汗解而以冷敷等法，以求退热，非其治也。此目前临床所常见之事实，如冰敷等法，值得反思。

此等治法，邪被郁遏，不得宣泄，热势挫而复炽，自然烦躁。故曰其热被劫不得去，弥更益烦。肉上粟起者，水湿与风寒郁遏肌腠，宣泄不得是也。因其汗不得出，甚或有瘙痒肌热等症状。

因其冷水潠灌之后，热未退而烦益甚，欲饮水，证情属阴属阳，难于断定。服文蛤散者，清热利水生津，是从热化津伤考虑

者。若其不愈，则证情当有所异，故以五苓散化气行水。

从上述可知，临证之际，医者所遇之实际困难，确乎存在，因之必有所试，此临床认识深化之途，不必否认。

再者，本条水潠与水灌，皆是水津敷布失常之缘由。由此可知，外湿与内湿，皆当并重。今之喜饮喜浴者，未尝不是致病之因。

三者，如若上证五苓散治之有效，则可推论，水津失布也可致皮肤肌腠病变。所谓三焦膀胱者，腠理毫毛其应。反之，扩展五苓散治疗范围至皮肤类疾病，亦属可行。

本条意欲饮水反不渴一症，提示应注意症状之细节。口干、口燥、口渴，是否等同？颇堪玩味。夫口干者，觉口中干燥，自觉症状，亦他觉体征也，即视之缺乏津液是也。口燥者，视之干燥，但自觉口干与否，非必然也，故多他觉性质。口渴，口干而欲饮是也。口燥但欲漱水不欲咽者，是口中觉燥而非燥，视之如有津液者，见于瘀血痰饮阻滞诸证者多。此条意欲饮水反不渴者，是有饮水之欲望，而无口中干燥之体征，多见于水津敷布失常。诸症之特点，大体如是，有不尽同者，贵在辨证，综合判断，不得固执己见。

至于本条文末，讨论寒实结胸，意在此类结胸，其痰水之邪，也可由上述原因形成。既曰寒实，其性属寒，其结属有形实邪结聚，殆非有疑。故而其证当见心下痛按之石硬、脉沉紧之结胸特点，而更见肢凉恶寒、舌白不烦等寒象。如此方可准确诊断，而以温下攻通之法治之。

三物白散，其方因巴豆而峻烈迅猛，用得其宜，见效神速。

原文 **太陽與少陽併病，頭項強痛，或眩冒，時如結胸，心下痞鞕者，當刺大椎第一間、肺俞、肝俞，慎不可發汗；發汗則讝語，脉弦。五日讝語不止，當刺期門。（142）**

解读 本条讨论太阳少阳并病证治。

有关太阳少阳并病内容，主要见于原文第 150、171 及本条，间有散见于其他条文者，如原文第 96 条之或然证等，可相互参阅，以助理解。

所谓并病，即一经征象未罢、复见他经征象者。证属两经同病，而发有先后，往往是外感病内在发展规律的具体表现，深刻理解这一学术概念，对于临证实践，具有重要的价值。

太阳与少阳并病，必是太阳先病，故或头项强痛，或脉浮恶寒，凡表证之象，不必悉具，也不应拘泥。继而少阳证现，或头眩，或脉弦，或时如结胸者，心下虽硬而不痛，与胸胁苦满相类，是病机同而征象异也。此其临床表现，亦不必悉具是也。

其治者，刺大椎、肺俞、肝俞，意在疏通太阳少阳经气、泄其邪热也。

前已述及，凡病涉少阳者，治宜和解为主，不得单独应用汗、吐、下之法，故文后曰不得发汗。至于误汗之后是否肝热谵语，又当审症而论，不必执一。如其肝经热甚，自可刺期门以泄之。

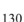

读伤寒

原文 **婦人中風，發熱惡寒，經水適來，得之七八日，熱除而脉遲身涼。胸脇下滿，如結胸狀，讝語者，此為熱入血室也，當刺期門，隨其實而取之。**（143）

解读 本条讨论热入血室证治。

论中涉及热入血室证治内容者，见于原文第 143、144、145、216 条，并见于《金匮要略》"妇人杂病篇"。

文曰妇人外感中风，发热恶寒、头痛脉浮之际，适逢月事，迁延七八日，寒热虽除，而脉迟身凉，并见胸胁满胀，如结胸之状，神昏谵语者，即是邪热内入与血相结，位在血室。可刺期门，泄其血热。以其热结血分，未蒸于外，故而身凉脉迟，然舌红或绛，口燥欲润，当有所见。

此条值得注意者，一是血室概念；二是血热互结，热入血室与蓄血的异同；三是与少阳厥阴之联系。

血室概念，为仲景所创，其意为何，历代医家见仁见智，各有不同。大要而言，其义有四：胞宫，冲脉，肝脏，冲任。其说皆有所据，而均有可取之处。然若反诘之，则皆不足令人信服。盖胞宫、冲脉、肝脏、冲任，早有明确之概念，清晰之定义，仲景何以新创概念，以致有蛇足之嫌？愚意以为，此处仲景独出心裁，以血室之名，意在概括与妇人月经相关的以胞宫为中心的脏腑经络功能综合，与三焦、命门之类相似，体现一种生理功能集合的抽象概念。故而热入血室，是因血室处于相对空虚（行经、产后状态）时，邪气内侵而导致的一系列病理变化。其表现偏热者，固为热入血室。而其偏寒偏湿者，未尝不是邪入血室。因之，以热入血室而举一反三，是外邪皆可因血室之虚而入，导致月事紊乱、神志受扰之证情，如此可谓之邪入血室，而非寒热所能囿者。

其二，热入血室，乃邪热与血相结，其情与蓄血之证，并无所异。故而发热、烦躁、谵狂等，所见多同。唯其所结之位有异，因之此证胸胁满如结胸状，而蓄血证则是少腹满痛。更须申明者，本证发病与月事密切相关，而蓄血证则与之关联甚少。

其三，正因为本证与月事密切相关，故而与厥阴关联甚深，盖肝主藏血是也。而厥阴少阳互为表里，是以两经之位，多有症状可见，故而胸胁满痛不适，后世谓之血结胸是也。

辨太阳病脉证并治下

原文 **婦人中風，七八日續得寒熱，發作有時，經水適斷者，此為熱入血室，其血必結，故使如瘧狀，發作有時，小柴胡湯主之。**（144）

解读 本条讨论热入血室方药治疗。

所谓妇人中风，意为外感头痛寒热脉浮，诸象皆具。而此期

131

间月事因之非时而断，继之寒热时作时止，如疟疾之状。此乃邪热瘀结于血室，故而寒热休作有时，当与小柴胡汤治之。

前言经水适来，此曰经水适断。其发病，原文第143条外感期间经行而外邪得以乘血室之虚而入，原文第144条则因经期正气相对不足而外感，感邪后既而乘虚内陷，邪结以致经水非时而断。是先后虽有不同，而血室空虚之机则一。

病在血分，主以小柴胡者，以邪热内陷，当得透解为要，温病透热转气之论，得非缘于此乎？邪热得透，则血结自散。此结之轻者，可望获效。若血结深重者，此法未必奏效。故后世有小柴胡去甘药加血药者，乃其变通之法，颇似清营汤所出之源，其疏泄走散之理，并无二致。参阅《叶氏外感温热篇》所论，必有所获。

读伤寒

原文 **婦人傷寒，發熱，經水適來，晝日明了，暮則讝語，如見鬼狀者，此為熱入血室，無犯胃氣及上二焦，必自愈。**（145）

解读 本条讨论热入血室治禁。

此处文曰妇人伤寒发热，而前言中风寒热，是论一切外感，而非凿分伤寒中风也。经期外感，无论行经与外感之先后，因其经行而血室空虚，是外邪内陷之机，故而易于热入血室。而血分之邪扰，导致心神之错乱，故其烦乱谵语，当是必见之征象。此条曰昼日明了、暮则谵语，是以血分属阴而与日暮同气，与原文第61条之昼日烦躁夜而安静，象异而理同，俱是阴阳同气相求之义。以其病在血室，位属下焦，治之不应犯其无妄之地，故曰勿伤胃气，不损上中二焦，是其治疗之原则。

以上三条，阐述了热入血室的基本证治及禁忌。今据条文所述而简略言之，热入血室证，必具三要素：一为邪热之象，一为血分受累，一为经期外感，缺一不可。因其邪热与血分相结，故而心神受扰症状突出，或烦躁，或谵语，或狂乱，或梦吃，种种不一，不必拘泥。

原文　**傷寒六七日，發熱微惡寒，支節煩疼，微嘔，心下支結，外**
證未去者，柴胡桂枝湯主之。（146）
柴胡桂枝湯方
桂枝一兩半，去皮　黃芩一兩半　人參一兩半　甘草一兩，
炙　半夏二合半，洗　芍藥一兩半　大棗六枚，擘　生薑一
兩半，切　柴胡四兩
上九味，以水七升，煮取三升，去滓，溫服一升。本云人參
湯，作如桂枝法，加半夏、柴胡、黃芩。復如柴胡法，今用
人參，作半劑。

解读　本条讨论太阳少阳同病之证治。

此条之同病，实为太阳少阳之并病，而非合病。细读原文，
即可体味。

其"外证未去"之语，是从内证角度而言的，即以内证为着
眼点，而外证为其次要。今外感六七日，表邪传里之机，是否内
传，自当观其脉证。呕而心下支结，显系里证之象。其里云何，
少阳是也。因其在外之表证未去，二者彼此影响，其征象略有异
化。故表之发热恶寒，变为发热微恶寒；身体疼痛，变作支节烦
疼。而里之喜呕，转作微呕；胸胁苦满，而为心下支结。是表里
之征象，因彼此之制约，而有所异化，并非典型是也。

关于太阳少阳并病，原文第 96 条之或然证，已有所论。其言
"不渴，外有微热，去人参加桂枝三两，温覆微汗愈"，即是其例。

如此二阳并病，其治因少阳之故，不得例循先表后里之法，
唯宜和解而兼汗散，即若原文第 142 条之针法，亦复如此。其理
前已详论，兹不赘言。

柴胡桂枝汤，两方各取其半量，显系证情偏轻。而其煎服法，

133

未仿柴胡剂复煎法，而是仿桂枝法，亦须留意，是以和解为基础，而重视汗散之策也。

和法之方，一者桂枝，一者柴胡，典型之例，无出其右者。然前者偏表，其性偏温；后者偏里，其性偏凉，此同中有异也。而前者气血兼顾，后者偏于气分，亦是其异。临床若能循此而用，殆无大碍也。

原文 傷寒五六日，已發汗而復下之，胸脇滿微結，小便不利，渴而不嘔，但頭汗出，往來寒熱，心煩者，此爲未解也，柴胡桂枝乾薑湯主之。（147）

柴胡桂枝乾薑湯方

柴胡半斤　桂枝三兩，去皮　乾薑二兩　栝樓根四兩　黃芩三兩　牡蠣二兩，熬　甘草二兩，炙

上七味，以水一斗二升，煮取六升，去滓，再煎取三升，溫服一升，日三服，初服微煩，復服汗出便愈。

解读 本条讨论胆热内郁三焦饮结证治。

伤寒数日，汗下杂治，病证遂变。前条明言外证未去，本条则曰胸胁满微结并往来寒热，显然病涉少阳。并见烦渴头汗、小便不利者，乃三焦饮阻，气化不利也。其证已离太阳，而不得用汗法。病在少阳，手足同病，胆与三焦俱受邪累是也。万密斋谓之足病传手，可备一说。

本证足少阳胆热，并手少阳三焦饮寒，实为寒热互兼之病。其治疗仍宜以和解为主，兼予化饮。其方柴胡桂姜汤，实由原文第96条加减法化裁而来。胁下硬满加牡蛎，渴者去半夏加栝蒌根，是其例也。唯去人参加桂枝、咳者加干姜等，同中有异。柴芩清泄胆热，桂姜温化寒饮，栝蒌根牡蛎散结逐饮生津止渴，甘草调和，是其义也。

134

刘渡舟先生以胆热脾寒释本证病机，亦属独具创意。若据此认识，似可补原文第 98 条之治。

梅国强教授则举一反三，结合温病理论，创手足少阳同气为病之说，足少阳胆经胆腑郁热，兼有手少阳三焦湿热郁遏者，治以清透渗利，和解表里之半，分消上下之势，以小柴胡合蒿芩清胆，名曰柴胡蒿芩汤，治疗低热缠绵、寒热起伏诸病证之属湿热为患者，颇具良效。

原文 **伤寒五六日，頭汗出，微惡寒，手足冷，心下滿，口不欲食，大便鞕，脉細者，此為陽微結，必有表，復有裏也。脉沉，亦在裏也，汗出為陽微，假令純陰結，不得復有外證，悉入在裏。此為半在裏半在外也。脉雖沉緊，不得為少陰病，所以然者，陰不得有汗，今頭汗出，故知非少陰也，可與小柴胡湯。設不了了者，得屎而解。**（148）

解读 本条讨论阳微结证治及鉴别。

欲明本条阳微结之含义，必须重温阳结阴结之定义。"辨脉篇"曰脉浮而数、能食不大便名阳结，脉沉而迟、不能食、身重、大便反硬名阴结。其阳结阴结之义，重在邪结（大便硬结不通）。而其后之脉蔼蔼如车盖名阳结，脉累累如循长竿名阴结，虽以脉名，仍是反映邪结之阴阳属性。

故而此之阳微结，当是阳热之邪轻度聚结之谓，表现以不大便为特征。阳热微结，病位有太阳阳明同病者，有邪热郁于少阳阳明者，甚或邪热轻结仅在阳明者，不得以阳微结等同于少阳邪热，应予明确。

伤寒五六日，汗出微恶寒，此表邪未解也。然心下满、不欲食、大便硬、脉沉而细者，阳热郁于里，气机不畅是也。此当是太阳合并阳明为病，故曰必有表复有里是也。

此处汗出于头颈，实为鉴别之关键。头汗者，阳热上熏，邪热郁遏，不若内外熏灼之汗出遍身也，故曰微。再者，脉沉紧而细者，虽类阴脉，而阴不得见汗，此乃阳热郁遏之征，阳证似阴也，故可见汗。然本证半在里（阳明）半在外（太阳）者，实乃表里同病，而非三阴征象，亦非邪郁少阳半表半里之位。

如此阳热微结之证，既可先表后里以麻桂透汗，表气自和而里结自消，也可借用柴胡剂，使上焦得通，津液得下，胃气因和，身濈然汗出而内外皆解。故文后曰，设不了了者，得屎而解。是汗出畅然或大便快然，俱是邪解之途，表解里自和，或里和表自解，非必执一而论。

少阳半表半里之论，盖缘于此。然此处之义，并非确指少阳之位。必有表复有里，与半在里半在外相应，应是表里同病之意。而柴胡汤和解表里之功，原文第99、230等条，俱有确证。故可谓之，阳微结病位不一，而柴胡汤可为其选。非必阳微结定属少阳是也。

至于日人丹波元坚认为，半在里半在外，非半表半里，实乃非表非里之意，其说可资借鉴。盖传统以太阳为表、阳明为里是也。

原文 傷寒五六日，嘔而發熱者，柴胡湯證具，而以他藥下之，柴胡證仍在者，復與柴胡湯。此雖已下之，不為逆，必蒸蒸而振，卻發熱汗出而解。若心下滿而鞕痛者，此為結胸也，大陷胸湯主之。但滿而不痛者，此為痞，柴胡不中與之，宜半夏瀉心湯。（149）

半夏瀉心湯方

半夏半升，洗　黃芩　乾薑　人參　甘草，炙，各三兩　黃連一兩　大棗十二枚，擘

上七味，以水一斗，煮取六升，去滓，再煎取三升，溫服一升，日三服。

解读 本条讨论少阳误下三种转归。

本条以一头三尾文法，讨论了少阳胆火内郁之证，误下之后可能出现的三种转归。其所谓一头者，即一个前提。所谓三尾者，即三种可能也。

条文曰"伤寒五六日，呕而发热者，柴胡汤证具，而以他药下之"，此言外感病邪已入少阳，呕而发热，即部分柴胡汤证已见，不必悉具，但当和解，而反用下法，是为误治。

误治之后，因其体质阴阳、正气强弱，而病情有变者，有不变者，唯观其脉证以知犯何逆，不得主观臆断。其一种可能，是病情未因下而变，故曰"此虽已下之不为逆"，柴胡证仍在，可与柴胡汤。然正气毕竟因下而有所伤损，故服药之后，每多战汗而解。此段文意，可参阅原文第101条。

其二，若下后，心下满而硬痛者，是邪热与水饮相结于心胸，谓之结胸，当与大陷胸汤治之。若病情轻者，可与小陷胸汤。是大小汤方之选，自当据病情轻重而定，不应死于句下。

其三，若下后，但满而不痛者，谓之心下痞，是无形邪气结聚于心下胃脘，寒热错杂，升降失常，如此则宜半夏泻心汤以和胃消痞，复其升降。

此条重点，在于少阳误下后可能出现的多种转归，而非结胸痞证之证治。值得注意的是，原文第131条关于结胸痞证成因的讨论，曾曰病发于阳下之为结胸，病发于阴下之为痞。其阴阳之义，有表里之论。而本条病发于少阳，误下之后也有结胸痞证之不同转归。说明其阴阳之义，并非必然表里之属。

心下痞证，后文自有详论。此之心下痞，治用半夏泻心汤，其基本病机与中焦脾胃升降失常、气机郁滞不畅密切相关，而其方药寒温并用，攻补兼施，故其病性当属寒热错杂、虚实并见。其临床表现，自以心下痞满不适为主，而伴见呕利肠鸣、口黏不渴等症状。舌苔或黄或白或相兼，而多见腻浊之象。其脉多缓滑或濡软。《金匮要略》"呕而肠鸣，心下痞"，精练形象地表述了此证之特征。

半夏泻心汤辛开苦降，和胃消痞。方用芩连苦寒清热降逆、姜夏辛温散寒和胃，参枣草补益中州，方义简明，妙在寒温补泻之品，去滓复煎而和其药性，使之并行不悖，合奏厥功。

原文 **太陽少陽併病，而反下之，成結胸，心下鞭，下利不止，水漿不下，其人心煩。**（150）

解读 本条讨论太阳少阳并病转归。

读伤寒

前已述及，太阳少阳并病，因病涉少阳，不宜汗下，唯宜和解。设若误下，其变多端。今言误下之后，心下满痛，烦躁，而为结胸之变。其下利不止、水浆不下者，邪虽结于上，而脾胃已暗伤。是正虚而邪实，其治殊为棘手。

原文 **脈浮而緊，而復下之，緊反入裏，則作痞，按之自濡，但氣痞耳。**（151）

解读 本条讨论痞证成因及临床特点。

所谓脉浮而紧，多释之以太阳表证，应予汗解，今反下之，外邪内陷，故云紧反入里，导致脾胃升降失常，气机郁阻，故而为痞。病无实邪内阻，仅为无形寒热结聚，是以心下濡软，按之不痛，故曰气痞。

前文有病发于阴而反下之为痞，此言表证误下为痞。与结胸相较，痞证多偏正虚或邪之无形，而结胸多偏实而邪之有形。是误下相同，而结局各异，乃体质、兼夹等因素，共同作用之结果。贵在审症求因，因发知受，而不必自囿。

原文 太陽中風、下利嘔逆，表解者，乃可攻之。其人濈濈汗出，發作有時，頭痛，心下痞鞕滿，引脇下痛，乾嘔短氣，汗出不惡寒者，此表解裏未和也，十棗湯主之。（152）

十棗湯方

芫花，熬　甘遂　大戟

上三味等分，各別擣為散，以水一升半，先煮大棗肥者十枚，取八合，去滓，內藥末，強人服一錢匕，羸人服半錢，溫服之，平旦服。若下少，病不除者，明日更服，加半錢。得快下利後，糜粥自養。

解读 本条讨论悬饮证治。

文曰太阳中风，自是邪在肌表，当予汗解。唯中风表证，汗出恶风、头痛脉缓，是其候也，而下利呕逆，则非太阳中风所具之症。是以此乃表里同病，而其里证，若仅为呕利，则多属三阴。但条文明言攻之，且后文之论，显是饮邪冲逆，阻滞气机。故而本证乃太阳中风而兼悬饮内停，宜乎先表后里，故曰表解乃可攻之。解表宜桂枝汤，攻里宜十枣汤。

悬饮之证，饮邪虽僻阻于胸胁，也可影响中焦脾胃升降，故而心下痞硬满而引胁下痛，甚或咳逆短气，干呕下利。冲逆于上，可见头痛。饮阻三焦，影响肌腠皮毛，营卫不和而自汗时出，其头痛汗出虽与中风相类，而其不恶寒者，自非太阳表证。此表解而里饮未消，可予攻逐。

临床也有头痛汗出而兼发热恶寒之类于表证，先行桂枝汤解表而表象始终不能解除者，此乃饮气外犯肌腠，营卫失和，治病求本，攻逐其饮则表象自消，则可谓之里和表自解者。而其表象，可谓之饮之表象，非传统六淫所致之表证也。

十枣汤，峻烈之剂，必伤脾胃，故以十枣名方，以示顾护正气之意。

原文 太陽病，醫發汗，遂發熱惡寒，因复下之，心下痞，表裏俱虚，陰陽氣併竭，無陽則陰獨，复加燒針，因胸煩，面色青黃，膚瞤者，難治；今色微黃，手足溫者，易愈。（153）

解读 本条讨论太阳表证误治后变证。

太阳病，汗下之后，病证未除，汗伤表气，下损里气，卫表之气受损，发热恶寒不除。脏腑之气受损，外邪内陷于心下则痞。表里阴阳之气俱损，更以烧针，一误再误，故而心烦面色青黄、肌肤瞤动，土虚木摇，肝风暗动，其病难治。面色微黄、手足温暖者，是气血阴阳虽损，而脾胃之气尚存，故有一线生机。

原文 心下痞，按之濡，其脉關上浮者，大黃黃連瀉心湯主之。（154）

大黃黃連瀉心湯方

大黃二兩　　黃連一兩

上二味，以麻沸湯二升，漬之須臾，絞去滓，分溫再服。

臣億等看詳大黃黃連瀉心湯，諸本皆二味，又後附子瀉心湯，用大黃、黃連、黃芩、附子，恐是前方中亦有黃芩，後但加附子也，故後云附子瀉心湯，本云加附子也。

解读 本条讨论热郁痞证证治。

心下痞，按之濡，其痞阻之位，应在心下胃脘之部，而非心胸之中。就其位而言，实与结胸之位相类，故论中每与结胸相提并论，而加以鉴别。是结胸之位，虽曰邪结心胸，而实以心下痛按之石硬为特点，仍是心下胃脘为其重心，而可涉及上下，进而有颈项强如柔痉状，或从心下至少腹硬满而痛不可近之极端表现。

由此可知，仲景于病位之表述，或有不确定之时，其心下、心中、胸中等位，多是大略之词，不必定然。是以叉手自冒心时而有心下之悸、结胸之证而心下痛等，多是互文见义，由此而明整体之义，牵一发而动全身，不必过分拘泥，然主次必有分别。

痞证与结胸之辨，多以痛与不痛而别。其痛者，多实，是无形之邪与有形实邪相结，如结胸、蓄血、腑实诸证。其不痛者，多是无形之邪郁阻，气滞而已，故胀满而不痛者多见。临证之时，也有因气滞日重而郁阻致痛者，多不甚重或揉之则缓。是临床表现虽异，然其内在机制可推而知者，又不可死于句下。

因之可知，痞证与结胸，病位皆以心下胃脘为中心，而一者痛，一者不痛；一者按之硬，一者按之濡。其关键在于体现病证虚实之性，病邪有形无形之别，而不必以特定症状限定眼目。条文其脉关上浮者，其意仍在病位之确定，邪郁中焦而已。

大黄黄连泻心汤，组方甚简，古云火齐汤，即清泻邪热之方。名曰泻心，非必谓其清泻心火之功，而与其病位更属相关。林亿之注，当属合理，乃是三黄泻心之义，而非药仅两味而已。

关于本方，《金匮要略》用之吐血衄血，与本条所论，是煎煮有别，而功用略异，临床自当效仿。不过此方之妙，还需临证体悟，效用不可自限。

原文 **心下痞，而复恶寒汗出者，附子瀉心湯主之。（155）**
附子瀉心湯方
大黃二兩　黃連一兩　黃芩一兩　附子一枚，炮，去皮，破，别煮取汁
上四味，切三味，以麻沸湯二升漬之，須臾，絞去滓，内附子汁，分溫再服。

解读 本条讨论热郁痞兼阳虚证治。

热郁与阳虚，本质迥异，水火不容。而本条所论，恰是此等

141

状态，并存共生，充分反映了临床病理现象之复杂性与特殊性。

心下痞者，热郁而致气痞是也，观其后所用方药即知。故其痞满烦渴、关脉浮滑、舌红苔黄诸征象，自在不言之中。

阳虚者，阴证也，法当无汗，所谓阴不得有汗是也。然其情状，当视其阳气所居之所、功能职司不同而论，不得一语蔽之，概言无汗。文曰恶寒而汗出，而以炮附子一枚别煮取汁，此之与少阴阳虚，同源异流，乃卫表之阳不足，失其温煦固摄之功，故而绵绵汗出而凛然恶寒，恰与原文第20条所述之证同理。

本条所言之证，是内有邪热郁滞痞阻于心下胃脘，而外有卫阳失煦不摄之情状相兼，显是外阴内阳、外寒内热。其治当得清热与温阳并举，而药物之性又两相妨碍，故以别煎互混之法，并行不悖，各取其性而合奏其功。尤在泾云其"寒热异其气，生熟异其性，药虽同行，而功则各奏"，可谓绝妙之注。

前方与本方之煎服法，与柴胡汤、桂枝汤等煎服法，各具特点，其奥妙颇堪品味。

读伤寒

原文 **本以下之，故心下痞，與瀉心湯。痞不解，其人渴而口燥煩，小便不利者，五苓散主之。**（156）

解读 本条讨论水气郁滞痞证证治。

前言痞证与结胸基本鉴别点，往往强调结胸邪结有形，而痞证邪郁无形，故而一者痛而一者不痛。今本条所论痞证，为水邪内停，气机郁滞。就邪气之性质而言，亦属有形。再参阅后条之水饮食滞痞证，则可明确，痞证也可兼有形之邪而病，故而其与结胸之辨，临床上似仅在痛与不痛、硬与不硬、急与不急、重与不重之间取舍。其病理实质，仍当据原文第151条痞证特征、原文第135条结胸特征，作为其基本诊断依据。

本条误下后心下痞满，治以泻心汤（半夏泻心汤或大黄黄连泻心汤，不得而知），其痞不愈，说明其病机既非寒热错杂，也非邪热郁滞。其人口渴心烦，而小便不利，水蓄之证的基本特点具备，故而以五苓散治之，化气行水，气机调畅，痞满自除。

参阅原文第67条及《金匮要略》"痰饮病篇"，可知痰饮为患，因其中焦升降受累，故每多心下痞。此小便不利者，利小便而去其水，故用五苓散。而膈间支饮心下痞坚，用木防己汤；膈间有水心下痞而卒呕吐者，小半夏加茯苓汤；心下逆满气上冲胸，用苓桂术甘汤。是痰饮停聚虽一，而证象特点有异，故其用方，自有不同。

原文 **傷寒汗出，解之後，胃中不和，心下痞鞕，乾噫食臭，脇下有水氣，腹中雷鳴，下利者，生薑瀉心湯主之。（157）**
生薑瀉心湯方
生薑四兩，切　甘草三兩，炙　人參三兩　乾薑一兩　黃芩三兩　半夏半升，洗　黃連一兩　大棗十二枚，擘
上八味，以水一斗，煮取六升，去滓，再煎取三升，溫服一升，日三服。附子瀉心湯，本云加附子。半夏瀉心湯，甘草瀉心湯，同體別名耳。生薑瀉心湯，本云理中人參黃芩湯，去桂枝、术，加黃連並瀉肝法。

解读 本条讨论水饮食滞痞证证治。

本条以表证汗出而解之后，反见心下痞硬，干噫食臭，腹中雷鸣下利，是病情已变，病机乃胁下有水气而胃中不和，故以生姜泻心汤泄水散结，和胃消痞。

此条着眼点是胃中不和，点明心下痞证，无论邪气之寒热属性，形之有无，其病机终归立足于中焦升降失常。

本条主症心下痞硬，痞者，按之濡软，但气痞耳，何以言硬，反类结胸？此反映水气之停于心下，是邪之有形，故而按之硬坚。

143

水停心下，何以言胁下有水气，而有悬饮之误解？要知此乃本与标、主与次之义，是言水在心下，可以累及胸胁之位，因之胸胁支满不适，当有所见。《金匮要略》"痰饮病篇"云"心下有痰饮，胸胁支满，目眩，苓桂术甘汤主之"，即是明证。

此条辨证之眼目，多有医家认为非"干噫食臭"莫属，其说自有合理之处，但不应绝对化看待。所谓干噫，嗳气之意，带有食物馊腐气味，是食积之典型症状。食积自可为胃气不和之因，也可成胃气不和之果。本条胃气不和，自可因食积而成，更可因饮停而致。如此，则干噫食臭之有无，不必视为必具之征。而据心下痞硬，腹中雷鸣下利，即可确定。《金匮要略》云"饮走肠间，沥沥有声"，即是痰饮之明证。

生姜泻心汤，重用生姜，因其走窜之性，散水化饮，和胃消痞，功用甚宏。

读伤寒

原文 傷寒中風，醫反下之，其人下利日數十行，穀不化，腹中雷鳴，心下痞鞕而滿，乾嘔心煩不得安，醫見心下痞，謂病不盡，復下之，其痞益甚，此非結熱，但以胃中虛，客氣上逆，故使鞕也，甘草瀉心湯主之。（158）

甘草瀉心湯方

甘草四兩，炙　黃芩三兩　乾薑三兩　半夏半升，洗　大棗十二枚，擘　黃連一兩

上六味，以水一斗，煮取六升，去滓，再煎取三升，溫服一升，日三服。

臣億等謹按：上生薑瀉心湯法，本云理中人參黃芩湯，今詳瀉心湯以療痞，痞氣因發陰而生，是半夏、生薑、甘草瀉心三方，皆本於理中也，其方必各有人參，今甘草瀉心中無者，脫落之也。又按《千金》並《外台秘要》，治傷寒䘌食用此方皆有人參，知脫落無疑。

解读 本条讨论胃虚痞证治。

文曰伤寒中风，医反下之，是言表证误下。误下生变，而有肠鸣下利，完谷不化，日数十行，可知其脾胃之虚，几近乎极。脾胃虚弱，升降失职，气机痞阻，故而心下痞硬而满，干呕心烦。其言痞硬，非热结之类，而是胃虚不运，客气上逆。此前曾论及主气与客气之辨，所谓客气者，当是邪气之谓，外来者固然为客，原无而现有者也可谓之客。故而客气并非特指外来之邪，即内生之邪，也可谓之客。此之客气，多数医家谓阴寒之气上逆，类于胸痹阳微阴弦之义。若以本证腹中雷鸣、心下硬满而论，似也兼有饮邪于内。胃虚不运，饮邪内生，其理可通。

本证极虚之处，而见类实之象，其治当求其本，故以甘草泻心汤补益脾胃，散其寒热，复其升降，则痞利自除。

甘草泻心汤，方中必有人参，否则无法体现病情与方药之相合。

此方之用，系统表述应见于《金匮要略》"狐𧏾病篇"。狐𧏾之为病，状如伤寒，言外之意，或寒热时作或头身疼痛，类于表证而实非表邪所致。默默欲眠而目不得闭，卧起不安，此乃肝胆气郁、心神不宁之象。蚀于喉，蚀于阴，蚀于上部声喝，是皮肤黏膜损害之象。面目或白或赤或黑，是皮肤色斑沉着。不欲饮食，恶闻食臭，乃脾胃运化失职。

由此可知，其临床征象繁杂，而可归于三：其一，上焦表现之面部色泽异常，咽蚀声喝，抑郁难寐。其二，中焦表现之不欲饮食，恶闻食臭。其三，下焦表现之阴部溃疡。究其因由，仍是中焦升降失常、湿浊郁伏、逆上犯下。故而以甘草泻心汤治之，《临证指南医案·虚劳》"上下交损，当治其中"，可为此方此治之妙注。

原文第149条半夏泻心汤证、原文第157条生姜泻心汤证与本条甘草泻心汤证，谓之寒热错杂痞证三方治，同中有异。其同者，寒热错杂，升降失常，以心下痞而兼呕利者为其基本表现。其异者，原文第157条兼饮停食滞，原文第158条兼脾胃气虚。以此辨之，可执简驭繁。

原文 傷寒服湯藥，下利不止，心下痞鞕。服瀉心湯已，復以他藥下之，利不止，醫以理中與之，利益甚。理中者，理中焦，此利在下焦，赤石脂禹餘糧湯主之。復不止者，當利其小便。（159）

赤石脂禹餘糧湯方

赤石脂一斤，碎　　太一禹餘糧一斤，碎

上二味，以水六升，煮取二升，去滓，分溫三服。

解读 本条讨论误下致利各种变证证治。

本条承接前条，讨论误下之变。服药而致下利不止，心下痞硬，此与前条之义，颇相类同，治宜和胃消痞，以泻心汤而不效者，或病重药轻，或病有兼夹，宜乎细察慎辨，再予斟酌。若因其痞未消，复以他药下之，是一误再误，利难自止，而痞硬不除。反复下之，脾胃固然伤损，以理中汤，自在情理之中。若其不应，则其病理重心，非关中焦升降，而在下焦失固，如此则宜予收敛固涩之赤石脂禹余粮汤。设若未止者，可考虑利小便而实大便之法，所谓急开支河是也，宜乎五苓散。

此条以设法御变之手法，阐述下利常见证情及其相应治法，于临床之指导意义，十分重大。若能举一反三，则前之葛根汤逆流挽舟法、葛根芩连汤之清利肠热法、栀子干姜汤之清上温中法等，以及后文之三阴诸法，相互参照，如此则可不拘于一法一方或一证一法，而是治随证转，灵活如意，进退由我。此论下利之证如是，而发热、头痛、呕逆、厥逆……诸般病证，皆当作如是观。

读伤寒

原文 傷寒吐下後，發汗，虛煩，脉甚微，八九日心下痞鞕，脇下痛，氣上沖咽喉，眩冒，經脉動惕者，久而成痿。（160）

解读 本条讨论误治后阳虚饮逆变证。

伤寒之证，误用吐下，复发其汗，是谓再误，伤损阳气，水饮无制，横冲上逆，故而心下痞硬，胁下逆痛，气冲胸咽，头目眩晕，虚乏烦躁，脉来微弱。甚或筋惕肉瞤，日久致痿。

此条所述之征象，可与原文第 65、67、82、166 条，以及《金匮要略》"胸痹病篇"诸条如"心中痞，诸逆心悬痛""胸痹心中痞，留气结在胸，胸满，胁下逆抢心"等，相互参阅，更能准确理解其义。

原文 傷寒發汗，若吐若下，解後，心下痞鞕，噫氣不除者，旋覆代赭湯主之。（161）

旋覆代赭湯方

旋覆花三兩　人參二兩　生薑五兩　代赭一兩　甘草三兩，炙　半夏半升，洗　大棗十二枚，擘

上七味，以水一斗，煮取六升，去滓，再煎取三升。溫服一升，日三服。

解读 本条讨论痰气痞逆证治。

本条仍仿上条，以伤寒汗吐下治疗之后作为设定前提，讨论变证之治。至于其证之由，非必限定误治之后，即延误时机、失治之后亦可致此。其证情既可见于外感，也可见于杂病，不可不明。

《黄帝内经》云"寒气客于胃，逆从下上散，复出于胃，故谓噫"。是本证噫气不除者，乃胃中浊气上逆出于口。复伴以心下痞

硬，其脾胃升降之反常，由此可明。夫脾不升清，胃不降浊，气阻心下，逆而上出，故噫气痞硬，自不能免。此本证之基本病机，殆无疑义。

然脾胃升降失常，其由多端。寒热虚实，皆可得见。因其误治，虚损难免，且方中参枣草俱备，言脾胃气虚，不为无据。但方名旋复代赭，佐以生姜半夏，是痰饮冲逆，亦属情理之中。故而以脾胃虚损为本、痰气冲逆为标，解释本证之病因病机，方属较为全面周详。

另有医家谓之本证有肝气之因，其说可备一格，是平肝镇逆，旋复花、代赭石，其功用不言自明。

本方降逆之效，世所公认。《伤寒论三注》即曰：每借之以治反胃噎食、气逆不降者，靡不神效。柯韵伯以旋覆花与半夏煎汤调服代赭石末，治顽痰结于胸膈或涎沫上涌者，挟虚者加人参。

赭石重镇之品，方中用量殊轻，张锡纯以本品乃方中主药，最少亦当用至人参剂量的三倍。据临床实践，重用赭石，有时可取得意外之效。而重用与否，应视气逆与胃虚之主次轻重而定。以此推之，则姜夏之量，则亦当据饮之轻重而定。如此，乃合辨证遣方用药之真谛。

原文 下後，不可更行桂枝湯，若汗出而喘，無大熱者，可與麻黃杏仁甘草石膏湯。（162）
麻黃杏仁甘草石膏湯方
麻黃四兩，去節　杏仁五十箇，去皮尖　甘草二兩，炙
石膏半斤，碎，綿裹
上四味，以水七升，煮麻黃，減二升，去上沫，內諸藥，煮取二升，去滓，溫服一升。本云，黃耳杯。

解读 本条讨论误下后邪热壅肺之证治。

此条与前之原文第 63 条内容相同，仅是误治之提法不同，一者汗，一者下而已。其病机邪热壅肺，其主症气逆喘息，其治法清宣肺热，其方药麻杏石甘汤。具体释义可参阅原文第 63 条。

现代临床常据此证治方药之理，以诊治各类肺系感染，疗效确切。然须留意者，各类感染往往伴有高热，此时宜重用石膏，以清透热邪。若高热不显且痰浊较盛者，可与黄芩、鱼腥草替代石膏，以清泄痰热。此梅国强教授之临床经验，值得借鉴。

本方与《金匮要略》千金苇茎汤相较，其平喘降逆之效显著，而祛痰泄浊之功不及，故而咳喘气促伴黄痰浓粘者，可两方合用，以全其功。

原文　太陽病，外證未除，而數下之，遂協熱而利，利下不止，心下痞鞕，表裏不解者，桂枝人參湯主之。（163）

桂枝人參湯方

桂枝四兩，別切　甘草四兩，炙　白术三兩　人參三兩　乾薑三兩

上五味，以水九升，先煮四味，取五升，內桂，更煮取三升，去滓。溫服一升，日再夜一服。

解读　本条讨论太阴兼表证治。

文曰太阳病外证未除而数下，是表证误下之谓。误下之变，或结胸，或痞证，或呕逆，或下利，表现各异，虚实不同，当据脉症而论。

协热利者，原著见于原文第 139、140、163 及 258 条。原文第 258 条之脉数协热便脓血、原文第 140 条之脉沉滑协热利，其证属热。而原文第 139 条与本条之协热利，其病性当属寒。因此，协热利之确切理解，当从症状而论，即发热与下利同见。其热者，非病性之义。

149

故有医家谓，协热而利者，协表热而下利是也，即其发热，责之表邪未除。此说较为准确地解释了本证发热之因，与后文之表里不解者前后相应。

至于下利不止，心下痞硬，则因太阴寒湿内阻，升降失常，其义不解自明。

本证表里同病，细玩其义，当是误下之前，已自有之，否则何以明知外证存在而反复攻下？其下之因，必有所见。如痞满不食之寒湿阻滞征象，恐即其误下之因由。是下之先，素体脾虚，痞满少食，继而外感，发热恶寒。太阳太阴同病，医者不明表里虚实缓急之法，误下而更虚其里，以致协热而利，利下不止，是虚虚之误也。

根据表里先后缓急治疗原则，因其里虚，宜乎先里后表或表里同治。此之救误，治以桂枝人参汤，乃表里同治之法是也。

人参汤，理中汤之别名。原文第159条曾言理中者理中焦，此以其为主，说明本证下利不止心下痞硬，既与下焦失固或饮停之病证不同，亦与中焦寒热错杂之证有别。

本方妙在桂枝一味，有表邪者，自能发散之。无表邪者，亦可通宣阳气。启桂附理中之先声，宏除湿振阳之效力。

原文 傷寒大下後，復發汗，心下痞，惡寒者，表未解也。不可攻痞，當先解表，表解乃可攻痞。解表宜桂枝湯，攻痞宜大黃黃連瀉心湯。（164）

解读 本条讨论热痞兼表先后缓急治疗原则。

表证汗下之后，其病不除，出现心下痞，而恶寒发热头身疼痛等症仍在，是邪已内陷而表仍未解，故曰表未解也。如此表里同病，其治疗原则当先表后里，是为妥当，故曰当先解表，表解乃可攻痞。解表宜桂枝汤，攻痞宜大黄黄连泻心汤。

读伤寒

本条恶寒之症，其因乃是表邪未除，与原文第 155 条之恶寒，病机不同，当予鉴别。

其心下痞，前已论及，既可因邪热郁滞，也可是寒热错杂。此言宜大黄黄连泻心汤，示其乃郁热之痞，故当见心烦口渴、舌红苔黄等症。

表里先后之治，前已阐述，详见原文第 92 条解读。本条里证属于实热，例循先表后里。而其解表之法，无论其汗出有无，往往选用桂枝汤，乃因里证之掣肘，不得已而为之。临床也有少数病例，表寒郁闭太甚，偶用麻黄汤者，又不得不知，如原文第 36、232、235 诸条，即是其例。临证之际，贵在知常达变，活法圆机，乃可应对裕如，进退有序。

原文 **傷寒發热，汗出不解，心中痞鞭，嘔吐而下利者，大柴胡湯主之。**（165）

解读 本条讨论大柴胡汤另一证治。

文曰伤寒发热而汗出不解，其热者，自非表热。心中（下）痞硬，心胸脘膈之气机郁结，其硬者，寓示内有痰食宿滞有形之邪存在。呕吐下利，胃肠升降反作是也。其呕者，宿滞内阻，胃气不降是也。其利者，宿滞偏上，而邪热趋下，故利者自利，结者自结是也。

此条之论，其病位之辨，较为困难。就传统观点而言，用柴胡剂，自然与少阳相关。然柴胡剂是否必以少阳病位作为运用依据，值得思考。

心下，自是中焦之位，与少阳有所关联，而非少阳病位之依据，固无疑义。然心下之位，少阳之脉侧行络属肝胆之所过，又不可不知也。然则若属少阳气郁，其心下固可痞硬，而多伴见胸胁痞硬之症，乃合情理。今唯心下痞硬，而未言及胸胁，且无脉弦口苦目眩诸症，则其心下病症，与少阳之关联，似属牵强。

中焦胃肠升降失职，心下痞硬自是其常见之症。前已述及，其硬者，多痰食宿滞之有形，故可攻而下之。然原文第204条呕多不可攻、原文第205条心下硬满不可攻之禁，示阳明之实，其位偏高、其势趋上者，不可逆之而攻。后世脘上宜吐、脘中宜消、脘下宜下之法，可谓源出于此。故《金匮要略》"腹满寒疝宿食病篇"亦曰："按之心下满痛者，此为实，当下之，宜大柴胡汤"。此之言下，是下法之变，通过调畅枢机之途，而收和胃通下之功。与承气诸法，更重气机之调畅，而逊攻逐之峻猛。原文第230条谓上焦得通，津液得下，胃气因和，是其获效之理。

由此可知，大柴胡汤之功用，既可和解少阳，调畅枢机，亦可攻逐实邪，荡涤胃肠。宿滞胃实而其位偏低、其势趋下者，可加大黄。气机痞滞或邪结偏上者，不用或少用大黄，是一方二法之谓也。

原文 **病如桂枝證，頭不痛，項不強，寸脉微浮，胸中痞鞕，氣上衝喉咽，不得息者，此為胸有寒也。當吐之，宜瓜蒂散。（166）**

瓜蒂散方

瓜蒂一分，熬黄　赤小豆一分

上二味，各別擣篩，為散已，合治之，取一錢匕，以香豉一合，用熱湯七合，煮作稀糜，去滓，取汁和散，溫頓服之。不吐者，少少加，得快吐乃止。諸亡血虛家，不可與瓜蒂散。

解读 本条讨论胸膈痰实证治。

文曰无头痛项强，仅寸脉微浮，而言病如桂枝证，显然不合情理。据原文第13条所论，则此条脉证，宜乎发热恶风汗出，方可言病如桂枝证。如者，似是而非也，即其征象如此，而病机迥异也。

胸中痞硬而非心下痞硬，其位偏上，其机邪阻。气上冲咽喉不得息，痰气冲逆，类于原文第 67 条。故曰胸有寒，应是痰实阻滞于心胸。因其冲逆，有上越之势，故与瓜蒂散引而越之。本条可与原文第 324、355 条之论，相互参酌。

再论前之发热恶风汗出诸症，类于中风表虚，实因痰气交阻，肺气失宣，进而肌表营卫失和所致。营卫不和是其同，而成因内外有别故也。

吐法于八法之中，取效最速，而用之不当，伤人最烈。此言瓜蒂散之辛苦涌泄，后有盐汤探吐、羽毛拂咽诸法，皆可酌情而施。其要者，中病即止，慎之慎之。

原文 病脇下素有痞，連在臍傍，痛引少腹，入陰筋者，此名藏結，死。（167）

解读 本条讨论脏结重症。

脏结者，邪结在脏，正虚邪实，预后自属不良。参阅原文第 129、130 条可知，痼结于脏之邪，其性属阴。而其所结之位，状如结胸之心下胃脘按之石硬而痛，或如本条之结于胸胁脐旁，虽部位有异，而阴邪结聚于脏，其性质无别是也。

文曰病胁下素有痞连在脐旁，阴寒之邪早已结聚于肝胆之位，致气血郁滞痼结不通，因而痛引阴筋。联系《灵枢经》等相关文献论述，此证颇类肥气。《难经·五十六难》："肝之积，名曰肥气。在左胁下，如覆杯，有头足。久不愈，令人发咳逆痎疟，连岁不已。"而《济生方》则曰："肥气之状……诊其脉，弦而细，其色青，其病两胁下痛，牵引小腹，足寒转筋，男子为积疝，女子为瘕聚。"此五积之证，病程日久，阴寒痼结，气血凝滞，正虚邪实，预后堪虞。

原文 傷寒，若吐若下後，七八日不解，熱結在裏，表裏俱熱，時

時惡風，大渴，舌上乾燥而煩，欲飲水數升者，白虎加人參湯主之。（168）

解读 本条讨论阳明热盛津伤证治。

　　文曰伤寒误用吐下诸法，七八日不解，其病情因误治而变，传入阳明之里，故曰热结在里，表里俱热。此之八字，扼要地阐明了变证病机关键及临床特点。因其邪热结聚在阳明之里，以致表里内外热势炽盛，其外者，身热汗出；其内者，烦渴如焚。以其邪热鸱张，伤损津液，故而口舌干燥，渴饮无度。邪热外张，气随汗泄，元气不足，肌腠失煦且失固，故而时时恶风。此阳明热盛之证而兼气津两伤，邪盛为本，正虚为标，故以清热为要，方用白虎汤，兼用人参，培养津气。

　　本证热盛、津伤、气耗，三者之间，环环相扣，热盛是津伤之因，气耗乃津伤之果。故而临证之际，当明辨标本，以清泄邪热保全津液为关键。

读伤寒

原文 傷寒無大熱，口燥渴，心煩，背微惡寒者，白虎加人參湯主之。（169）

解读 本条补充说明阳明热盛津伤证治。

　　热结在里，既可因邪热外张而高热，也可因热邪内聚而身无大热。虽无大热，其心烦口渴舌红苔黄等征象，结合原文第26条之大烦渴不解，脉洪大，足可反映其热结之机。本条未言时时恶风，而曰背微恶寒，亦是汗多气耗之征象，所谓壮火食气是也。

原文 傷寒，脉浮，發熱無汗，其表不解，不可與白虎湯。渴欲飲水，無表證者，白虎加人參湯主之。（170）

解读 本条讨论白虎汤禁忌。

前之两条，言热渴烦诸症，独未言及汗之有无。揆其机理，自是汗出无疑。后文原文第182条即曰：身热，汗自出，不恶寒，反恶热。本条则以伤寒脉浮发热无汗表明表邪未解，不可与白虎汤清热。其寓意有二，一旦发热无汗转为发热汗出，即是表邪已解，后文原文第188条即曰：伤寒转系阳明者，其人濈然微汗出也。此其一也。其二，此言其表不解，不可与白虎汤，暗示本证可能表里同病，表寒里热，有清热之必要，而唯因表未解，故慎重申言不得径用白虎之剂。当此之际，或先表后里，或表里同治之用大青龙类，皆在可选之列。若表邪尽解，唯遗热渴烦躁诸里热征象者，则是选用白虎剂之最佳时机。

原文 **太陽少陽併病，心下鞕，頸項強而眩者，當刺大椎、肺俞、肝俞，慎勿下之。**（171）

解读 本条再论太阳少阳并病证治与禁忌。

太阳与少阳并病，多因表邪未解而复内传少阳所致，其病或发热恶寒，或往来寒热，或心下痞硬，或胸胁满闷，或头身疼痛，其脉或浮或弦，其舌或红或淡，皆因其表里轻重缓急不同，而临床表现多有所异，然必是太阳少阳之征象共存，方可谓之太少并病。

本条以心下痞硬而头眩，言其少阳受邪；以颈项强，示其太阳受邪，以此表明太阳少阳并病。其治之法，前已述及，凡病涉少阳者，唯宜和解为法，不得独任汗吐下诸法。故可考虑诸如小柴胡汤或柴胡桂枝汤类，和而解之，和而汗之。此则仍如原文第142条，论及针刺之法，取穴大椎、肺俞、肝俞，泄其邪热。不得因心下痞硬，而行攻下之治。

原文 太陽與少陽合病，自下利者，與黃芩湯；若嘔者，黃芩加半夏生薑湯主之。(172)

黃芩湯方

黃芩三兩　芍藥二兩　甘草二兩，炙　大棗十二枚，擘

上四味，以水一斗，煮取三升，去滓，溫服一升，日再夜一服。

黃芩加半夏生姜汤方

黃芩三兩　芍藥二兩　甘草二兩，炙　大棗十二枚，擘　半夏半升，洗　生薑一兩半，一方三兩，切

上六味，以水一斗，煮取三升，去滓，溫服一升，日再夜一服。

解读 本条讨论少阳热利证治。

所谓合病者，发病之初，即有两经征象同时并见，无分先后。与并病相比较，其两经病证之间的先后因果关系不明显。

文曰太阳少阳合病而自下利，下利者，胃肠之征象是也。据此而论其病机病位，尚不足以说明问题。若以方测证，则黄芩汤药用芩芍，清泄少阳，而甘草大枣，扶助中州。观之全方，并无一味表散之药。故而病位少阳无疑，然曰其与太阳合病，则既缺脉症表现，亦无治疗反证。因之，本证当是以少阳邪热为其病因，犯及阳明胃肠而利。类于少阳阳明合病或并病，以黄芩汤主之。若胃气上逆而呕者，加生姜半夏降逆止呕。此与前之葛根汤与葛根加半夏汤，邪犯胃肠之机理及其治疗思路，同出一源。

本证与原文第34条葛根芩连汤证，同属热利，然此为胆热累及胃肠，彼为阳明肠热，病位重心各自不同，是以其临床表现同中有异。脉弦口苦目赤耳聋诸少阳症状，于本证当有所见。

原文 傷寒胸中有熱，胃中有邪氣，腹中痛，欲嘔吐者，黃連湯主

之。（173）

黃連湯方

黃連三兩　甘草三兩，炙　乾薑三兩　桂枝三兩，去皮　人參二兩　半夏半升，洗　大棗十二枚，擘

上七味，以水一斗，煮取六升，去滓，溫服，晝三夜二。

解读 本条讨论上热中寒证治。

胸中有热，自是上焦邪热内聚。胃中有邪气，未明言寒热痰饮宿食，其邪所指，唯宜据以方测证之法，予以推论。

黄连汤，以半夏泻心汤重用黄连，而去黄芩加桂枝。众所周知，半夏泻心汤所治证候，基本病机为寒热错杂。今本方虽减黄芩，然增加黄连量至三两，其清热之力并未减弱。《神农本草经》云：黄连味苦，寒。主治热气，目痛，眦伤，泣出，明目，肠澼，腹痛，下痢，妇人阴中肿痛。久服令人不忘。而黄芩味苦，平。主治诸热，黄疸，肠澼泄痢，逐水，下血闭，恶疮，疽蚀，火疡。两者功效相类，性味相近。泻心汤中干姜辛温，今更伍以桂枝，其散寒温中之力，较之前者更强。是以可以理解，本方重用黄连，以泻上部之邪火；干姜辛温，以散中焦之阴寒；桂枝通阳化气，宣通阴阳，以解寒热之格阻；半夏和胃，降逆止呕；更以人参、甘草、大枣，甘温补中，调和脾胃。

本条所论，胸在上而胃在下，是故此之胸中、胃中，意指部位之高下，并非特指具体部位。胸中有热，言热邪在上；胃中有邪气，指寒邪在下。寒热互阻，热壅胃逆则为呕吐，寒阻脾络而为腹痛。因其热而呕吐酸腐，或伴口渴心烦；以其寒则腹痛喜温，或伴下利无臭。治宜清上温下，和胃降逆，方用黄连汤。

原文 **傷寒八九日，風濕相搏，身體疼煩，不能自轉側，不嘔，不渴，脉浮虛而濇者，桂枝附子湯主之。若其人大便鞕，小便**

自利者，去桂加白术湯主之。（174）

桂枝附子湯方

桂枝四兩，去皮　附子三枚，炮，去皮，破　生薑二兩，切

大棗十二枚，擘　甘草二兩，炙

上五味，以水六升，煮取二升，去滓，分溫三服。

去桂加白术湯

附子三枚，炮，去皮，破　白术四兩　生薑三兩，切　甘草

二兩，炙　大棗十二枚，擘

上五味，以水六升，煮取二升，去滓，分溫三服。初一服，

其人身如痹，半日許復服之，三服都盡，其人如冒狀，勿怪，

此以附子、术，並走皮內，逐水氣未得除，故使之耳。法當

加桂四兩。此本一方二法，以大便鞕，小便自利，去桂也；

以大便不鞕，小便不利，當加桂。附子三枚恐多也，虛弱家

及產婦，宜減服之。

解读 本条讨论风湿痹阻证治。

———————————

痹证之于伤寒，初起皆因伤于外邪，而有身疼骨痛类似证情。然痹证乃风寒湿三气相合而病，《素问·痹论》曰："风寒湿三气杂至，合而为痹也。"三者虽可有偏重，然缺一不可，邪留肌肉骨节，变化缓慢，反复发作，缠绵难愈。而伤寒之证，风寒犯表，一汗可解；若失治误治，则极易迅速传变。此其鉴别之大略是也。

本条所论，病情缘于风寒湿邪相互搏结。征象以身体疼烦，活动困难，脉浮虚而涩为主要表现。由于风寒湿邪痹着于肌肉，气血运行不畅，故见周身烦疼，难以转侧，并可因肌腠营卫失调而伴见恶寒发热。风性疏缓，故脉浮；肌腠开泄，故汗出脉虚；寒湿阻滞，气血不畅，故脉涩。因其湿邪为患，偏渗于肠，故大便溏泄，小便不利，此《金匮要略》所言"湿痹之候，小便不利，大便反快"是也。

痹证初起，因有发热恶寒，身体痛烦，汗出脉浮等，类于太阳表证，宜加鉴别。盖太阳病虽有身痛，但一般不重，亦不致难以转侧，本条虽冠以"伤寒"二字，而实非伤寒表证，后世名之太阳类似证。其不呕不渴，病情与少阳、阳明无关。

本证之治疗，宜祛风散寒、除湿止痛，方用桂枝附子汤。若其人大便硬，小便自利者，是风去湿存，湿阻便结，治宜桂枝附子去桂加白术汤。

去桂加术汤方后之注，意味深长。一是药后反应，所谓"药不瞑眩，厥疾弗瘳"是也。二是桂枝之去留，曰一方二法，便硬尿利去桂，便溏尿少加桂，隐然先有术附并用之前提，而乃得以有去留桂枝之选。三是虚弱家及产妇，宜减量运用附子。《神农本草经》将附子列为下品，言其味辛温，主风寒咳逆邪气，温中，金创，破癥坚积聚、血瘕，寒湿痿躄、拘挛、膝痛不能行走。联系后文四逆汤方后注"强人可大附子一枚"一语，似可体会到，附子散寒除湿，祛邪以护正，而并非以补益见长。

原文 風濕相搏，骨節疼煩，掣痛不得屈伸，近之則痛劇，汗出短氣，小便不利，惡風不欲去衣，或身微腫者，甘草附子湯主之。（175）

甘草附子湯方

甘草二兩，炙　附子二枚，炮，去皮，破　白术二兩　桂枝四兩，去皮

上四味，以水六升，煮取三升，去滓，溫服一升，日三服。初服得微汗則解，能食，汗止復煩者，將服五合。恐一升多者，宜服六七合為始。

解读 本条讨论风湿痹证另一证治。

本证以风寒湿邪痹阻于骨节、疼痛剧烈、屈伸困难为特征，

与前条身疼沉重、难以转侧之邪在肌肉之证，同中有异。本证之汗出恶风，尤在泾谓之湿胜阳微，强调正虚。成无己谓之邪阻肌腠，强调邪实。二者之论，各有所据，然据其方药之选用，本证病机仍当以邪实为主，正虚为次。是以风胜则卫气不固，汗出短气而恶风不欲去衣；湿胜则水气不行，小便不利甚或身微肿也。以其风寒湿邪痹阻筋骨关节，故而骨节疼烦掣痛，不得屈伸，甚或近之则痛剧。治以温经散寒，祛湿止痛，方用甘草附子汤。其方后注曰恐一升多者，宜服六七合为始，与前条之方后注相互印证，可明其侧重祛邪之功。

本方与桂枝附子汤、去桂加白术汤三方均为治风寒湿痹之方，但各有侧重。偏于风邪在表者，宜桂枝附子汤；偏于湿邪在里者，宜去桂加白术汤；风湿俱盛偏着骨节者，宜甘草附子汤。

读伤寒

原文 **傷寒，脉浮滑，此以表有热，裏有寒，白虎湯主之。**（176）
白虎湯方
知母六兩　石膏一斤，碎　甘草二兩，炙　粳米六合
上四味，以水一斗，煮米熟，湯成，去滓，溫服一升，日三服。
臣億等謹按，前篇云，熱結有裏，表裏俱熱者，白虎湯主之。又云，其表不解，不可與白虎湯。此云脉浮滑，表有热，裏有寒者，必表裏字差矣。又陽明一證云，脉浮遲，表熱裏寒，四逆湯主之。又少陰一證云，裏寒外熱，通脉四逆湯主之。以此表裏自差，明矣。《千金翼方》云白通汤，非也。

解读 本条讨论阳明热盛证治。

"辨脉篇"云凡脉大浮数动滑者属阳，今曰伤寒脉浮滑，而未言征象，显然以脉代证，当属阳证，却言表有热而里有寒，如此前后矛盾，必有因由。林亿校注之言，论之有据，当可从之。

本证治用白虎，脉来浮滑，其证自是阳明热炽。而阳明热炽之表现，可参阅后文原文第 182、186 条及前之原文第 168、169、170 诸条。

本证热盛是本，热伤津液，耗损元气，由实转虚，是其必然趋势，故而清解邪热，是其治疗关键。白虎汤以石膏为君，气味辛寒，透解邪热，而与苦寒之芩连清泄有别。故而吴鞠通谓之辛凉重剂。

关于本方粳米，早年侍诊于江尔逊先生之际，先生曾曰，白虎退热之功，决于粳米，舍此难于收效。因思之多年，未得头绪。而运用机会亦少，无从验证。观其米熟汤成之语，似有所悟。再结合现代药理研究成果，石膏主要成分硫酸钙，难溶于水，如经胃酸作用，部分可溶而易吸收，以发挥退热之效。再观张锡纯之用石膏，大剂量煎服不效者，辅以石膏粉吞服，其效出人意表。"今用石膏由四两加至八两，似已骇人听闻，然连服五六剂，热仍如故，大便亦不滑泻，迨外加石膏细末，梨片蘸服又至两半，热始全消而病愈。"

于此，似可明了，所谓米熟汤成，类于混悬之液，以充分附着石膏粉末，入胃而经胃酸作用，变成可溶之钙盐，乃得发挥其退热之功。此说似为不经，聊备一格而已。

原文 **傷寒，脈結代，心動悸，炙甘草湯主之。**（177）
炙甘草湯方
甘草四兩，炙　生薑三兩，切　人參二兩　生地黃一斤　桂枝三兩，去皮　阿膠二兩　麥門冬半升，去心　麻仁半升
大棗三十枚，擘
上九味，以清酒七升，水八升，先煮八味，取三升，去滓，內膠烊消盡，溫服一升，日三服。一名復脉湯。

解读 本条讨论心阴阳两虚证治。

本条言伤寒脉来或结或代，或结代兼现，伴心中动悸不安。此属心之阴阳气血虚损，不能养心宁神，运血行脉。而神疲乏力，懒言少气，自亦不必赘言。治之宜炙甘草汤，双补阴阳气血，而复脉宁心。

与心悸胸闷、脉结代促等征象相关的条文，大约有原文第20、21、64、65、112、117、118、177诸条，其病机皆与心之阴阳盛衰及气血运行障碍密切相关。结合临床，在外感热病发展过程中，若见心动悸脉结代者，颇似现代医学之病毒性心肌炎之类病症。梅国强教授曾就此撰文阐述相关机理，并以相关方药化裁治疗此类病症，疗效显著。

炙甘草汤另名复脉汤，全方组成，阳刚与阴柔相伍，滋阴复脉，益气行血，充分体现出中医治疗燮理阴阳之基本理念。后世温病大家吴鞠通，据此化裁，减阳刚而厚阴柔，因有加减复脉、三甲复脉、大小定风珠之变化，以求更能针对温病阳盛阴亏之病理。

读伤寒

炙甘草汤之复脉（复律）效应，与炙甘草剂量颇为相关。现代每因所谓炙甘草水钠潴留之弊，而以轻量相投，是不足以取效者。设若有此弊端，酌情伍以茯苓利水，且能宁心，殆非两全之计？此梅国强教授之灼见，足资借鉴。

原文 **脉按之來緩，時一止復來者，名曰結。又脉來動而中止，更來小數，中有還者反動，名曰結，陰也。脉來動而中止，不能自還，因而復動者，名曰代，陰也。得此脉者必難治。（178）**

解读 本条论结代脉之脉象属性。

所谓结脉，脉来迟缓，时有一止，止无定数，更来小促。而代脉亦迟缓，时有一止，良久方来，止有定数。两者同属阴脉，

预后不良。而代脉较之结脉，相对更重，多主脏气衰微。《诊家正眼》则云结属阴寒，亦由凝积，表明其具有虚实两端不同之属性，故其主病预后不得轻言为死证。诚然，有时痛证或惊恐之时，也可见代脉，此因心气失和、脉气不相顺接所致，预后相对良好。然其出现多为时短暂，常可自行复律。

另有促脉，与结脉相类，而是数中时止、止无定数，多属阳热结聚。《脉诀刊误》即曰：结、促者，因止以别阴阳之盛。阳盛则促，脉疾而时止，虽有止非死脉。阴盛则结，脉徐而时止，虽有止非死脉。

太阳病下篇小结

太阳下篇，始于原文第 128 条，终于原文第 178 条，共计 51 条。

本篇以太阳变证结胸、痞证为重点，兼及少阳热郁、二阳并病、热入血室等，内容十分丰富，总以心下胸胁胀满疼痛为主症，详加辨识，设法御变，以明辨证论治之理。

表证失治误治，邪气入里结聚，气血郁滞，随其体质禀赋强弱、邪气寒热性质、痰水兼夹与否、病变脏腑所及等因素，而有不同证情变化。

所谓结胸者，寒热之邪与有形痰水结于心胸部位，以心下痛、按之石硬、脉沉紧为其基本特点。若无形邪热与痰水相结于心胸，范围广、病情急重者为大结胸证，其病位偏上、病势偏缓者，治以大陷胸丸（原文第 131 条）。病情急重、涉及范围广泛者，治以大陷胸汤（原文第 134、135、136、137 条）。病变范围局限于心下，病情轻缓者，为小结胸病，治以小陷胸汤（原文第 138 条）。若寒邪与痰水相结于心胸部，痞硬疼痛一如大结胸证，而寒热异性者，谓之寒实结胸，治以三物白散（原文第 141 条）。

与寒实结胸相类而非者，乃实邪结聚而正气虚损，谓之脏结，其治攻补两难，故预后不佳（原文第 129、130 条），尤以原文第 167 条最为典型。

若无形寒热之邪陷于心下胃脘部，中焦升降失常，而致气郁心下痞满不适者，谓之痞证，按之自濡而不痛，是其候也（原文第 151 条）。其热郁心下者，治以大黄黄连泻心汤（原文第 154 条）；兼卫阳不足者，治以附子泻心汤（原文第 155 条）。寒热错杂于中焦，以呕利肠鸣心下痞为主症者，治以半夏泻心汤（原文第 149 条）；兼水饮食滞、嗳气食臭者，治以生姜泻心汤（原文第 157 条）；兼脾胃虚弱、下利无度者，治以甘草泻心汤（原文第 158 条）。又有水逆致痞者，五苓散主之（原文第 156 条）。饮停胁下之悬饮心下痞硬胁下痛，治以十枣汤（原文第 152 条）。痰气交阻而痞者，旋复代赭石汤主之（原文第 161 条）。脾虚寒湿中阻致痞者，桂枝人参汤主之（原文第 163 条）。少阳热郁心中痞硬者，大柴胡汤主之（原文第 165 条）。痰实阻滞胸中痞硬者，瓜蒂散主之（原文第 166 条）。凡此皆与前述气郁痞诸证，同中有异，以明辨其虚实寒热属性及病位上下表里之别。

太阳少阳之二阳并病，治以和解为基础，不可因其头痛发热而妄汗，心下痞硬而妄下。以针法取之，疏透邪热，亦属合乎情理之治（原文第 142、150、171 条）。若乎心下支结而表证必予兼顾者，则可投以柴胡桂枝汤（原文第 146 条）。或胸胁满因少阳饮结者，可治以柴胡桂姜汤（原文第 147 条）。二阳并病阳微结而心下满者，则可径与小柴胡汤（原文第 148 条）。

热入血室之证，以其胸胁满而与结胸痞证相类，亦列此以辨（原文第 143、144、145 条）。

另外，兼论阳明热盛及津伤，投以白虎汤（原文第 176 条）或白虎加人参汤（原文第 168、169、170 条）；少阳累及阳明之呕利证，投以黄芩汤或加半夏生姜止呕（原文第 172 条）；上热中寒腹

读伤寒

痛呕吐，主以黄连汤（原文第 173 条）；脉结代心动悸，主以炙甘草汤（原文第 177 条）；下元不固下利不止者，投以赤石脂禹余粮汤（原文第 159 条）……凡此等等，皆属比类相附，以明其辨。

至于风湿三方证（原文第 174、175 条），杂于此篇，可以与伤寒身痛相鉴别视之。

辨阳明病脉证并治

读伤寒

原文 問曰：病有太陽陽明，有正陽陽明，有少陽陽明，何謂也？
答曰：太陽陽明者，脾約是也；正陽陽明者，胃家實是也；
少陽陽明者，發汗利小便已，胃中燥煩實，大便難是也。
（179）

解读 本条讨论阳明病的成因。

　　文曰病有太阳阳明、正阳阳明、少阳阳明，言阳明之病，或
源于太阳，或源于少阳，或源于本经。其源于太阳少阳者，必是
传经所致，是先有太阳少阳之病证，而后乃有阳明之征象。而其
所谓正阳阳明者，言其发病之初，即见阳明里证。外感热病，由
表及里，当得先有表证，而后乃见里证，此其一般规律。然亦有
特定情况下，外邪直入于里，未现其表，即有其里者。此之发病
形式，后世谓之本经自发，于三阴而言谓之直中，在温病则有伏
邪之说，其理无异。

　　结合后文原文第187条之太阴转属阳明，乃至少阴病篇三急
下诸条理解，阳明病证之形成，其途多端，不得局限于由表及里
之一途，此其一也。

其二，本条云源于太阳曰脾约，源于少阳曰大便难，而源自本经曰胃家实，其义不得如此局限，而当以互文见义视之。即太阳、少阳、正阳，无论何途，皆可为胃家实之阳明病证，而脾约、大便难俱属阳明胃实之范畴。

其三，曰少阳阳明缘由发汗利小便，此言其伤津之因，而成化燥之根。非独少阳，各经病证若得转属阳明，尽皆具备津伤之病理机制。

原文　**陽明之為病，胃家實是也。**（180）
解读　本条讨论阳明病提纲。

此条写法，与其他各经之提纲不同，不对具体征象作表述，而是以病机表述作为阳明病证共性之高度概括。

就文意而论，所谓阳明病，就是胃家实，非常简洁明了。然所谓胃家，据《灵枢》之论，大肠小肠皆属于胃，是概指整个胃肠系统，而非独限于胃也。众所周知，阳明统辖胃与大肠，即手阳明与足阳明是也。而小肠类属太阳，与阳明不相统属。然因其上下相承，共同完成水谷之腐熟吸收与传化过程，是以《灵枢》以之统属于胃。以此，阳明之病位，胃肠是也。结合前之太阳主表、与肺卫相合之认识，因之可知，大论所言三阳三阴，不纯以经络为据，而是以功能组合为其类属标准。

胃肠之位，水谷所聚，胃实肠虚，胃虚肠实，更虚更实，是为有序之生理。今外邪犯及，失其常度，是水谷易停不化，谓之宿食。更因邪热内陷，与之搏结，谓之燥屎，此为实也。设若胃肠传化有序，而仅无形邪热炽盛于内，弥漫于外，此亦为实。《黄帝内经》云邪气盛则实，此之谓也。

由此可知，阳明之病，乃胃肠邪实之证。而其具体症象，宜参阅后文原文第182、186条。此三条相互参合，阳明病证之机理脉症可明矣。

問曰：何緣得陽明病？答曰：太陽病，若發汗，若下，若利小便，此亡津液，胃中乾燥，因轉屬陽明。不更衣，內實，大便難者，此名陽明也。（181）

本条讨论太阳病转属阳明之原因。

　　前言太阳阳明，脾约是也。脾约之证，乃胃热束脾，脾不能为胃行其津液，以致津液不足而胃肠燥结。本条具体讨论阳明之来自太阳者，缘由或发汗，或下，或利小便，以致津液伤损，胃肠燥结，而成阳明病。阳明病，不大便或大便难，是其内实的基本表现，故每见数日不大便或大便干结困难，多可断之阳明病。

读伤寒

　　太阳病，若发汗或下或利小便误治之后，津伤固然，其有转属阳明者（原文第181条），有少量频饮胃和而愈者（原文第71条），亦有阴阳自和而愈者（原文第58条），贵在观其脉证知犯何逆，不得限定眼目而自囿。

問曰：陽明病外證云何？答曰：身熱，汗自出，不惡寒，反惡熱也。（182）

本条讨论阳明病临床表现。

　　文曰阳明病外证，即言其外现之征象。阳明内在之病理是胃家实，阳明外现之象，即是此条所言：身热，汗自出，不恶寒反恶热是也。

　　其身热者，既是自觉之症状，更是他觉之体征，触之温热甚或灼手是矣。而汗出者，或透汗如蒸，或手足濈然汗出，或头汗齐颈而还，俱属自汗之类，缘由热迫津泄。不恶寒反恶热者，假宾定主之手法，借不恶寒之症而突出恶热之症，此乃自觉之症状，畏恶温热而喜凉爽是也。此三症，充分反映了阳明病邪热炽盛之内在本质，无论其经腑分证如何，皆当有此征象，方可言之阳明病。

原文 **问曰：病有得之一日，不發熱而惡寒者，何也？答曰：雖得之一日，惡寒將自罷，即自汗出而惡熱也。**（183）

解读 本条讨论阳明病初期恶寒现象。

前言阳明病外证身热汗自出、不恶寒反恶热，本条言阳明病初起之时，亦有不发热而见恶寒者。究其机理，多因阳明初感外邪，阳气内郁，未能及时伸展所致。虽然如此，但其恶寒时间短而程度亦极其轻微。燥热鸱张之际，恶寒迅速自罢，而出现发热汗自出、反恶热的典型征象。此与太阳恶寒程度重且不能自罢者，显然有别，再者，外邪直犯阳明，必是其人素体阳旺，内外相合，乃有其机。故而外邪初犯阳明恶寒之际，即有舌红烦渴内热已蕴之象，与太阳恶寒自有所异，理固然也。

亦有医家将此恶寒，视作表邪未尽，如成无己曰："邪客在阳明，当发热而不恶寒。今得之一日，犹不发热而恶寒者，即邪未全入腑，尚带表邪；若表邪全入，则更无恶寒，必自汗出而恶热也。"

关于阳明恶寒之论，固如上说。而临证之际，很难及时准确判断其是否属于表邪未尽或阳明初期恶寒。吴鞠通"太阴风温、温热、温疫、冬温，初起恶风寒者，桂枝汤主之"之论，似亦与此相类，不得已为之设法。

原文 **问曰：惡寒何故自罷？答曰：陽明居中，主土也，萬物所歸，無所復傳，始雖惡寒，二日自止，此為陽明病也。**（184）

解读 本条讨论阳明恶寒自罢的机理。

与太阳主开其性外散相对，阳明主阖，其性内聚。故文曰阳明居中主土，万物所归，无所复传。万物因土而生发，亦因土而归藏。邪气初感阳明，无论寒热燥湿，皆因阳明内聚之性，归并于中，并随其气而燥化，故而始虽恶寒，二日自止而恶热也。

万物所归，无所复传者，言表里寒热之邪，皆可归并阳明，化燥结实，而成阳明胃家实。是阳明胃实，非下不去，故曰无所复传。而阳明胃热，仍可伤津耗气，导致病证传变多端。故不得据无所复传之语，而谓阳明病证始终不传变。

原文 **本太陽初得病時，發其汗，汗先出不徹，因轉屬陽明也。傷寒發熱無汗，嘔不能食，而反汗出濈濈然者，是轉屬陽明也。**（185）

解读 本条讨论太阳转属阳明两种情况。

太阳初病之时，发汗是为正治，然汗之不当，汗出过多或汗出不彻，亦属误治之例。前言（原文第181条）汗出津伤胃燥而转属阳明，此则谓汗出不彻，阳郁化热，也可转属阳明。即若未经误治，在阳盛之体，伤寒发热无汗，时日较久，也可阳郁而化热，如若破络而衄，则有红汗散邪之机，如前之原文第47条。若化热入里，转属阳明，则遍身濈然汗出，并脉来洪大、心烦身热恶热等。

关于呕不能食，有言其为转属阳明之征象者，亦有谓之伤寒邪束于表，内迫阳明胃逆者，各有所据。贵在审察病机，而作整体认定，不必拘泥于一症一脉。

原文 **傷寒三日，陽明脉大。**（186）

解读 本条讨论阳明主脉。

一日太阳，二日阳明，三日少阳，此三阳逐日传经之时序。今言伤寒三日者，意为感受外邪已有一定时日，而非必三日之数也。前言伤寒二三日，阳明少阳证不见者，为不传也。今曰伤寒三日而见脉大则属阳明，与前之伤寒一日脉静者不传，脉数急者为传，异曲而同工。

脉有阴阳，大浮数动滑者属阳，沉涩弱弦微者属阴。今脉来实大，无论滑数与否，总为邪盛之象。阳明为病，胃家实是也，其病机关键亦是邪盛，故曰阳明脉大。

原文 **傷寒脉浮而緩，手足自溫者，是為繫在太陰。太陰者，身當發黃，若小便自利者，不能發黃，至七八日大便鞕者，為陽明病也。**（187）

解读 本条讨论太阴转属阳明之可能性。

所谓伤寒脉浮而缓，手足自温者，系在太阴，是言其病与太阴相关。脉浮而缓，实乃濡脉之象。《脉经》谓濡脉如水中帛衣，轻手相得。其言虽简，状极形象。此类于太阳中风之脉，而实与太阳中风机理迥异，故无寒热头痛身疼之表象，而唯见手足自温者。据后文之语气，当是与小便不利、身黄等症并见，方可言之太阴病，所谓脾湿为病是也。亦因于此，则脘痞腹胀、纳呆便溏，自在情理之中，不言而明。否则，仅据脉浮缓而手足自温，而断之太阴为病，实为牵强。因之其脉浮者，似可理解为湿气内郁，格拒阳气而外浮所致。证之临床，并非无据。

太阴湿气为病，若小便自利，邪有出路，日久湿微而燥盛，则大便反硬，身不发黄。所谓阳明燥金之气，胜于太阴湿土之气，如此则由寒转热，由湿转燥，而转属阳明矣。《黄帝内经》云"阳道实，阴道虚"，"实则阳明，虚则太阴"，此之谓也。

此条宜与原文第278条互参。

原文 **傷寒轉繫陽明者，其人濈然微汗出也。**（188）

解读 本条讨论转属阳明的主要征象。

　　读此条，如果从字面而论，则是太阳伤寒表实无汗之证，经一定病程而反见濈然微汗之象，提示外邪传里，病转阳明。自然恶寒身疼诸般表症渐消，而身热恶热烦渴诸多里象同现。如此，则其汗出，乃阳郁化热，迫津外泄所致。

　　如果将伤寒二字视作广义之辞，此则表明一切外感病证，如见濈然汗出，多提示转属阳热炽盛之阳明病。由此可知，汗出之症，是诊断阳明胃家实之重要依据。

　　然汗出之机理，阴阳虚实多端，在表有卫气不固者，在里有邪热迫津者，是以不得仅据汗出一症，而断之阳明。阳明之汗，或如炊笼之蒸于全身，或局限于头颈，或濈然于手足，种种不一，皆必伴身热肢温，烦渴溲黄等症，不可不知。

读伤寒

原文 **陽明中風，口苦咽乾，腹滿微喘，發熱惡寒，脉浮而緊，若下之，則腹滿小便難也。**（189）

解读 本条讨论阳明中风脉症表现。

　　观伤寒原著，可知六经皆有中风之论，是以后世盛行六经皆有表证之说。如此而来，其太阳主表阳明主里、三阳属表三阴属里之六经生理层次，不免有混淆之虑。今为理顺其关系，特作相对系统之梳理。

　　太阳中风，病在太阳，自属表证之范畴，治以汗解。

　　阳明中风，见于本条及原文第231条。本条之论，口苦咽干，腹满微喘，脉浮而紧，与原文第221条类同，可理解为邪热内盛。然邪热内盛者，必如原文第221条之发热汗出，不恶寒反恶热。

今反发热恶寒，并见脉来浮紧，更似表寒里热之同病状态。若着眼于口苦咽干，则本条亦属三阳合病之例。至于原文第231条，其论应属三阳合病。而另有能食名中风者（原文第190条），显然阳热之邪侵犯阳明，胃热亢盛而消谷，与表证并无关联。

少阳中风，见于原文第264条。耳聋目赤，胸闷而烦，显然少阳风火上炎，并无邪在肌表之象。

太阴中风，见于原文第274条。言其四肢烦疼为中风之主要表现，后世医家释曰脾主四肢，风邪中脾，故烦疼。此说似为有据，而实属牵强。联系后文原文第276条之太阴病脉浮可发汗宜桂枝汤之语，似可认为太阴中风，亦是脾家虚弱而兼风邪在表之同病状态。

少阴中风，见于原文第290条，言其脉阳微阴浮为欲愈之兆。此之阴阳，自然不是重按轻取候脉之手法，而是指尺寸之位。是言少阴中风，尺脉浮而寸脉微者，少阴肾气渐充，而托内陷之邪以外出，故曰欲愈。此之尺浮，不应是邪在肌表之征。其有兼表者，其脉当尺寸俱浮或寸浮，或兼发热头痛者。

厥阴中风，见于原文第327条。与少阴中风类似，未明言其征象，而仅以脉微浮与不浮作为预后之判断依据。脉浮者，邪气有外散之机，故曰欲愈；不浮者，邪气有内结之势，故曰未愈。

六经中风脉症如是，若据此而言六经皆有表证，则有混淆概念之嫌。盖表者，与里相对。表证者，发生在皮毛肌腠之病证，《黄帝内经》云其在皮者汗而发之，故表证以汗法为其治疗大法。如果将六经视作生理层次，则太阳中风属表无疑，而其他五经之中风，自是风邪直中三阴或径犯阳明少阳，其临床表现，与太阳表证无关，其治自亦与汗法无涉。如若将六经视作经界之分，各有所属之部而皆有内外表里层次，则六经皆有表证。有表证，解表宜汗，则六经病证皆有可汗之证，而观六经证治，除太阳之外，他经病证皆无单纯可汗之例。其有可汗之者，皆是二经同病之例。如此，则六经皆有表之论，似可视作他经皆能兼表而已，而非太阳之外，另有表证。

 原文 **陽明病，若能食，名中風；不能食，名中寒。**（190）
 解读 本条讨论阳明中风与中寒。

此条以阳明受纳腐熟之基本功能变化，作为判断阳明寒化热化之依据。风为阳，寒为阴。风寒之邪性质不同，侵犯阳明之所，其受纳腐熟功能变化自不相同。阳热杀谷，阴寒不腐，故而谓之能食名中风，不能食名中寒。

中医临床思维，因发知受，审证求因，审因论治。故而，此条以能食而断其伤于风邪，实则反映胃阳素旺之体，受邪而有热化之机。以不能食断其中有阴寒，则反映胃阳素弱，病有从寒而化之机。然阳化阴化，皆当观其脉证，此皆因发知受之例是也。

原文 **陽明病，若中寒者，不能食，小便不利，手足濈然汗出，此欲作固瘕，必大便初鞕後溏。所以然者，以胃中冷，水穀不別故也。**（191）
 解读 本条讨论阳明中寒欲作固瘕证。

胃阳不足，复感寒邪，或胃气生寒，中焦寒盛，故曰中寒。阴不杀谷，故不能食。脾不转输，水津失布，不能偏渗于膀胱，故小便不利，而外溢于四末，以致手足濈然汗出。

固瘕之症，癥瘕固结，大便不通是也，寒热皆备。钱氏认为坚凝固结之寒积，是据本条病机而论。欲作固瘕者，欲作而未作，水冰混杂，故大便先硬后溏。若治疗及时，阳复阴消，则无固瘕之患。否则，迁延失治，寒邪更甚，冰凝坚结，则为固瘕。故曰，胃中冷，水谷不别，乃欲作固瘕之病机。

阳明病，不能食而手足濈然汗出者，寒热皆见。其小便数，大便硬者，为燥结之证，宜下。其小便不利，大便初硬后溏者，为胃寒之证，宜温。其间舌脉兼夹，自有不同。

原文 **陽明病，初欲食，小便反不利，大便自調，其人骨節疼，翕翕如有熱狀，奄然發狂，濈然汗出而解者，此水不勝穀氣，與汗共並，脉緊則愈。**（192）

解读 本条讨论水湿郁表证。

湿滞关节，营卫滞涩，故而骨节疼痛；邪郁肌表，卫气不和，是以翕翕如热；水湿内停，气化失司，则小便不利。此之湿邪，或自外来，或由内生，然其留滞肌腠、阻碍营卫，以致于此。

文曰初欲食而大便自调者，小便当自利，如是则脾胃转运得宜，不得为病。今小便反不利，则水津敷布失常，湿邪内阻，日久必耗阳气，则后之不能食欲作固瘕等，其势难以逆料。若正气蓄积有时，骤然奋起相争，因之脉紧而奄然发狂、濈然汗出者，其理类于战汗，为正邪相争剧烈之象。正胜则水湿与汗俱出，诸症自除。若汗出而脉沉肢凉昏愦息微者，此正不能胜邪，重危之象，必以回阳救逆为法。

原文 **陽明病，欲解時，從申至戌上。**（193）

解读 本条讨论阳明病欲解时。

尤在泾曰："申酉戌时，日晡时也。阳明潮热，发于日晡；阳明病解，亦于日晡。则申酉戌为阳明之时，其病者邪气于是发，其解者正气于是复也。"

申时，即下午3—5时。戌上者，酉戌相交之时，即下午7时。

辨阳明病脉证并治

175

申至戌上，此乃阳明经气主旺之时。阳明为病每多燥热之证，而阳气所旺之时，则可加重病情，是以阳明之证常见日晡潮热之象。然则，毕竟阳明经气自旺，机体自调力较他时为强，如是则阳明病情欲解之时，亦以此际为最佳时机。此祸福相依、否泰互根之理，实为辩证观念之体现，此其一也。

其二，本条文接中寒诸条前后，如此则可具体理解为，中寒证预后之转机，在于阳气之复。

关于六经欲解之时，各条义理不同，注家仁智互见，皆有可取，然不可拘泥之。要之，欲解之时，寓示不同病证，皆有一个最佳解除时机，宜乎善加利用，以求事半功倍之效。

原文 **陽明病，不能食，攻其熱必噦，所以然者，胃中虛冷故也。以其人本虛，攻其熱必噦。**（194）

解读 本条讨论胃中虚冷者禁下。

阳明病能食名中风，不能食名中寒，此以常理而论者。阳明病之不能食，亦有腑实燥结者，此则病证之变局也。若属阳明腑实不能食，则应兼潮热谵语、腹满不大便、脉实苔燥等症，自当攻下。燥屎得去，胃气和降，则自能纳谷。

若胃中虚冷、不能受纳所致之不能食，必无阳明腑实之象，而有脾胃虚弱之征。故温中和胃是其大法，理中、吴茱诸方，酌情而用。若误用攻下，则胃阳衰败，浊阴上逆，因而发生哕逆之变。

原文 **陽明病，脉遲，食難用飽，飽則微煩，頭眩，必小便難，此欲作穀癉。雖下之，腹滿如故，所以然者，脉遲故也。**（195）

解读 本条讨论阳明中寒谷瘅欲作之证。

读伤寒

谷瘅之证，因水谷郁滞、湿浊内阻、肝胆失疏而致。因其寒热所化不同，而有湿热、寒湿分证之异。

阳明脉迟，不尽属寒。脉来有力而与潮热谵语、腹满硬痛、不大便等并见者，腑实而气血郁滞故也。若脉来迟缓无力，胃痞不运，则属胃阳不足，阳明中寒。是脉迟虽同，而主证各异。

阳明中寒，受纳腐熟运化无权，故多食则滞，水谷不化，湿浊内郁，升降无序。清阳不升则头眩，浊阴不降则烦满。寒湿郁阻则小便难。《金匮要略》曰：黄家所得从湿得之，今湿浊内郁，疸势已成，故曰谷瘅欲作。

此时治宜温中散寒除湿，脾阳健运，寒湿得去，则疸黄不发。后世如茵陈术附汤之类，可供选择。设若误下，必致中阳更衰，寒湿愈甚，不仅腹满如故，而黄疸之发必不能免。

原文 **陽明病，法多汗，反無汗，其身如蟲行皮中狀者，此以久虛故也。**（196）

解读 本条讨论阳明津亏身痒证。

阳加于阴谓之汗。阳明病，邪热炽盛，热蒸液泄则多汗，亦阳加于阴是也。故原文第182条云阳明病外证身热汗自出不恶寒反恶热，足见汗出为阳明病理之常态表现。

今身热恶热而反无汗，且身痒如蚊虫之行，自非发热恶寒无汗之表实，亦非身痒面赤无汗之表郁。文末曰其久虚，虚者，阴阳气血匮乏，而此身热恶热之阳明病，其虚必以津液不足为常。阴阳互根，津虚日久者元气亦自不足。故成无己云："胃为津液之本，气虚津液少，病则反无汗。胃候身之肌肉，其身如虫行皮中者，知胃气久虚也。"此言其虚之义。而久者，细玩其味，必是病前即有其虚，非阳明病日久致虚之义也。

如此可知，本条所论，当是气液素虚之人，复感温邪伤于阳明或外感风寒内传阳明，以致身热无汗而身痒。此仅就文义而论，若夫临床实际，似也可因燥热久羁而气液日亏，终至无汗身燥肤痒之变。此又不可拘泥于文字，唯审其或病前素虚，或病久致虚，即可明其久虚之义。

无汗之机，一者气不化液难以作汗，一者津液匮乏汗源不充。然里热外蒸，鼓动于肌腠之间，欲汗而透发不得，此即身痒之由也。其状类于原文第 23 条之表郁，而病机不同。一者邪闭于表，宜小汗而透之。一者津气亏乏，宜生津益气，清解燥热。

若与原文第 53 条之解读互参，则此之无汗身痒，亦可理解为营卫失调，唯其形成之因，各有不同。若原文第 174 条药后身痹，未尝不可作如是观。如此求常达变，则中医圆融之义，庶几可明。

読伤寒

原文 陽明病，反無汗，而小便利，二三日嘔而欬，手足厥者，必苦頭痛；若不欬不嘔，手足不厥者，頭不痛。（197）

解读 本条再论阳明中寒表现。

此承前再论阳明病法多汗而反无汗之变。观其既无太阳身痛恶寒之表象，亦无津亏口渴心烦身痒之里虚，反见呕咳肢厥头痛诸症，此乃中阳不健，水气不化，寒饮逆上犯中所致。上逆为呕，射肺则咳。阳虚而不布，故手足厥冷。水寒逆犯清阳，故必苦头痛。其小便利者，饮停于中，而下焦气化尚未逆乱。

本证先因寒饮聚于中焦，饮邪上逆而诱发诸症，故以呕、咳、厥冷为本，头痛为标。若无咳呕肢厥之饮逆，自无头痛。故程郊倩言："阳明病，反无汗，阳虚不必言矣。而小便利，阳从下泄，中谁与温。积之稍久，胃中独治之寒，厥逆上攻，故二三日咳而呕，手足厥，一皆阴邪用事。必苦头痛者，阴盛自干乎阳，其实与阳邪无涉。头痛者标，咳、呕、手足厥者，本条中有一呕字，不能食可知。"其论精辟独到，足资参考。

而本证之治，自当本于《金匮要略》病痰饮者当温之义。方药之选，苓桂、理中之类，择其宜者而施，自是不必赘言。

原文 陽明病，但頭眩，不惡寒，故能食而欬，其人咽必痛。若不欬者，咽不痛。（198）

解读 本条再论阳明中风表现。

本条承上条中寒之论，而以阳明中风相对勘，以明阳明阴阳寒热之辨。钱天来谓此条纯系热邪，当与阳明中寒之不咳、不呕、手足不厥、头不痛一条两相对待，示人以风寒之辨也。

阳明病能食不恶寒，说明胃阳素旺，邪从阳化，病属阳明中风之类。而身热汗出恶热等，自是不言而喻。

中寒饮逆犯肺则咳，而此则邪热灼肺亦咳。前者胃逆则呕，此则热郁咽痛。前者饮冲头痛，此则热扰头眩。是征象虽似，而病机截然相反。故程郊倩谓前者不能食，与此之能食相对，寒热属性通过比勘，更能彰显其异。

至于不咳则咽不痛者，反映邪热影响所及，咽痛与咳逆之密切相关性。是咽中不适每易咳嗽，而咳嗽亦常伴咽部不适。二者形影相随，皆因其同属肺系之征象故也。

原文 陽明病，無汗，小便不利，心中懊憹者，身必發黃。（199）

解读 本条讨论阳明湿热发黄。

黄家所得，从湿得之。今阳明之病本应汗出而无汗，且小便不利，不属津伤，必是湿郁，殆无疑义。今文中以心中懊憹明其邪热壅盛之义，以身必发黄作为臆测之症。显然无汗小便不利，必属湿阻所致。

阳明热盛，太阴湿阻，湿热交蒸，郁滞肝胆，其疸必发。故而阳明为病，有发黄者，有不发黄者，关键在于脾湿之有无，此其一也。其二，脾湿胃热，必须影响肝胆，方能发黄，此其另一关键。

阳明主燥，太阴主湿。阳明燥气偏亢，往往太阴脾湿不及。然阳明热盛之时，亦有太阴湿气布化失司，以致胃热脾湿相合而病者，此即阳明发黄之初因。

今无汗并小便不利，正是太阴湿气布化失司的表现。湿热郁蒸，心中懊憹。三者既是发黄之先兆，亦是湿热疸成后之重要兼见征象。

读伤寒

原文　**陽明病，被火，額上微汗出，而小便不利者，必發黄。**（200）
解读　本条讨论火逆发黄。

阳明为病，燥热炽盛，本应泄热救阴，反以火法以投，是实其实，热其热，误治之属。其变之途，视其体质阴阳盛虚，或动风惊厥，或发黄吐衄，变证多端，各有不同。

今火与热合，邪热炽盛，津液更伤。火热炎上而额上微汗，液耗则身无汗而小便不利。邪灼肝胆，胆热液溢，因而发黄。

本条较之前条，重在热盛津伤，其疸因于肝胆失疏，而肝胆失疏因于阳明火毒炽盛，与原文第6条风温误用火法、原文第111条中风火劫后发黄之机理相似，而与前条湿热交蒸机理不尽相同。

此条所论火逆发黄，颇似后世瘟黄论之源。其治殊为棘手，失治误治，每易痉厥昏谵吐衄，类于现代医学之亚急性重型肝炎之类，预后不良。

原文　**陽明病，脉浮而緊者，必潮熱，發作有時；但浮者，必盗汗出。**（201）
解读　本条讨论阳明脉症辨析。

脉浮主表，紧主寒，此后世公认之脉理。故而发热恶寒脉浮紧者，太阳伤寒是也。

今言阳明病脉浮紧而潮热有时者，诸家见解不同，有言其兼表者，如陈修园曰：仍见太阳表实无汗之脉，阳明被太阳之寒邪外束，则阳气不能宣发而为热，故必乘其所旺申酉时而潮热，如潮水之发作有定时。有言其纯为阳明里证者，如唐容川云此脉紧是应大肠中有燥屎结束之形也，故必潮热。

考仲景脉法，大浮数动滑为阳，今脉浮，其病性属阳。而脉紧者，邪气盛实也。因此脉浮紧者，非独太阳伤寒特有之脉也。观后文原文第221条之脉浮而紧，即是阳明邪热亢盛之象。

论曰：潮热者，实也。其热不潮，未可与承气汤。说明潮热乃阳明里热结实之特殊热型。而其发作有时者，则类于日晡所潮热之义。故而，潮热有时而脉浮紧，是阳明燥热结实之表现。而脉浮不紧者，则是邪热虽盛，而未结实，弥漫内外，逼津外泄而为汗。至于盗汗抑或自汗，不必拘泥，然多为遍身汗出。若手足濈然汗出者，则为邪结胃肠之腑实证所多见。

阳明之病，脉多洪大。今言其浮或紧，乃属变局。此条意在随证以辨脉，而非据脉以定证。

 陽明病，口燥，但欲漱水，不欲嚥者，此必衄。（202）
 本条辨阳明血热致衄。

口干燥而欲饮者，谓之口渴。阳明气分热盛，津液耗伤，则渴而多饮，是其常也。若夫口燥者，一者气血津液敷布不及，而非津液亏虚，如《金匮要略》虚劳肌肤甲错，瘀血唇痿舌青而口燥，其理相同。故有辛以润之一说。一者血分有热，热蒸营气，故虽燥而非渴，但欲漱水不欲咽。

今言阳明病口燥但欲漱水不欲咽，乃热陷营分，而有灼伤脉络之虑，故曰必有衄血之变。其必者，非必然之谓，而是推测之义。至于或衄或吐或便血，乃至妇女经水量多或先期而至等，皆是血热证候。举一反三可也。

原文 **陽明病，本自汗出，醫更重發汗，病已差，尚微煩不了了者，此必大便鞕故也。以亡津液，胃中乾燥，故令大便鞕。當問其小便日幾行，若本小便日三四行，今日再行，故知大便不久出。今為小便數少，以津液當還入胃中，故知不久必大便也。**（203）

解读 本条讨论二便关系。

读伤寒

阳明病大便硬，大略有燥热结实与津液内竭两种成因，总与津液存亡相关。前者宜用苦寒泄热去实之法。后者酌用润下或导下法，或当俟其津回肠润而大便自通。

阳明病以其本自汗出，而复发其汗，津液伤损之由是也。是邪热虽去，但津液内竭，胃燥而便硬，故微烦而不了了。此与原文第71条汗后津伤胃失和顺烦躁不眠者，其理一也。本证之便硬纯因津伤，故有津复自愈之可能。小肠职司分清泌浊，若津液偏渗于大肠，得以滋润其枯燥，则小便次数减少，是大便虽闭而有自通之机。

以小便量次之变化，判断大便之闭通，是整体观之具体运用。后文原文第247条脾约证为小便数大便硬；原文第233条小便自利大便硬，仍属同一机理，津少则燥结，津回则便通。

值得深思者，阳明病汗之而曰病瘥，何也？本证似属表里同病，表重里轻之局，类于原文第56条，如此乃得汗而解。然因汗出津伤，里气未和，是以大便硬结难出。

原文第56条从太阳角度论下，本条从阳明角度论汗是从不同侧面阐明太阳阳明表里同病之治疗思路，仍以先表后里为原则。

原文 **傷寒嘔多，雖有陽明證，不可攻之。**（204）

解读 本条讨论伤寒呕多不可攻。

此言伤寒，指广义之外感热病，意指呕吐出现于外感热病各阶段，虽兼有阳明之证，其治当审证而论，不得徒事攻下。

沈明宗曰："恶寒发热之呕，属太阳；往来寒热之呕，属少阳；但恶热不恶寒之呕，属阳明。然呕多则气已上逆，邪气偏侵上脘，或滞少阳，故虽有阳明，是不可攻，攻则正伤邪陷，为患不浅。"其注可谓简明扼要。

故而伤寒太阳少阳三阴各经病证之呕，自不可攻。即或阳明之呕，若乎邪未结实于胃腑，仅是无形邪热充斥，仍不可攻。若因腑实燥屎内阻，胃气不降而逆，且无他经病证之兼夹者，乃可酌情攻下以降其逆。

至于少阳之呕，兼有内实者，亦是和解为主，兼予攻下，此常变之道，不可不知。

原文 **陽明病，心下鞕滿者，不可攻之。攻之利遂不止者死，利止者愈。**（205）

解读 本条讨论阳明病心下硬满不可攻。

阳明病腑实燥结之证，因其胃肠燥屎阻滞，故以不大便而腹部硬满疼痛为特征，此乃应用攻下法之确证。而本条阳明病曰心下硬满，与腹满硬痛大有区别。因无形邪热结聚，气机阻滞不行，故心下硬满而不痛，其位偏于上部。而攻下之法，攻逐肠中实邪，今邪聚于心下，且非有形，故不可攻下，若误攻则脾胃之气受损，因而下利不止，预后多属不良。若利能自止，表明体质尚旺，胃气有渐复之机。

本证心下硬满与热实结胸类似，但结胸证以心下痛，按之石硬，甚则从心下至少腹硬满而痛不可近为主，治当攻下水热，破结去实。本证则心下硬满而不疼痛，与结胸不同。故禁用攻下。汪苓友云：结胸证，心下硬满而痛，此为胃中实，故可下。此证不痛，当是虚硬虚满，与半夏泻心汤证心下痞满略同，故云不可攻也。《补亡论》常器之云：未攻者，可与生姜泻心汤，即是此意。又云：利不止者，四逆汤。愚意云：止须以理中汤救之。其论说明，心下硬满，宜乎生姜、半夏泻心汤治之，误下而利不止者或四逆或理中，皆可救其逆。

然阳明之病，以胃家实为特点，当是邪热亢盛为主。今之心下硬满，多属无形邪热结聚于中脘，因而三黄泻心汤之类，可能更为对证。若乎兼有少阳证情者，则大小柴胡汤类，亦属的当。

读伤寒

原文 **陽明病，面合色赤，不可攻之，必發熱。色黃者，小便不利也。**（206）

解读 本条讨论阳明病面合色赤者不可攻。

此条在"必发热"之前似省略了"若攻之"三字。如此理解，文义方显流畅贯通。

阳明病，面合色赤，是邪热怫郁于经而不得宣透于外，势必循足阳明之脉上炎而熏蒸于面。故使面部通红。阳明邪热虽盛，但腑未成实，既无潮热腹满痛，又无大便硬等，故不可攻下。

阳明经热证法当清解，若误用攻下，必伤脾胃。脾虚则水湿不得运行，邪热在里，与湿相合，湿热郁蒸，影响肝胆疏泄，胆热液溢而成黄疸，必见发热、身黄、目黄、小便不利等症。此言其误下变证之一端，《医宗金鉴》云若其人里燥，小便利，则同燥化，当不发黄，而必大便硬矣，此又其一端也。若结合原文第

221、222、223 条互参，则可知邪热在经误下之后，或结胸，或懊憹，或津伤，或饮结，变证多端，未可逆料，必当据症而辨，审证而治。

原文 **陽明病，不吐不下，心煩者，可與調胃承氣湯。（207）**
调胃承气汤方
甘草二兩，炙　芒消半升　大黄四兩，清酒洗
上三味，切，以水三升，煮二物至一升，去滓，内芒消，更上微火一二沸，温顿服之，以調胃氣。

解读 本条讨论阳明内实热郁心烦的证治。

烦者，从火从页，会意之词，其性属阳。如太阳之发烦目瞑、少阳之心烦喜呕、阳明之烦躁谵语，无一不属此类。即若太阴之四肢烦疼或暴烦下利、少阴之烦躁不眠、厥阴之嘿嘿不欲食烦躁等，皆与阳热相关。虽然，三阴病证亦有烦躁属阴者，例属变局，必与诸阴寒征象相兼而见。

阳明病，未经吐下，而见心烦较著者，此燥热内结，阻滞胃肠，上扰神明所致。因其未经吐下，燥实之邪无由得泄，是其由也。可与调胃承气汤泻热通腑，导热下行，则烦可除。

本条既云阳明病，则除心烦外，其伴发热汗出、不恶寒反恶热、腹满不大便等胃实证，自属情理之中。

心烦据其邪气之有形无形，而有虚、实之分。无形邪热内扰胸膈之烦，谓之"虚烦"；有形实邪内阻肠胃之烦，谓之"实烦"。

前者多属吐下后，实邪已去，余热留扰胸膈所致，即所谓"发汗吐下后，虚烦不得眠"（原文第 76 条）、"若下之，则胃中空虚，客气动膈，心中懊憹"（原文第 221 条）是也。

本条强调不吐不下，且用调胃承气汤以泻热和胃，表明非余热留扰胸膈之"虚烦"证，而属腑实浊热上扰之烦，是谓"实烦"。

由此可见，二者虽同属阳明热证，但彼为无形邪热扰于胸膈，此为有形实邪结于肠间。故治法有清宣与通下之别。

调胃承气汤服法，按宋版原文，一见于太阳病篇29条，温药复阳致胃热谵语，"少少温服之"，和胃气而泄燥热；一见于本条，是燥实内结，腑气不通，取"温顿服之"，泻热和胃，润燥软坚。前者由虚而实，治之宜缓；后者纯属实阻，治之宜急。此服药之缓急权衡，仍不失辨证之义。

原文 **陽明病，脉遲，雖汗出不惡寒者，其身必重，短氣，腹滿而喘，有潮熱者，此外欲解，可攻裏也。手足濈然汗出者，此大便已鞕也，大承氣湯主之；若汗多，微發熱惡寒者，外未解也，其熱不潮，未可與承氣湯；若腹大滿不通者，可與小承氣湯，微和胃氣，勿令至大泄下。（208）**

解读 本条辨阳明病可攻与不可攻证治。

本条宜作三段文意理解。一者，句首至大承气汤主之，讨论阳明腑实可攻之证。二者，汗多至未可与承气汤，讨论阳明兼表不可攻之证。三者，腹大满不通至勿令大泄下，讨论阳明痞满尤甚者宜缓攻以小承气汤。

第一段以脉迟起句，阴阳之辨，竟成首要问题。脉迟为寒为阴，伴以身重短气腹满而喘，与太阴少阴寒湿为患，极为相似。然阴不得有汗，且恶寒而不恶热。今汗出不恶寒而潮热者，显非三阴虚寒，而系阳明里热结实。故其腹满每多硬痛，脉迟必定沉实，俱是燥热结实、气血郁滞之象。至于身重短气或喘，亦属气血郁滞、运转不畅之结局。本证之潮热与手足濈然汗出，反映邪热内聚结实之势已成，与无形邪热充斥内外表里之大热如蒸、汗出遍身，虽同属热实之象，而其内聚外越之趋势，迥然不同。故曰手足濈然汗出者大便已硬，有潮热者可攻，两者直是万物所归

读伤寒

无所复传之外象，而成可予攻下之标准。此段证情之鉴别，可参阅原文 36 条之喘而胸满、原文第 219、221 条之腹满身重、原文第 229 条之潮热便溏、原文第 234 条之脉迟汗多恶寒、原文第 235 条脉浮无汗而喘等。

第二段着眼之处在于"微发热恶寒"一症，与前段之反映表邪未尽，即或阳明里实，亦不可攻下，此其一也，其治可参阅原文第 56 条、234 条。其二，与前之"手足濈然汗出"相对应，言其虽"汗多"，有津伤化燥之势。然其热未潮，说明邪热尚未内聚阳明胃肠，即或不恶寒而表已解，因其里未结实，仍不可攻，如原文第 221 条之辨。

第三段承第二段申言可下之例。表证已解，而其热未潮，而腹胀特甚，大便不通，此病邪虽已内聚阳明，然里实初成，气机壅滞，而燥坚不甚，如此则宜乎轻下缓攻，治以小承气汤。若夫大承气汤之峻下，恐有过下伤正之嫌，不得轻试。

三段文意，可见其病情之变化过程，似是始于第二段汗多微恶寒表未解，继以第三段腹大满不通而热未潮，终于第一段潮热手足汗出。步步深入，终至热结燥坚。

原文　陽明病，潮熱，大便微鞕者，可與大承氣湯，不鞕者，不可與之。若不大便六七日，恐有燥屎，欲知之法，少與小承氣湯，湯入腹中，轉矢氣者，此有燥屎也，乃可攻之。若不轉矢氣者，此但初頭鞕，後必溏，不可攻之，攻之必脹滿不能食也。欲飲水者，與水則噦。其後發熱者，必大便復鞕而少也，以小承氣湯和之。不轉矢氣者，慎不可攻也。（209）

大承氣湯方

大黃四兩，酒洗　厚朴半斤，炙，去皮　枳實五枚，炙　芒消三合

上四味，以水一斗，先煮二物，取五升，去滓，内大黃，更

煮取二升，去滓，内芒消，更上微火一两沸，分温再服。得下，餘勿服。

解读 本条辨大小承气汤的使用法。

　　此条首论阳明可攻之证，仍是潮热便硬之邪热内结胃肠。潮热者，热势如潮水之来，定时而发或定时升高。其临床意义，临床每多见于阴虚、湿热或胃肠燥热。阳明之热，若由高热转为潮热者，多为邪热伤津化燥结实。然阳明潮热亦有湿热内聚、尚未燥结者，故而文曰大便硬者，可攻，不硬者，不可攻，以补上条仅言腹满潮热手足汗出之不备，而可攻之阳明里实征象，得以阐述更为全面完整。此之文义，关键在于硬与不硬，以辨其燥与不燥，而非便硬微甚之别（有医家以微字为衍文者，可从）。此条若与原文第 229 条对勘，则可明潮热与大便硬结，于可攻与不可攻之决定意义，自不相同。

　　再论若不大便六七日，虽不便，未必即是燥结。或有湿阻气滞者，或有气虚不运者，或有津亏不润者，其治迥然有别。今潮热不大便六七日，燥结成否不得而知，故宜行诊断性治疗，以小承气汤少少与之，推荡胃肠，若转矢气者，则是燥屎，可攻，宜大承气汤；此之小承气汤，本亦属攻下之剂，而用作试探者，在于剂量之减。另矢气一症，作为大承气汤峻攻之适应证，临证必须予以重视。现代外科腹部手术前后之矢气与否，是了解胃肠梗阻程度与蠕动情况的重要指征，其理可资借鉴。此言燥屎，其成乃因邪热与宿食相结，是典型的有形之邪与无形之热相合，内结于胃肠，为阳明可攻之重要病理依据。

　　若服小承气汤后，不转矢气者，此之不大便，乃湿阻气郁所致之初硬后溏，胃肠并未燥结，如此则不可攻，攻之必伤脾家阳气，寒湿中阻，而致胀满不能食（参考原文第 273 条）。若胃气因下而衰败者，饮水不消，胃气上逆，故哕。文尾"不转矢气者，

读伤寒

慎不可攻也"，意在谆谆告诫不可妄攻。

阳明燥结，用大承气汤攻下后，有热退便通，其病向愈者。有下后津伤，邪热复炽者。有下后食复，腹满不便者。其余热与糟粕相合，仍可结为燥屎，故势必热退而复作，大便复硬而少，此之下后复结，虽可攻而宜慎行其事，故治以小承气汤和下之。

将此条与前条相参，即可全面了解阳明腑实证治之义，病症有轻重，方治有大小，攻下有缓急。而仲景于攻下之用，每多审慎之心，凡大承气峻下有疑似者，多以小承气轻下，或少与之，作为试探之法。此与后文阳明少阴诸急下证，遥相呼应，而彰显其缓急之治。

原文　**夫實則讝語，虛則鄭聲。鄭聲者，重語也。直視讝語，喘滿者死，下利者亦死。**（210）

解读　本条辨谵语郑声及谵语危候。

《黄帝内经》云："邪气盛则实，精气夺则虚。"谵语与郑声，意识不清而妄言乱语是也，此其同。其异者，谵语多由邪热亢盛而扰乱神明所致。以声高气粗，乱语无伦为特征，属实，多见于阳热实证。郑声为精气损耗而心神无主所致。以声音低微，言辞重复为特征，属虚。《脉要精微论》所谓"言而微，终日乃复言者，此夺气也"，即是言此，多见于阴寒虚证。

谵语而见目睛直视，是阳热极盛，阴液将竭，精气不能上注于目，属动风痉厥之危重征象。复见喘满者，为阴竭于下，气脱于上，主死。谵语直视而见下利者，是阳厥于上，阴脱于下，故亦主死。如此皆为谵语之逆证，临证必予高度重视。相对而言，仅热盛谵语，而无其他凶险之候者，为顺。

原文　**發汗多，若重發汗者，亡其陽，讝語，脉短者死，脉自和者**

不死。（211）

解读　本条讨论亡阳谵语及其预后。

如前条所论，一般而言，实则谵语，多由邪热炽盛，扰乱心神所致。然临床亦可有谵言乱语之症见于虚证者，乃常规中之变局，此又不可不知。

汗为心之液，津液必得阳气之蒸化，而始得外泄为汗。若发汗太过，不仅阴液外泄过多而虚损，且阳气亦随液泄而消亡。如此阴竭阳亡，心神自难安宁。故阳亡者，虽声低息微郑声之类每多常见，而至虚有盛候，抑或亦可出现谵语之症。是故谵语以实证为常，虚证为变，不得因前条之论而执偏概全，以常否变。

然此谵语者，必以虚证之候为基本表现。虚证谵语虽为亡阳之候，仍当结合脉症，判断其预后之吉凶。若脉来短涩者，为气血虚极，津液竭绝，预后凶险。若脉虽虚而尚自和缓，是病情虽重，而气血尚未衰竭，预后相对较佳。

此条之虚证谵语，可与原文第 112、118 条心阳不足之烦躁惊狂诸症对勘，庶几可更深刻理解虚证中见烦惊谵语之机理。

读伤寒

原文　**傷寒，若吐若下後，不解，不大便五六日，上至十餘日，日晡所發潮熱，不惡寒，獨語如見鬼狀。若劇者，發則不識人，循衣摸牀，惕而不安，微喘直視，脉弦者生，濇者死。微者，但發熱譫語者，大承氣湯主之。若一服利，則止後服。**（212）

解读　本条讨论阳明腑实重证。

本条承接原文第 208、209 条，进一步深入讨论阳明腑实重证之脉症表现及治疗预后等。

原文第 208 条点明腹满、潮热、手足汗出，原文第 209 条点明大便硬结，如此则阳明腑实可攻之证情已明。而本条则在此基础上，通过原文第 210、211 条两条谵语郑声征象讨论之过渡，点明阳明腑实之证，可见明显之神志改变，且与病情轻重密切相关，论治尤应关注之。

本条起句先述腑实成因及病情表现。伤寒表证，误用吐下，妄劫津液，致邪从燥化，转属阳明。不大便五六日乃至十余日，且伴日晡所潮热，此原文第 209 条之"潮热，大便硬"者之互语，显系阳明腑实已成。日晡所，申时左右也，阳明经气旺时。故日晡所潮热，乃阳明燥热内聚而成腑实之重要特征。潮热不大便，则手足汗出、腹满硬痛诸症，自在不言中。唯以独语如见鬼状一症，非前此诸条所论及，是其异也。自言自语，如与鬼魂相语，是神明不清言语错乱之象，与谵语郑声同类而稍有所别。此阳明腑实内结、浊热冲心所致，所谓胃络通心是也。

若邪热燥结相对轻浅者，潮热不便，腹满硬痛，而但谵语烦躁者，可峻下其燥结，与大承气汤，庶几可得便通热退而神安。

若燥热结聚病势深重者，目不识人，谵语独语，惊恐不安，如见鬼状，手足躁扰，循衣摸床，目睛直视，短气烦乱，凡此皆是阳热亢极，阴精竭绝，欲有动风痉厥之变，预后不良。此时若脉见短涩，是热极津枯，气血已竭，故曰死。若脉来弦长，津液血气勉相接续，如此则一线生机未息，急宜图救于万一。其救治之法，仲景急下存阴，固可师法，而后世温病家之增液承气、新加黄龙、并佐紫雪牛黄等法，泻阳救阴，开窍醒脑，扶正祛邪，似更优于大承气汤。此学术发展之进步，后学者不应以门户之见，而予排斥。

综合原文第 208、209 及本条，阳明腑实燥结之证象，大体有三：一者，日晡潮热、手足汗出、不恶寒反恶热等外证。二者，腹满硬痛矢气、大便硬结不通之腹证。三者，烦躁谵语独语、狂乱不识人等心神受扰症状。其病理特征，可归结为热实痞满燥坚。

原文 陽明病，其人多汗，以津液外出，胃中燥，大便必鞕，鞕則讝語，小承氣湯主之。若一服讝語止者，更莫復服。（213）

小承氣湯方

大黃四兩，酒洗　厚朴二兩，炙，去皮　枳實三枚，大者，炙

上三味，以水四升，煮取一升二合，去滓，分溫二服。初服湯當更衣，不爾者盡飲之。若更衣者，勿服之。

解读 本条讨论阳明病汗多津伤便硬谵语的证治。

柯韵伯云：阳明病主津液生病，故阳明病多汗。多汗是胃燥之因，便硬是谵语之根。可见本条文义清晰，层层相因。谵语因便硬，便硬因胃燥，胃燥因汗出过多，而汗出过多者，自是阳明邪热亢盛之故。故而清泻阳明邪热，自在情理之中。其未结实者，清解足矣，白虎汤类可堪其任。其已结实者，必得攻下而解之。而攻下之法，轻重缓急，方治有别。其急重者，固当仿前条谵语之治，投以大承气汤峻攻之。而本条以小承气汤治之，显然轻重有别，而以轻下为法。即或如是，因阳明邪热津伤明显，而攻下亦有伤阴之弊，故而与前条一样，强调中病即止。尤在泾谓"若一服谵语止，更莫复服者，以津液先亡，不欲多下，以竭其阴"，言简意赅，深得其要。

原文 陽明病，讝語，發潮熱，脉滑而疾者，小承氣湯主之。因與承氣湯一升，腹中轉氣者，更服一升；若不轉氣者，勿更與之。明日又不大便，脉反微濇者，裏虛也，為難治，不可更與承氣湯也。（214）

解读 本条辨阳明腑实轻证证治。

前论阳明腑实燥结，每见谵语、潮热之症状。若伴手足汗出，

读伤寒

腹满硬痛、大便不通、脉沉有力等，胃肠燥屎阻结，痞满燥坚俱备，属腑实之典型，当与大承气汤攻下。今见谵语潮热而脉滑疾，是里热虽壅而盛实，而燥坚结滞之征未必确然，此际稳妥之策，宜乎小承气汤泄热通腑，理气消滞，如此既不易伤正气，且可试探其机转。

服小承气汤后，腹中转矢气者，此因药物之荡涤，肠中浊气得以下趋，表明内有燥屎，以其脉滑而疾，显然虽结而未坚，故不与大承气汤，而续服小承气汤一升，以泻燥结。若不转矢气者，则如原文第 209 条所言之"此但初头硬，后必溏"，故不可再与小承气汤。

倘若攻之而明日仍不大便，脉来反由滑疾转为微涩，此乃里虚彰显之故。盖微者阳气虚衰，涩者阴液不足，如此阴阳俱虚，而邪热内结，下与不下，攻补两难。治之唯宜攻补兼施，如前条所言之增液承气、新加黄龙等，殊堪选用。

本条与原文第 209 条服小承气汤，同属试探性的治疗，借以辨其燥结之有无，具有一定的临床指导意义。

原文 **陽明病，讝語，有潮熱，反不能食者，胃中必有燥屎五六枚也；若能食者，但鞕耳，宜大承氣湯下之。**（215）

解读 本条辨阳明腑实大便硬结之微甚。

本条文法部分倒装，"胃中必有燥屎五六枚也"句下，应接"宜大承气汤主之"。

阳明病，潮热者可攻，其热未潮者多不可攻，前已明述（原文第 208 条）。潮热谵语并见者，内热燥结多属已成（原文第 212、214 条），自应攻之。但里实有轻重之分，燥结有微甚之别，故而有大小承气汤之选用。本条则以能食与不能食，辨其微甚轻重，是借一症而示其例也。

一般而言，阳热杀谷，阴寒不运，故阳热者多能食，阴寒者不能食，如前此中风中寒之辨。然病情有常变之异，故有除中之能食，腑实之不能食者，此常中之变，又不可不知。文曰其反，足以说明此之不能食，于阳热实证而言，乃其变局。推究之，热实燥结，胃失清润，浊热壅滞，受纳无权，是其由也。如此可用大承气汤攻逐燥结，承降胃气，则受纳复权而自能饮食。

若是潮热谵语不大便，而尚能饮食，是大便虽硬，而其燥坚壅滞之程度，尚不足以完全影响胃之受纳功能，似可仿前条以小承气汤轻下为宜。

此之言胃，乃广义之言，概大肠小肠于内。观仲景病位之所指，有实有虚，有狭有广，贵在据语境而体味之。如其陷胸泻心之语，所指皆以中焦为枢要，是其例也。

原文 **陽明病，下血譫語者，此為熱入血室，但頭汗出者，刺期門，隨其實而瀉之，濈然汗出則愈。**（216）

解读 本条论阳明病热入血室的证治。

此论热入血室，病由阳明邪热内陷血室而致，与太阳病诸条所论同中有异。其同者，邪热因血室空虚而内陷，以至经水来断非时，而伴胸胁硬满、谵语独语等。其异者，一者表邪内陷化热，一者热入血分而瘀，是其成因有所别，阴分所伤轻重不同是也。

本条下血谵语头汗出三症，谵语自是瘀热冲心，头汗咎之阴分热蒸于上。而下血之义，医家各执一词，难以求同。成无己语焉不详，仍谓下血。汪苓友亦谓下血，而辞意偏于经血崩漏。然张隐庵及《尚论》诸家倾向于便血。是以关于热入血室，男女皆有或妇人专病，竟成千古之讼。愚意偏于妇科专病，所论见于原文第143、144、145条解读。

此条置于前条谵语诸论后，意在鉴别燥结腑实及热入血室，其谵语独语之症，无论气分血分，病皆可见。然其兼见之脉症，大有不同。

热入血分之谵语发狂等神志改变，其兼见症既与气分谵语烦躁不同，且因其病位有异，而治法亦有区别。是此之热入血室，可刺期门，而蓄血之妄语，则宜清热逐瘀的抵当桃核之类。

原文 **汗出讝語者，以有燥屎在胃中，此為風也。須下者，過經乃可下之。下之若早，語言必亂，以表虛裏實故也。下之愈，宜大承氣湯。**（217）

解读 本条辨表虚里实谵语。

本条仍属倒装文法，"过经乃可下之"句后，接"下之愈，宜大承气汤"。

本条关键点在于表虚里实四字，分别对应症情汗出与谵语。

前论阳明病大热是热势外张，潮热是邪热内聚；遍身汗出为热蒸外透，手足汗出是热势内敛。此之汗出，谓之为风，与表虚相应，更言须下者过经乃可下，由此可知，此之汗出，既非阳明腑实内结之手足汗出，亦非阳明经热弥漫之热蒸汗泄，而是中风表虚之卫强营弱，必伴头痛恶风诸象。

汗出为胃燥之因，便硬是谵语之根。今之谵语，点明有燥屎结聚，而腹满硬痛诸象，自不待言。如此表里同病，治当先表后里。或待表邪尽去，乃可攻之，言宜大承气汤，即小承气、调胃承气，亦未尝不可也，贵在视其轻重缓急，辨证而施。攻之若早，语言必乱，是谓其神志意识必然更加错乱，或谵或狂或独语或郑声，未可料也。

原文 **傷寒四五日，脉沉而喘滿，沉為在裏，而反發其汗，津液越出，大便為難，表虛裏實，久則讝語。**（218）

解读 本条辨里实误汗表虚里实谵语。

伤寒病程四五日，既有内传之机会，亦有羁表之可能。外羁或内传，据症而辨，不可拘泥时日病程之久暂。

今见喘满，气喘固然无疑。而其满者，有腹满胸满之别。若胸满而脉浮者，则是羁表之症情，如原文第36条之论。此则脉沉而腹满，故曰病为在里，不当汗而当下，若反其道而行之，汗之而卫表虚损而津液耗伤，而里结因之更燥，故曰表虚里实，浊热冲心，发为谵语。须申明者，此之表虚，与中风无关，乃汗伤卫气、失于固摄之义。

前条缘于表虚里实而当先汗后下，本条缘于里实不当汗而汗之以致表虚里实，彼此互勘，其义自明。

原文 三陽合病，腹滿身重，難以轉側，口不仁，面垢，讝語遺尿。發汗則讝語。下之則額上生汗，手足逆冷。若自汗出者，白虎湯主之。（219）

解读 本条辨热壅阳明的证治。

本条部分倒装，谵语遗尿之后，应接"若自汗出者，白虎汤主之"。余文插于中间，示其误治之变。

所谓三阳合病，意指太阳阳明少阳三阳经征象同时出现而并存于一体。今条文虽云三阳合病，而征象无太少之实，此其一也。其二，表里同病，里实热者，治宜先表后里。其三，证兼少阳，不得单独清下发表，而应以和解为基本原则。基于上述三条，本条三阳合病，或文讹，或漏语，总属不确。

本条所言证情，实是以谵语遗尿启端，承前诸条，进一步论述阳明为病，气血虚实，皆有致神昏谵语之可能，以示中医辨证之义。另者伴腹满身重，而与阳明腑实证情（原文第208条），以示鉴别之意。故此，谨以阳明邪热为患，无论其有无燥结，皆可出现腹满身重谵语之症。

究其由，热盛气壅，身重腹满，而不必有便硬不通之症。其身之重，既因气壅，亦缘气耗，壮火食气是也。浊热循经，熏蒸于上，是以口不仁而面垢。胃络通心，热扰神昏，故而谵语遗尿。纵观本条诸般症情，虽与此前白虎诸条所述有异，而病机总归阳明阳盛。所谓象异而理同，则其治亦同。

若误以身重属表寒不解（原文第39条），而误汗之，则津伤热炽更甚，因而谵语妄言更为严重。若误认腹满谵语为阳明里实，而妄攻之，阴竭阳脱，故见额汗肢厥之危象。

辨阳明病脉证并治

原文 **二陽併病，太陽證罷，但發潮熱，手足漐漐汗出，大便難而讝語者，下之則愈，宜大承氣湯。（220）**

解读 本条辨二阳并病转属阳明内实证治。

文曰二阳并病，太阳证罢，显然此条证情，是初病太阳，渐及阳明，并病之后，终归阳明。

伤寒转系阳明者，其人濈然微汗出也（原文第188条）。今潮热，手足汗出，大便难而谵语，是太阳转属阳明，而燥结内实已成。观前之诸条，阳明腑实之象，日晡潮热手足汗出，是邪热内聚也。腹满硬痛、便秘不通，是燥屎内结也。神昏烦乱谵语独语者，是浊热冲心也。此三者，构成阳明腑实之典型证象（参阅原文第212条解读）。本条于此，从症情演变之过程入手，引出阳明腑实之典型征象，是对前此有关腑实诸条论述之总结。

原文 **陽明病，脉浮而緊，咽燥口苦，腹滿而喘，發熱汗出，不惡寒，反惡熱，身重。若發汗則躁，心憒憒，反讝語。若加溫針，必怵惕，煩躁不得眠。若下之，則胃中空虛，客氣動膈，**

心中懊憹，舌上胎者，栀子豉汤主之。（221）

 解读 本条辨阳明热证误治后变证。

本条文法，环环相扣，一头三尾，而与后之原文第222、223条，亦构成误下后之一头三尾。如此分析，于其义之理解，可更为明晰晓畅。

句首至"身重"为全段之头，首先论述阳明病邪热炽盛之证情。此之脉浮而紧，咽燥口苦，腹满而喘，发热汗出，不恶寒反恶热，身重，与原文第182、201、219诸条合参，显然邪热壅盛，治当清热护津，方选白虎之类。

如此证情，因其浮紧之脉、身重之情、腹满之症，而极易误判误治，故其后之三种假设，是为三尾，意在举一反三，明其鉴别及相应救误之法。

浮紧之脉，伴以恶寒发热身痛等，自是可汗之证。此明言阳明病不恶寒反恶热，其浮紧之脉，当是邪热盛实之象，而非表寒郁闭之征，故不可妄汗。若辛温误汗，则津伤热炽，而热扰心神，以致烦躁不安，谵言乱语。

若因身重误为湿困，妄加温针，强发其汗，而惶恐惊惕、烦躁不眠，乃心神受扰所致。

若因腹满误为内实结聚，孟浪攻之，邪热乘虚内郁于胸膈之间，因而心烦、懊憹、苔黄，起因虽与太阳诸条有异，而病机仍是热郁胸膈，故当选用栀子豉汤，清宣胸膈郁热。

 原文 **若渴欲饮水，口乾舌燥者，白虎加人参汤主之。**（222）

 解读 本条承前条阐述阳明热盛津伤证治。

本条承221条而来，论其误下之后的另一变证可能，与后之223条，共同构成阳明热证误下之后的三种变证格局。

读伤寒

前论阳明误下，余热留扰胸膈懊憹之证，可选栀子豉汤清宣余热。本条承之而论阳明误下后，里热未消，而津气复伤，因而口干舌燥，大渴欲饮。此与太阳诸条之汗吐下后，成因有别，而归属则一，故用白虎加人参汤以清热益气生津。

原文 若脉浮發熱，渴欲飲水，小便不利者，豬苓湯主之。（223）
豬苓湯方
豬苓，去皮　茯苓　澤瀉　阿膠　滑石（碎）各一兩
上五味，以水四升，先煮四味，取二升，去滓，內阿膠烊消，溫服七合，日三服。

解读 本条承前阐述津伤水热互结证治。

本条仍是承接原文第221条，而论阳明病误下之变。阳明热证，误下之后，既可津气两伤，也可余热留扰，尚可津伤水热互结。其论皆设法御变，示人规矩绳墨，不应拘泥具体脉证。

下后津液受伤，余热犹在，是以脉浮发热，渴欲饮水，如此证情，不难理解。其难者，热客下焦，影响膀胱气化，而致渴饮之水，停而不化，所以小便不利，短少而赤，多伴少腹胀满不适之感。其病理三要素饮停热结津伤，其重要性逐次递减。故而猪苓汤之功用，以利水为首，清热为次，而养阴之力，不足道矣。

本证与原文第222条所论，均有发热而渴饮，二者鉴别要点，一为水停，一为津伤。水停者邪热不甚，津伤者邪热亢盛。

本证与太阳蓄水之证，同中有异。其同者，水停下焦。其异者，寒热不同。

始于原文第221条，结于原文第223条，通过设论，揭示阳明清法之选用，依据邪热所在部位之不同，而有各具特点之治法。在上者，清宣邪热；在中者，辛寒清气；在下者，养阴清热。

原文 陽明病，汗出多而渴者，不可與豬苓湯，以汗多胃中燥，豬苓湯復利其小便故也。（224）

解读 本条论猪苓汤的禁例。

本条承接上条，以燥湿之辨而论猪苓汤之禁例。

阳明里热炽盛，迫津外泄，汗出必多，因多汗而胃燥渴饮，且阴津不足，而小便短少，此与前条之水热互结证，症情极为相似，而病机迥异。其鉴别要点，汗多口渴，不能用猪苓汤，如此则可反推，水热互结之证，汗出不多，口渴不甚，与白虎加参证之欲饮水数升不解者，难以相提并论。

汗多则胃燥，胃燥则渴饮，治宜清热生津，方如白虎加参汤，切不可妄用猪苓汤清利。如此则明示，猪苓汤养阴清热之效，较之其利水之功，绝难比肩而论。

读伤寒

原文 脉浮而遲，表熱裏寒，下利清穀者，四逆湯主之。（225）

解读 本条论表热里寒证治。

文无阳明之名，证无阳明之象，而论脉浮而迟，下利清谷，明确表热里寒之病机，治之而投以四逆汤。故钱天来曰："此与少阴、厥阴里寒外热同义，若风脉浮而表热，则浮脉必数，今表虽热而脉迟，则知阴寒在里，阴盛格阳于外而表热也。虚阳在外故脉浮；阴寒在里故脉迟，所以下利清谷。此为真寒假热，故以四逆汤祛除寒气，恢复真阳也。"其言明晰，其论合理，可资参考。

有医家认为，阳明亦有虚寒之证，故而列此以明寒热虚实之辨。其说固然有理，而阳明之虚寒，病在胃家，且多寒盛而虚象不显。而此条下利清谷，虚阳外浮，病势已及少阴心肾，显然不能单纯视作胃家虚寒证。

若胃中虚冷，不能食者，飲水則噦。（226）

 本条辨胃中虚冷之证。

上条所论，少阴虚寒，下焦不固。本条承之，讨论中焦胃家虚冷之证象。

阳旺消谷，阴盛不运。若中焦胃阳虚衰，则难以受纳水谷而腐熟之，此前已明，不能食者，中寒是也。若胃气虚弱，蒸化无权，非但不能食，甚或饮水已复难消，而气逆致哕。

上述两条，宜乎与前之中寒诸条同参。以明阳明虚实寒热常变之道。

 脉浮發熱，口乾鼻燥，能食者則衄。（227）

 本条讨论气热迫血致衄。

此言脉浮发热，乃阳明邪热蒸腾于外之象。热邪循经上扰，故口干鼻燥。能食者，说明胃热亢盛。热盛于经，不得外越而解，反而内攻血分，以致气血两燔，伤及阳络，则为衄血。

与原文第202条相较，此以气热为主，彼以血热为主。故此发热脉浮，热盛于外。热灼津伤，口干鼻燥而喜饮。彼则但口燥而漱水不欲咽，且无邪热外蒸之高热汗出脉浮洪大等症。

另外，此亦应与太阳红汗之脉浮发热衄血相鉴别。一者身痛恶寒脉紧无汗，一者身热恶热汗出口渴，表里寒热显然不同，不得混淆而治。

 陽明病，下之，其外有熱，手足溫，不結胸，心中懊憹，飢不能食，但頭汗出者，梔子豉湯主之。（228）

 本条再辨阳明下后余热留扰胸膈证治。

阳明病腑实之证，非下不足以去其实。下后燥结去而邪热泄，其病可愈。若腑实未成，邪热弥漫，攻下过早；或腑实下之，燥结虽去而余热未尽，凡此皆可致余热郁于胸膈之证。外有热、手足温者，无形邪热散漫于外。邪热虽郁于胸膈之位，并未与水饮狼狈为奸，故非结胸之证。心中懊憹，乃邪热内扰心神。胃脘因热而嘈杂似饥，不能进食。邪热蒸腾迫津于上，故而头汗。审其因机，热郁胸膈，是其关键。其成因虽与太阳诸条不同，其治仍以栀子豉汤清宣郁热，解郁除烦。

原文 **陽明病，發潮熱，大便溏，小便自可，胸脇滿不去者，與小柴胡湯。**（229）

解读 本条讨论阳明少阳同病证治。

本条从阳明角度论少阳阳明同病，究其成因及病程，从文意语气体会之，实为少阳之病内传阳明，阳明燥实欲结而未结，而少阳之证仍属显然者。

文首言阳明病，必身热不恶寒而反恶热，而曰发潮热，据前论所知，潮热为阳明邪热内聚之象，初具腑实之征。然行文语气突转，曰大便溏而小便自可者，与腑实燥结似是而非。前已言明，日晡潮热、手足濈然汗出、腹满便硬，实为阳明腑实结聚之三要素（见原文第 208、209、220 诸条解读）。阳明病热而汗出，小便短赤，往往是邪热弥漫伤津之象。而阳明病小便数而转少，则大便闭而转通，是亏损状态下之津液，在大肠与膀胱之间的反馈敷布、转运调节现象（原文第 203 条）。今大便既溏，而小便亦非短少，虽属阳明范畴，显然津液未见明显伤耗，故而大便溏稀而小便自可。如此之证，固然不可以其潮热而妄言攻下。

更有不可攻下者，乃胸胁满而未去之症，且后文径与小柴胡汤治之，显然少阳证象未罢，所谓"伤寒中风有柴胡证，但见一

读伤寒

202

证便是，不必悉具"是也。如此则脉弦口苦诸症，当得所见。

病兼少阳，不得妄自汗吐下，皆得以和解为基本治法，或随证和而兼治，是谓王道。故此，阳明而兼少阳，虽有潮热，因其燥热未盛、津液未伤、大便未结，攻下固非其治，即或单纯清热，亦非全然合拍，故以小柴胡汤，和解少阳，转运枢机，冀其内外宣通，表里皆和。

原文 陽明病，脇下鞭滿，不大便而嘔，舌上白胎者，可與小柴胡湯。上焦得通，津液得下，胃氣因和，身濈然汗出而解。（230）

解读 本条承前讨论阳明兼少阳证治。

本条与原文第229条之论，同属阳明兼少阳同病。据前之诸条原文（原文第99、101、103等）所论，凡病涉少阳者，无论表里，皆当以和解为法，主用小柴胡汤，此条之治，仍仿其例。

前条所论，阳明之象，在于潮热。而此条之征，在于不大便。不大便虽是阳明之象，然结与未结，燥与非燥，尚不足以为凭。细读原文第208、209、214诸条，即可知之。舌上白胎，显非燥化，更无潮热，邪热未聚，此皆不足言下。更有胁下硬满而兼呕者，病情显然与少阳密切相关，如此则自非可下之证。少阳固然禁下，阳明证呕多者，亦不可下。其言凿凿，理不可违。

前已明言，证涉少阳，治宜和解为法，故以小柴胡汤和解少阳，宣展枢机。如此可使上焦气机宣通，而胁下硬满自去。津液畅行而下，则大便自调。胃气和顺，则呕逆可除。三焦通畅，气机无碍，则周身汗出而病解。此之汗出与便通，乃表里内外气机和顺之象，皆赖柴胡汤宣展枢机、调畅内外之功。故其便不因攻下而自通，其汗不因发表而自透。

另可自"身濈然汗出而解"之语，悟出本证因气机郁滞，多无汗或汗出不畅，与阳明汗自出或手足汗出者，迥然不同。

以上两条，从阳明角度探讨二阳同病之治，仍不越病涉少阳、和解为上之理。如其阳明征象昭然，腹满不便、潮热谵语，非下不足以去其实者，乃可于其和而不解之时，投大柴胡汤和而下之，步步设防，总关少阳攻下之禁。细读原文第103条，即可体味其理。

原文 **陽明中風，脉弦浮大，而短氣，腹都滿，脇下及心痛，久按之氣不通，鼻乾不得汗，嗜臥，一身及目悉黃，小便難，有潮熱，時時噦，耳前後腫，刺之小差，外不解，病過十日，脉續浮者，與小柴胡湯。（231）**

解读 本条讨论三阳合病证治。

读伤寒

三阳合病，既有太阳之表，复有阳明之里，更有少阳枢机不利，其治已初论于原文第99条。而原文第219条是有名无实，此条则是与原文第99条一样，无名有实。

前言能食者名中风，不能食名中寒。故此之阳明中风，可谓之感受阳热之邪，而病位非仅限于阳明。借脉论位，脉大者阳明，脉浮者太阳，而脉弦者少阳，故谓三阳合病。就临床实际而言，大属阳弦属阴，二者相兼而现者少，故此之脉象，实则偏寓病机而少状脉形，借脉而言位是也。

其脉浮大而兼鼻干腹满短气潮热嗜卧时哕，此热壅阳明之象，与原文第219条所述相类。《黄帝内经》云：阳明主肉，其脉侠鼻络于目，故身热目疼而鼻干，不得卧也。此之嗜卧，是阳盛神蒙，昏昧无语之状。哕者，胃气逆也，与原文第381条相互参合，其理自明。潮热而与腹满短气兼见，邪热已始内聚，若见手足汗出，便硬转气等，乃得谓之腑实燥结。阳明多汗（汗出、头汗、手足汗）而今无汗，若非原文第196条之气液久虚，必是太阳表闭不宣，今与脉浮相兼，不得不虑其表闭之机。故此清下诸法，自当慎选。

上论阳明脉症而及太阳，然少阳之证，则以胁下及心痛，身目悉黄，小便难，耳前后肿，脉弦为其依据。《黄帝内经》云：少阳主胆，其脉循胁络于耳，故胸胁痛而耳聋。邪热壅滞少阳之脉，三焦气机运转不畅，是其内在之理，而有上述外现之象。此之脉症，与原文第98条相类，而其病机虚实寒热主次标本迥然不同。

如此三阳合病，其治别无选择，清下汗法，皆非其宜。而当参酌原文第99条之理，三阳合病，治取其枢。唯其邪热壅滞较重，仿原文第24条而先予针刺之法，疏泄邪滞，而使气机少得宣通，病证稍缓。如此则再观其变，相机而治。故曰病过十日，其脉续浮者，浮大之脉已去，知其太阳表闭已开，阳明里热已解，而唯病偏少阳，故以小柴胡汤，和解枢机。

此之其脉续浮者，与原文第232条并原文第37条互参，当是其脉续弦为是，《医宗金鉴》所论有理，可从。

原文 **脉但浮，無餘證者，與麻黃湯；若不尿，腹滿加噦者，不治。**（232）

解读 本条承前讨论里证已罢表闭未解者可汗。

本条承原文第231条讨论针刺后，病经十余日，里气已和，而仅表邪留存，故曰脉但浮，无余证。因其表闭无汗，故予麻黄汤。此与原文第37条胸满胁痛者与小柴胡汤，脉但浮者与麻黄汤，凡此皆是设局辨证，意义略似。若汗出表未和者，腠理疏松，则可予桂枝汤，此亦不言可明之理。

若不尿而腹满加哕者，乃承上文针刺施治之前，而言其预后。即三阳合病胁满心下痛、身目俱黄、短气潮热无汗等基础上，而见小便点滴全无，腹满哕呃重甚者，此邪热壅滞，而胃气衰败，三焦失运，气机不通，邪无出路之象，类于关格，故曰不治。正所谓出入废则神机化灭，升降息而气立孤危。

原文 陽明病，自汗出，若發汗，小便自利者，此為津液內竭，雖鞕不可攻之，當須自欲大便，宜蜜煎導而通之。若土瓜根及大豬膽汁，皆可為導。（233）

蜜煎导方

食蜜七合

右一味，於銅器內，微火煎，當須凝如飴狀，攪之勿令焦著，欲可丸，併手捻作挺，令頭銳，大如指，長二寸許，當熱時急作，冷則鞕。以內穀道中，以手急抱，欲大便時乃去之。

土瓜根方

已佚。

豬膽汁方

又大豬膽一枚，瀉汁，和少許法醋，以灌穀道內，如一食頃，當大便出宿食惡物，其效。

解读 本条讨论津伤便硬导法证治。

读伤寒

此承前条汗法之用，而讨论阳明津伤便结之证治。阳明病本自多汗，不宜汗之。若误发汗，则可致津液大伤，更复加之小便自利，说明津液内外俱损，必致匮乏，故曰此为津液内竭。此时之见大便硬结，实因津伤失润，非为邪热结聚，故此二者虚实之辨，自可明晰。

津枯便结，其未便之时，有类于脾约者，不更衣十余日无所苦。而其迫近肛门，便意频仍之时，因燥粪所阻，终不得出。此时之治，承气汤类固非其选，而麻子仁丸之类，道远而攻，劳师费力，亦非其宜。因其"自欲大便"，宜乎因势利导，润导而去之。取用白蜜煎熬作栓纳肛润之，则硬粪可下。亦可土瓜根或大猪胆汁以灌肠中，宣气清热，以为引导之法。如此之治，既不伤胃肠，而燥粪可自下。其法简，其效宏，足资效仿。

原文 陽明病，脉遲，汗出多，微惡寒者，表未解也，可發汗，宜桂枝湯。（234）

解读 本条讨论阳明兼太阳表虚证治。

本条文曰阳明病，实则为二阳同病，太阳表虚，阳明里实，而以太阳为主，阳明燥热尚未炽盛，故宜桂枝汤，从表而治。

此从阳明而论表未解者，仍当先表后里。与前太阳病篇，从太阳言潮热便秘等，论先表后里，是从不同角度阐述同一原则而已。

太阳中风，肌腠疏松，故而汗出。病涉阳明，亦自汗出，故而曰汗出多。中风之证，可凛然恶寒，或习习恶风，今言微恶寒者，既示表邪未解，复寓病将内传，燥热欲张，因而恶寒渐微。此微言而喻深义，病情动态发展之细微处，必得观察入微，方可洞悉。

此之脉迟者，非必一息三至，而与脉缓同类，钱天来谓之缓脉之变称。此为风寒在表，汗出肌疏之象。

阳明病脉迟，见证各有不同。原文第208条脉迟，为阳明腑实，燥屎阻滞，气血运行不利之故，脉必迟而有力。原文第195条脉迟，是胃寒脾湿，欲作谷疸之象。原文第225条脉浮而迟，为真阳不足，火土俱衰之证。其虚者，皆得迟而无力之脉。本条脉迟，则是与中风之缓脉同类。故脉迟一象，意义各别，当求其因之异同。

汗多，微恶寒，若兼壮热，渴饮，脉洪大者，乃阳明燥热，津气两伤之象。若潮热，腹满硬痛不大便者，则是阳明腑实而兼表证未解，应以先表后里，或表里双解之法治之。凡此，皆与本条之中风而病邪初涉阳明者，同中有异。

原文 陽明病，脉浮，無汗而喘者，發汗則愈，宜麻黃湯。（235）

解读 本条讨论阳明兼太阳表实证证治。

本条承前条辨阳明兼太阳表实证。言脉浮无汗者，邪束肌表，腠理闭郁。不言发热恶寒等症者，省文之笔法是也。此与前条之表虚自汗，虚实不同，而其治疗原则，仍是先表后里。

喘者，肺气郁闭也，为麻黄汤主证之一。必因肺卫郁闭，方可用之。如原文第 36 条之言喘而胸满者宜麻黄汤是也。若腹满而喘者，因胃肠郁滞而致肺逆，并非麻黄汤所主之证。

本条仍是太阳阳明同病，阳明燥热不显，而以太阳表实为主，此乃用麻黄汤之理由。若无汗脉浮而兼舌红口渴烦躁等，则里热已显，似属大青龙汤证范畴。若表邪已解，而邪热壅肺，见喘而汗出者，则宜麻杏甘石汤。

此之二条，从阳明病证角度，重复讨论了表里同病之先表后里治疗原则，与太阳病篇相关诸条，从不同角度深入探讨同一原则，反复推求而阐明之，用心良苦，值得重视。

揆之临床，此之所谓阳明病，多为宿食阻滞胃肠，而无明显燥热之征。此二证，乃素有宿食，新感外邪而发者，故从阳明之角度，而论表邪之汗散。若是太阳传入，则多从太阳角度而立论。

读伤寒

原文 **陽明病，發熱汗出者，此為熱越，不能發黃也；但頭汗出，身無汗，劑頸而還，小便不利，渴引水漿者，此為瘀熱在裏，身必發黃，茵陳蒿湯主之。（236）**
茵陳蒿湯方
茵陳蒿六兩　　梔子十四枚，擘　　大黃二兩，去皮
上三味，以水一斗二升，先煮茵陳，減六升，內二味，煮取三升，去滓，分三服。小便當利，尿如皂莢汁狀，色正赤，一宿腹減，黃從小便去也。

解读 本条讨论阳明瘀热在里发黄的证治。

本条热越与瘀热，两个概念寓示邪热之趋向与出路。越者，浮而外也。瘀者，郁而内也。

热越，邪热浮盛而外趋，故发热明显而周身汗出濈然，汩汩乎不可止。因其邪热外越，水湿不得内停，湿热无由交蒸，故而难以熏蒸肝胆而发黄。

瘀热，邪热郁滞而内聚，不得外透则身无汗，蒸腾于上则头汗齐颈，水湿不行则小便不利，热伤津液则渴饮水浆。其热势或寒热休作，或身热起伏，总是不能畅达之象。此湿郁热遏之状，若然影响肝胆疏泄，必致身目俱黄，治宜茵陈蒿汤，清热利湿而退黄。此段文意，与原文第134条后半段差相仿佛。

夫有形易聚，无形易散。故而瘀热者，邪热多伴有形诸邪而郁，如原文第124条抵当汤证之瘀热，乃热与血结是也。此与原文第262条之瘀热，则是湿与热郁。

本证表现，无汗小便不利，既是湿邪内生之因，亦复湿邪内郁之象。因其汗出不畅、小便不利，故而内湿得留。因其湿邪阻滞，故而汗及头颈而小便不利。如此循环往复，因果相生，而致病势缠绵，难于速已。

茵陈蒿汤，治黄之代表方。药仅三味，功效卓著。其方后注曰小便利尿色正赤一宿腹减，说明茵陈利湿、大黄逐邪，通利二便，正是退黄之通路。

原文 **陽明證，其人喜忘者，必有畜血。所以然者，本有久瘀血，故令喜忘。屎雖鞕，大便反易，其色必黑者，宜抵當湯下之。**（237）

解读 本条讨论阳明蓄血证治。

所谓蓄血，非单纯瘀血，而是邪热与瘀血狼狈为奸，而随其

所蓄之部不同，脉症各有特点。

本条阳明之邪热与宿有的瘀血相搏，而成阳明蓄血之证。其位在胃肠，其分在营血，故有便硬色黑易出之特点。此之黑便，必黑如胶漆光亮，乃瘀血濡润所致。而腑实之证，硬粪黑燥，必黑燥如煤，色晦无光，二者以此为辨。

宿瘀与邪热相合，瘀热扰心，故令喜忘，盖心主血而藏神是也，此为阳明蓄血之又一特征。《黄帝内经》云：血并于下，气并于上，乱而喜忘。

阳明蓄血之成因与脉症，与太阳蓄血有异，其辨者，大体新瘀如狂，宿瘀喜忘。一者势急，一者势缓。然热与血结的病机则一，故亦宜治取清热祛瘀之法，抵当汤类方而下之。

读伤寒

原文 陽明病，下之，心中懊憹而煩，胃中有燥屎者，可攻。腹微滿，初頭鞕，後必溏，不可攻之。若有燥屎者，宜大承氣湯。（238）

解读 本条讨论阳明病下后可攻与不可攻。

本条属汉文兜转法，"可攻"句下应接"若有燥屎者，宜大承气汤"。

阳明胃肠未实之时，不得攻下，攻之恐有不测之变，例如原文第221诸条。而阳明已实之证，例当攻下。然下后燥实去而症悉除者，其病为愈。有下后燥屎未除，或除而未尽，或除而复结者，如此则可酌情再下。而承气汤类，仍是其可选之剂。

今心中懊憹而烦，是邪热未除，上扰神明所致。而胃中有燥屎者可攻一语，示其燥屎仍在，如此则当伴见腹痛满硬不大便，潮热谵语苔黄燥等。此等证情，仍属可攻之例，不必因其下后而有所顾忌，所谓有故无殒是也，故用大承气汤攻下。若下后津伤燥结且不任攻下者，则后世增液承气之类，似更为合拍。

阳明下后而致心中懊憹者，一为本证，因燥屎未尽，浊热上扰，治宜攻下，方用大承气汤；一为原文第 228 条，下后实滞虽去，而无形邪热留扰胸膈，故治以清宣郁热之栀子豉汤。二者同中有异，宜乎细辨。

若下后而见腹胀微满，大便初硬后溏，此乃下后实滞已去，而胃热气滞不甚，甚或是脾气已伤，湿困气郁，故曰不可攻。

原文 **病人不大便五六日，繞臍痛，煩躁，發作有時者，此有燥屎，故使不大便也。**（239）

解读 本条讨论阳明腑实燥屎内结证。

燥屎一辞，作为病理概念，首见于《伤寒例》，曰：若表已解，而内不消，非大满，犹生寒热，则病不除。若表已解，而内不消，大满大实坚，有燥屎，自可除下之。

由此可见，所谓燥屎，当具大满大实坚之特征。非此，即或内不消，仅有寒热腹满，仍不足以谓之燥屎。故其后在六经病篇中首见于原文第 209 条，曰潮热不大便转矢气者为有燥屎。

结合前后文分析，论中所谓燥屎，多为燥热实满坚病理特征之代辞，而非限于大便干结或不通之意。故原文第 208 条之腹大满不通、原文第 209 条之大便复硬而少等，因其仅具部分特征，皆不得轻率直言而谓之燥屎。

综言之，日晡潮热、手足汗出、腹满硬痛、不大便或大便硬结、矢气、谵语不能食、脉沉实，是燥屎之典型表现。上述脉症可不必悉具，而燥满实坚之特点必具，方可谓之燥屎。而凡见燥屎，即可攻之，大承气汤是其首选之方。

然燥屎之象，多有疑似者，设若误攻之，必致变证丛生，预后难测。《伤寒例》即明言：若不宜下，而便攻之，内虚热入，协热遂利，烦躁诸变，不可胜数，轻者困笃，重者必死矣。故燥屎之辨，可不慎乎！

本条即是承前而辨燥屎内结之证。今病者不大便五六日，既有燥屎内结者，亦或津枯失润者，甚或脾虚湿困者，须当细为辨析。

今不大便五六日，而见绕脐痛、烦躁，发作有时，即可谓之阳明燥屎内结。盖脾主大腹，胃肠居内，而以脐为轴心。因其宿垢与燥热相结，阻塞胃肠，气机壅滞，故腹痛拒按而以脐周为著。胃肠浊热上扰心神则不宁，故而烦躁。发作有时者，乃正邪相争，互为进退是也。本条未言治法，而其泻热去实之意，自在不言中。

原文 病人煩熱，汗出則解，又如瘧狀，日晡所發熱者，屬陽明也。脉實者，宜下之；脉浮虛者，宜發汗。下之，與大承氣湯；發汗，宜桂枝湯。（240）

解读 本条讨论脉证虚实而辨汗下治法。

文曰病人烦热汗出则解，《黄帝内经》云体若燔炭汗出而散，表邪郁滞是也。

曰日晡所发热如疟状者，言其汗出后，表邪虽解，而病证未除，知其已传。因其潮热，故多属阳明。所谓如疟状者，潮热之定时而发，类疟而非疟也。

如脉浮而虚缓者，其病虽涉及阳明，而太阳表证未罢，故其潮热而兼头痛身疼微恶寒等，是所谓二阳并病。据表里先后原则，自当先解其表，而与桂枝汤。此与原文第56条及原文第208条所言，颇相类同。

若其脉实大者，则属病传阳明，而表邪尽去，此所谓伤寒三日阳明脉大是也。二阳并病转属阳明，则宜下之，而投与大承气汤，其理可参阅原文第220条。

然脉大者，既有阳明经热弥漫之实，亦有阳明腑热结聚之实，

读
伤
寒

或清或下，仍当酌情而论。今曰宜下，自有腹满硬痛不大便等可下之征，方可投以承气汤，此又不可不知也。

原文 大下後，六七日不大便，煩不解，腹滿痛者，此有燥屎也。所以然者，本有宿食故也，宜大承氣湯。（241）

解读 本条讨论下后燥屎复结证治。

阳明腑实证，峻下之后，若便通热退知饥能食者，如此则食养调之而已。若积滞去而余热留，心烦懊憹者，栀子豉汤清之可也。或下后复结，烦满腹痛便难者，则当视其结聚程度，而再议攻下。

今言下后复六七日不大便，并伴烦不解，腹满痛者，此乃燥屎复结是也。究其因由，下后邪热未尽而津液未复，脾胃运化不健，更因饮食不节，以致宿食停滞，并与燥热相搏。故曰燥屎之结，本于宿食故也。此燥屎结聚虽在下后，然脉证俱实，故可再行攻下，而不必拘泥下后与否，宜大承气汤。

若下后，不大便，心烦腹满，结实未甚者，宜小承气汤（原文第250条）。若下后心烦谵语不大便或利而不畅者，宜调胃承气汤（原文第105条）。由此可见，下后复结者，宜据症而辨。其有可下之证者，仍可再下。然选方用药，又须细审。护正与祛邪，贵在相协而不相悖。

原文 病人小便不利，大便乍難乍易，時有微熱，喘冒不能臥者，有燥屎也，宜大承氣湯。（242）

解读 本条再论燥屎内结之多样化表现。

本条曰有燥屎，而其表现与前此诸论（参阅原文第239条之解读），大异其趣。病人小便不利，有津伤者，有饮阻者，有津液敷布不均者，种种因由，贵在综合分析而审辨之。若论二便之关系，是小肠之分清泌浊，而影响膀胱与大肠之藏泄传化。故原文第 203 条详论二便畅泄与否之理，即是其例。更有原文第 105 条及 251 条以小便利而曰大便硬，原文第 203 条以小便少而曰大便通，如此对勘比照，则其理自明。

所谓大便乍难乍易者，言其大便或通或结，未有定局。此等征象，在内伤杂病，多见于脾胃湿阻，气滞不运，溏结交替是也。

今于外感热病过程中，其热势虽微，却内攻有力，以致津液耗伤，而燥屎内结，大便干结难排。然未竭之津，尚有濡润之时。故其小便更为短少，以自救其亏而润其胃肠，因而大便时通而不能畅泄，且其粪块必外润而内燥，以其燥热结实病机未有变化故也。

与此同时，胃肠浊热上冲而逆，犯于肺则喘，肺与大肠相表里故也。犯于清窍则头目眩冒，攻冲于心则烦乱，难以安卧。

症情如此，则绕脐痛，腹满拒按，脉沉实，苔黄燥等，或可得见一二，而可证其满坚燥实之情。燥屎内结，自是可下，宜大承气汤。

原文 **食穀欲嘔，屬陽明也，吳茱萸湯主之；得湯反劇者，屬上焦也。**（243）
吳茱萸湯方
吳茱萸一升　人參三兩　生薑六兩，切　大棗十二枚，擘
上四味，以水七升，煮取二升，去滓，溫服七合，日三服。

解读 本条讨论胃寒呕逆证治。

此前诸条悉论阳明胃燥热结，此条则笔锋突转而论阳明中寒，借此以明阳明病虽以燥热为常情，而亦有虚寒之变局。

食谷欲呕者，胃气因水谷之入而冲逆也。以其胃不能受纳转

读伤寒

运，故而致此。然胃之不能受纳转运，既可因寒饮中阻，亦可因邪热壅上。故其病位或偏于中焦，或偏于上焦，且有寒热虚实之不同。

今食谷欲呕，言其病属阳明，而以吴茱萸汤主之，显然胃家虚寒，或兼寒饮，故其舌必淡，其苔水滑，而脉多紧弦。吴茱萸大辛大热，暖胃散寒。且重用生姜温散寒饮，降逆止呕。参枣甘温补益。其方暖中补虚，于中虚胃寒气逆之证，确属至当之剂。

然服汤呕逆症情反而加剧者，应是药不对证，故曰得汤反剧者，属膈上热壅而胃逆，是以热增热，病象反重。揆度其情，自有心烦口渴、舌红脉数等症状。

原文 **太陽病，寸緩關浮尺弱，其人發熱汗出，復惡寒，不嘔，但心下痞者，此以醫下之也。如其不下者，病人不惡寒而渴者，此轉屬陽明也。小便數者，大便必鞭，不更衣十日，無所苦也。渴欲飲水，少少與之，但以法救之。渴者，宜五苓散。**（244）

解读 本条讨论太阳表虚病传阳明的辨证。

太阳病，寸缓关浮尺弱，浮缓松弛，中风之脉象也。发热，恶寒，汗出，中风之症状也。不呕者，病与少阳阳明无涉也。如此典型表虚之证，而见心下痞者，咎之误下，表证未解，而邪已内陷，气郁心下故也。此当先表后里，例仿原文第164条。

若中风表虚之证未经误治，汗出日久，津伤化热，恶寒自消，而口渴明显者，是病传阳明之里。然阳明为病，有邪热弥漫者，有燥热结聚者。复有津亏便结者，其人津液偏渗于膀胱而小便频数，胃肠津亏而便硬，虽十余日不便而腹无满痛之苦，此胃热束脾，脾不能为胃转输津液，宜麻仁丸润下之。

后文之渴欲饮水少少与之，是言太阳表证汗出津伤而胃中干

215

燥者，既非腑实脾约等证，亦非白虎栀豉等证，而是但见欲饮水。因其邪热不重而津伤明显，故予少量频饮而润之。若暴饮之，恐有饮停之患，其理可参阅原文第71条前半段。

若暴饮而饮停，其渴不减而反剧，此气不化津之渴，与津伤之渴，绝不相同。其证口渴欲饮，饮不解渴，与热盛津伤相类，而苔滑脉弦、小便不利而色淡，甚或少腹满胀，则是其异。如此水停之渴，以五苓散化气行水，自是不二之选。

 原文 **脉陽微而汗出少者，為自和也；汗出多者，為太過。陽脉實，因發其汗，出多者，亦為太過。太過者，為陽絕於裏，亡津液，大便因鞕也。**（245）

 解读 本条讨论汗多津伤便结的机理。

欲解此条，首应明确"脉阳微""阳脉实"及"阳绝"三个概念。

此论脉之阴阳，乃以浮沉言，不以虚实论，观其阳微与阳实并提即知。故《医宗金鉴》云脉阳微，谓脉浮无力而微也。阳脉实，谓脉浮有力而盛也。脉浮而缓弱，邪微而正亦不足，得微汗出者，阴阳有自和之机，是为欲愈。若汗出过多，是邪热渐盛，而津伤难免。若脉浮而实大有力，是邪气较重而正气不虚。邪气束表，非汗不解。然宜遍身微汗乃佳。若发散太过，汗出过多，已伏津伤化热之机。

无论脉来浮虚或浮实，是否已经发汗之治，其汗出微然遍身，则是邪解之佳象。若汗出过多，是为太过，过则每多伤津耗气之变。今言太过为阳绝，绝者，极也，极端之义。阳绝即厥阳之义，《金匮要略》所谓有阳无阴是也。

可知本条汗出过多而伤津，伤津则邪气易于化热而生燥，故曰阳绝于里，阳热亢盛于内是也。因之大便干结而硬，自在情理之中。

此条亦承上条而来，论表病传里，汗多津伤，化燥成实之病理变化。

原文 **脉浮而芤，浮為陽，芤為陰，浮芤相搏，胃氣生熱，其陽則絕。**（246）

解读 本条承前讨论热盛阴亏之脉理。

脉浮为阳，脉芤为阴，阳热亢盛，阴津自亏。此浮芤相搏之义，故曰胃气生热，其阳则绝。绝者，盛极也。

前条之着眼处，在于汗多为太过，而致阳绝于里，津液伤损而化生燥热，是因伤而实。此条之着眼处，则在于脉来芤空，意味着燥热之邪，而致津液伤亏。因实而虚，是其眼目。进而为后文之脾约证论治，埋下伏笔。

原文 **跌陽脉浮而濇，浮則胃氣強，濇則小便數，浮濇相搏，大便則鞕，其脾為約，麻子仁丸主之。**（247）
麻子仁丸方
麻子仁二升　芍藥半斤，枳實半斤，炙　大黃一斤，去皮
厚朴一尺，炙，去皮　杏仁一升，去皮尖，熬，別作脂
右六味，蜜和丸如梧桐子大，飲服十丸，日三服。漸加，以知為度。

解读 本条讨论脾约证治。

《黄帝内经·太阴阳明论》曰脾病不能为胃行其津液，今非脾家自病，而实因胃热约束脾气，使之不能行津而胃肠失润，以致大便干结难排，此即谓之脾约。

人身之津液，胃纳脾运，上归于肺，敷布周身，下输膀胱。其出路为汗，为尿，或随大便而出。《黄帝内经》云天寒衣薄则为溺与气，天热衣厚则为汗，而论曰小便少者大便必行，此皆津液代谢之自我调节。

今趺阳脉浮，胃热气盛，趺阳脉涩，脾气郁滞，因而津液转运失职，偏渗膀胱，而小便频数。胃肠失润，而大便燥结。是燥热津伤之下，尚自敷布不当，由是结者愈结，而渗则愈渗。然毕竟燥热邪气不盛，正邪相争不剧，故而便虽结而腹无所苦（原文第244条），且无明显潮热谵语等症，唯口燥心烦、舌红苔少而干等，诸般虚而有热之象，可以得见。

因其津虚，宜乎滋润。以其便结，宜乎通下。故以麻子仁丸，润而下之。后世之增液承气汤类，似仿于此。

原文 **太陽病三日，發汗不解，蒸蒸發熱者，屬胃也，調胃承氣湯主之。**（248）

解读 本条讨论太阳病汗后转属阳明燥热初结的证治。

太阳病三日，可发汗而病未解，以其汗之不当故也。或汗出不彻而邪郁化热，或汗出太过而津伤化燥，如此皆可得以内传阳明，而为热实之证。

今汗后见蒸蒸发热而非恶寒发热，蒸蒸者，热势由里而外，透表而出，如炊笼之蒸，其热必盛，其势必猛，足见在里之邪热，郁极而勃发，而随其透发之势，汗出必自溅然不绝，而口渴心烦脉大舌红诸症状，自是不言可知。如此谓之属胃，阳明病证是也。

然阳明胃家之邪热，或弥漫而无形迹者，或踞宿滞而结实者，其证治各有特点。无形之邪热，不可轻言攻下，下必生变（参阅原文第221诸条）。今以调胃承气汤主之，语气不容置疑，必有燥热内结之象，以承气汤三字赅之而不明言，如此理解，方不至于前后矛盾。

典型之燥热内结成实之证，其热多定时而潮，其汗多手足溅然，同时伴见腹满硬痛不大便等，治之宜乎峻下燥结，而予大承气汤。而此证热势未潮，汗出周身如蒸炊，说明燥热仅属初聚，内结之势尚未成气候，然腹满便结已具其形，如此可予调胃承气汤，轻缓下之，泄热和胃，断其内结之趋势。

蒸蒸发热，如炊茏之熏，热透于外，是邪聚阳明的重要特征。翕翕发热，身燥而热，如羽毛之覆，乃热聚于表之象。

原文 **傷寒吐後，腹脹滿者，與調胃承氣湯。**（249）

解读 本条再论阳明燥实腹满证治。

本条承接上条，再论阳明燥热结聚之证治。

其在上者，因而越之。涌吐之法，可去上焦之实邪，且见效迅速，然吐之不当，或伤胃津，或耗胃气，每多变证。

今伤寒吐后，病情未解，而见腹满胀者，与调胃承气汤，显是诸腹胀大皆属于热之类。此因吐后津伤而外邪内陷，化燥成实而转属阳明，故而腹满。必伴发热不大便、口渴心烦、脉实苔燥等，方可与调胃承气汤泻热攻下。

若吐后腹胀，缓急间作，喜温按而脉弱苔白等，此里虚寒之象，如此则当服四逆辈，切忌苦寒。

原文第248条以"蒸蒸发热"说明肠胃燥热偏盛，本条则以"腹胀满"概言实邪阻滞，而原文第207条论心烦，原文第29条言谵语，以明其邪热扰心之情。诸条互参，则可详明调胃承气汤证的病理机栝及证治要点。

原文 **太陽病，若吐若下若發汗後，微煩，小便數，大便因鞕者，與**
小承氣湯和之愈。（250）

解读 本条讨论表证误治后津伤热结证治。

太阳病，或汗或吐或下，其治不当，皆属误治，而致津液受损，邪入阳明而化燥生热。故曰心内微烦而大便硬，邪热内结是也。小便频数者，既是胃肠失润之因，亦是胃热束脾之果。反映已然不足之津液，尚自敷布不当，故此大便必干硬而结。此之便结，与前之脾约，同中有异，既是津伤明显，更有邪热偏亢，其津虚者，不及前条之属主要。而其邪实者，当是本证之关键。故治之小承气汤，泻热去实而存阴，较之麻子仁丸，侧重不同。

原文第213条以汗出多为津液伤损之因，本条以小便数为胃肠失润之因，皆是反映有限之津液，在特定病理状态下的不当敷布，进而形成胃肠燥结之病象。这种燥热结聚之津液伤损，较之脾约，其热盛为主而津亏为次，故以潮热谵语腹满硬痛为其基本特征（原文第214条）。此与调胃承气汤及大承气汤所主之证，基本特征一致，而略有区别。

大要而言，大承气汤所主，为典型燥热结实之证，病情重急，非同一般，所谓痞满燥实坚具备是也，故其治法谓之峻下。而小承气汤与调胃承气汤所主，病情较之前者，稍逊一等，故曰缓下、和下。而调胃承气汤，因其硝黄草同用，清润之意，自不同于小承气汤之枳朴大黄理气通下，故曰调胃承气汤所治，燥结为主；而小承气汤所主，痞满为主。其说虽不尽全面，仍有可资借鉴之处。

读伤寒

原文 **得病二三日，脉弱，無太陽、柴胡證，煩躁，心下鞕。至四五日，雖能食，以小承氣湯，少少與，微和之，令小安，至六日，與承氣湯一升。若不大便六七日，小便少者，雖不受食，但初頭鞕，後必溏，未定成鞕，攻之必溏；須小便利，屎定鞕，乃可攻之，宜大承氣湯。（251）**

解读 本条讨论大小承气汤的区别使用。

本条文意错杂，大体可分三层理解。

第一层，从句首至"与承气汤一升"，论阳明之不典型燥热内结者，试与小承气汤。初病二三日，病程虽短，然既无太阳表证，又无少阳见证，而见烦躁心下硬，则是阳明里热内实之征。此与原文第5条之伤寒二三日阳明少阳证不见者为不传，恰相对应。

唯其脉弱，且能进食，显然燥热内结，而未至坚满，且心下硬满者不可攻（原文第205条），故以小承气汤少少服，泻热和胃，以探其机。若药后小安，而仍烦躁心下硬不大便者，说明燥热内结之情无误，因而再进小承气汤一升，以观消息进退。此之辨证用药，处处精细，步步谨慎，以其症实虽可攻，而脉弱不可攻故也。

第二层，文末四句，承前之烦躁心下硬不大便而来，言以小便利否，断其大便是否燥结，故曰须小便利而屎定硬。大便之通与未通，其屎未必燥结干硬，唯其小便频数而通利，津液偏渗膀胱而不及于胃肠，如此即可断言其有燥屎，乃得投与大承气汤峻下热结。当此之际，如其脉仍弱者，亦应谨慎行事，故曰宜之而不曰主之。

第三层，插叙于中，言病者不能食而不大便六七日，脾家寒湿困阻是也。以其小便少，津液必还返胃肠之中，故虽不大便，但初硬后溏者是也。其不食不大便，类于腑实结聚，而寒热虚实迥然有异，不得误辨而投以承气汤。

简言之，本条平脉而辨证，示人攻下之法，用所当用，然亦有慎用或禁用者，不得孟浪行事。

原文　**傷寒六七日，目中不了了，睛不和，無表裏證，大便難，身微熱者，此為實也，急下之，宜大承氣湯。**（252）

解读　本条讨论阳明急下存阴证治。

外感六七日，病程已久，必有传变之可能。今既无发热恶寒

头痛等表证，亦无潮热谵语等里证，唯见身微热，大便难，病在阳明，而病情似乎既轻且缓。然其目中不了了而睛不和，此胃肠虽尚未结聚深重，而燥热已然燎原，上犯清窍而耗竭阴精，似有痉厥之意，其证情自属危重。《黄帝内经》云五脏六腑之精气皆上注于目而为之精，精之窠为眼而骨之精为瞳子，今腑热炽盛，真阴耗竭，精气不能上注于目，目失所养，故视物不清，眼珠转动不灵。张隐庵据《灵枢》之论而言，此乃阳明悍热之气循眼系而上走空窍，诚是矣。

燥热耗伤阴精其情如此，虽无腹满硬痛潮热谵语等症，而大便困难，已具可下之情，若不急下以釜底抽薪，则有真阴欲竭之虞，故宜与大承气汤，泻其燥热之实，即是救欲亡之精。参阅《金匮要略》痉病之用大承气汤，其病机特点及治法精神，似可等同而视之。

所谓急者，犹言下证未必悉具，如前之潮热、手足汗出、腹满硬痛不大便、谵语矢气等，即因救阴之故，而不得不急下燥热。本条之急，在于阳明燥热深伏，既耗胃中津液，且灼肝肾阴精。其病证之转机，全系于阴液之存亡。存得一分阴液，便有一线生机，此急下之来由是也。不得以前此诸条反复辨析燥屎之有无，而等同看待此条之意义。

读伤寒

原文 **陽明病，發熱汗多者，急下之，宜大承氣湯。**（253）
解读 本条续论阳明急下存阴证治。

阳明病，发热汗多者，说明里热蒸腾，迫津外泄。汗多而津伤，津伤而胃燥，燥热宿滞相结而为燥屎，此汗多津伤胃燥便硬之因果承递关系，皆咎之邪热之盛，正是原文第213条所言之候是也。欲求断其因果循环，必当急下燥热结实，故急下以存阴，宜大承气汤。

然发热汗出，非阳明腑实证之特有，而亦见于无形邪热亢盛之证。本条以之作为急下的审证眼目，贵在明确热盛乃津伤之源，欲救其阴，必泻其热。须知除发热汗多外，必见腹满胀痛、不大便、潮热谵语等可下之一二症状，方可急下。若纯为阳明无形邪热之证，则宜白虎汤证，而断不可妄攻。

原文　**發汗不解，腹滿痛者，急下之，宜大承氣湯**。（254）

解读　本条三论阳明急下存阴证治。

　　腹满痛者，自是可下之证，即《金匮要略》所言腹满按之不痛者为虚，痛者为实，可下之。而其成因，乃是因发汗不解而来。阳脉实因发其汗，出多者为太过，太过而阳绝于里。此言表证汗之不当，而里热之证，则断无可汗之理，汗之徒伤津气，而燥热结实之势，多不能免。

　　上述三条，从不同角度讨论阳明急下之证情及机理，其理玄妙，总在泻热救阴。故程郊倩云：此等之下，皆为救阴而设，不在夺实，夺实之下可缓，救阴之下不可缓。不急下，防成五实，经曰五实者死。其言可资参考，然其完全否定实邪内结之情，则有可商之处。

　　睛不和目不了了者，或发热汗多者，或腹满痛者，是否急下，仍当视其邪热伤津之进程及程度。其势急者，证虽不重，下之宜急。其势缓者，必待可下之情昭然，乃可言攻之。此常变之道，宜乎细心体味，方可明了中医诊治之真谛。

原文　**腹滿不減，減不足言，當下之，宜大承氣湯**。（255）

解读　本条讨论腹满当下证治。

　　满，盈溢也（《说文》）。腹满者，腹内充盈而溢之义，必有所

辨阳明病脉证并治

聚，乃得充是也。然其充盈者，或因虚寒而气滞，或因实热而气郁，成因虽有异，而外象却相类，皆满胀不适也。然其因虚而滞者，时有复运之机，故《金匮要略》云腹满时减复如故，言其腹满时轻时重，如此当与温药，复其气运而已。而其实热结聚者，非下不足以通其滞，故而腹满不减，即或稍减亦不足为道，故本条云其腹满不减减不足言，是万物所归无所复传，聚于阳明中土，必得通下而乃可缓其满胀之势，故曰当下之。至于通下之方，又当酌情而选，其大满大实者，自宜大承气汤。若其结聚满实不甚者，小承气汤甚或调胃承气汤，亦属的对之剂。原文第208条之腹大满不通者与小承气汤微和之，当得与此条相比勘，以明其轻重缓急之治法奥妙。

名案选录： 许生泳堂母病请治，据云食豚肝面饼，后偶触怫郁，致患腹痛，自用麦芽楂曲香砂二陈不应。因其痛在少腹，以为寒凝厥阴，加吴萸炮姜，服之益剧。予问痛处可按乎？曰拒按。又问曰来便乎？曰未也。切脉沉细，视舌苔黄，中心焦燥，顾谓生曰：此下证也。生曰：连服温消诸剂不验，思亦及此，因家母平素质亏，且脉沉细，故未敢下。予曰：痛剧脉伏，此理之常，质虽虚而痛则实，书称腑病以通为补。仲师云："腹满不减，减不足言，当下之。"又云："舌黄未下者，下之黄自去。"今痛满拒按，舌苔焦燥，下证悉具，夫复何疑。方定大承气汤，用元明粉代芒硝，仍加香砂楂曲，兼行气滞，服头煎后，便行一次，其病略定。随服复煎，夜半连下三次，痛势大减，舌干转润，易以调中和胃，旬后起居如常。(《杏轩医案·初集》)

原文 **陽明少陽合病，必下利。其脉不負者，為順也。負者，失也，互相尅賊，名為負也。脉滑而數者，有宿食也。當下之，宜大承氣湯。**（256）

解读 本条讨论阳明少阳合病宜下之脉证治法。

本条之辨，一是负与不负及顺与失的理解，一是少阳与阳明治法主从的理解。

　　五行之说，木必克土，此其正也，在人体之机能调节，属于生理之常，肝胆之疏泄，助脾胃之运化是也，此可谓之得，谓之顺。然相克太过或不及，皆非正道，故可谓之失。失者，逆也，顺之反也。又脉与证合，是为不负，其病为顺，反之则为负为失为逆。

　　今言阳明少阳合病，脉滑而数者，此为阳明胃肠宿食停留，因而下利，利滞量少而不畅，此胃肠失运之机而未见少阳弦劲之脉，反映中土未受木邪相克，得免腹背受敌之厄，故曰其脉不负而病情为顺。当此之际，下其宿滞，复其健运，则木土生克关系可得以维系其常态，是不治少阳而少阳气机自可顺畅。

　　若其脉不滑数而弦劲，此阳明之证而见少阳之脉，脉证不合，其病为逆，治之殊为棘手。前论证见少阳，必以和解为大法，和而不解，方得和而清之，和而下之，甚或和而汗之，当为此际之借鉴。原文第103、104条之论，似可效法。

　　由此可知，本条阳明少阳合病之论，似不足以突出少阳证情。其所欲强调者，在于阳明胃肠之宿食阻滞，而非少阳枢机失畅，是阳明证情重而为主，少阳证情轻而为次故也。

　　另外，大承气汤为阳明大热大燥大坚满而设，然也可借为单纯宿食阻滞胃肠而不属虚寒者之用，此又其灵活运用之一例。

原文　**病人無表裏證，發熱七八日，雖脉浮數者，可下之，假令已下，脉數不解，合熱則消穀喜飢，至六七日不大便者，有瘀血，宜抵當湯。**（257）

解读　本条讨论阳明腑实与有瘀血的证治。

　　前言面合色赤不可攻、其热不潮不可攻、不转矢气不可攻，

225

诸般设局以论攻下之慎，是下法用之不当，必伤正气，自不待言。

今言病人无表里证，当是既无恶寒发热、头痛身疼等表象，亦无潮热谵语等里证。唯因发热七八日不解，脉浮而数，而用攻下之法。脉浮发热者，热盛于内而蒸腾于外故也。

然此前曾论无形邪热蒸腾于外而未内聚者，不得攻下，下之必变证丛生（原文第221条）。因其邪热灼阴而其势急骤者，可急下存阴，然亦得有一二可下之症状。若纯无内实结聚之情，而攻下以泄其热，则未免失之孟浪。

结合后文，在发热脉数之外，当有不大便之症状，方可言下。而下后邪热未清，反入血分，以致瘀热互结，故而消谷能食，而与燥屎阻滞胃气不降之不能食，判然有别。故曰脉数不解而六七日不大便，是有瘀血在里，宜以抵当汤攻之。

原文 **若脉數不解，而下不止，必協熱便膿血也。**（258）
解读 本条承上条言下后便脓血的变证。

上条言下后脉数不解而不大便，乃邪热未泄，反与血结，而为蓄血之证。虽与太阳蓄血成因有所不同，而瘀热互结之情，并无二致，故与抵当汤攻之。

本条则紧承上文，言下后若下利清谷不止，脉变沉迟无力，则为下伤阳气，转属虚寒，其治当从三阴法则。

今言脉数发热不解，则是下后热邪下趋，灼伤阴络而迫血妄行，以致脓血杂下，类于痢疾之变，故曰必协热便脓血也。其治清热凉血止利，黄芩汤、白头翁之类，似属可选。

原文 **傷寒發汗已，身目為黃，所以然者，以寒濕在裏不解故也。以為不可下也，於寒濕中求之。**（259）
解读 本条讨论寒湿发黄的治疗原则。

关于发黄证,《金匮要略》明言其机理与湿邪密切相关,所谓黄家所得从湿得之是也。而其治疗,自也不离祛湿之法,故曰诸病黄家但当利其小便,此发黄病机与治疗之大要也。

今言伤寒发汗已而身目俱黄,乃素有寒湿内阻而复邪郁于表者,汗之外邪虽得解除,而脾胃阳气亦因之虚亏,寒湿内聚更盛,进而肝胆疏泄失常,胆液外泛而为发黄,故曰此寒湿在里不解故也。

寒湿之盛于内者,脘痞纳呆,腹满便溏,小便不利,舌淡苔滑,脉形濡缓,皆是其可见之脉症。其未累及肝胆者,并无发黄之机。唯其阻滞肝胆疏泄,而有胆液外泛者,方可发黄。参阅原文第 195、199 条。

发黄有因于寒者,有因于热者,无论寒热,必关乎湿,因之其治必以祛湿为要务。此言当于寒湿中求之,温中散寒之外,必是除湿之手段,如此乃得证治相应。后世茵陈术附汤、茵陈五苓散之类,可为备选之剂。若因腹满等外象而误下之,必致变证丛生。

辨阳明病脉证并治

原文 **伤寒七八日,身黄如橘子色,小便不利,腹微满者,茵陈蒿汤主之。**(260)

解读 本条讨论湿热发黄的特征。

前论湿热发黄,病机为瘀热在里(原文第 236 条),形容湿热胶结,如油裹面,难分难解,其状如绘。而本条则论其发黄之特征,身目之黄,鲜明如橘,显是阳热之征。后世将黄疸之证,类分阴阳,颇有提纲挈领之妙。此湿热交蒸,病属阳黄,故而其色鲜明。而懊憹烦躁,舌红苔黄腻滑,腹满尿少而赤,自在情理之中。治之主以清热利湿退黄,方选茵陈蒿汤。

与之相反者,前条证属寒湿,病为阴黄,故其身目之黄,如烟熏染,晦暗无泽。条文虽未明言,而于此条之言外,自可体味

227

而得之。此发黄阴阳之辨，关乎治疗大法，不可粗略读过。

原文 傷寒，身黃發熱，梔子蘗皮湯主之。（261）
梔子蘗皮湯方
肥梔子十五個，擘　　甘草一兩，炙　　黃蘗二兩
上三味，以水四升，煮取一升半，去滓，分溫再服。

解读 本条讨论湿热发黄的另一证治类型。

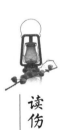

读
伤
寒

前条与本条之开篇曰伤寒，而与原文第 199、236 条之开篇
而言阳明病者，侧重有所不同。此言伤寒者，意在暗示发黄之前，
多有表证，即发热恶寒身痛头疼等症状，继而脘痞纳呆、厌油身
倦而身目渐黄，此由表及里之过程，与现代医学之急性黄疸性肝
炎进程类似。而彼之言阳明病者，侧重表明发黄之证，病理重心
在于中焦脾胃，湿邪内生之源是也。以此而论，则病初多因于外
感，继而累及脾胃运化，以致湿邪内生，阻滞肝胆，是发黄之典
型病理进程。

脾湿与胃热相合，胶结壅滞，故曰瘀热在里，郁阻肝胆，疏
泄失职，因而发黄必然。然脾湿与胃热，阴阳属性不同，其治自
有所异，所谓湿宜温利而热宜清泄是也。

今身黄发热，而以栀子柏皮汤主之。栀子清热除烦，黄柏清
热利湿，甘草益气和中。全方清热之力较强，而利湿之功较弱，
故后世医家将此条证情认定为热重于湿。故其身目发黄黄色鲜明
而外，发热心烦口渴舌红脉数等热象，理应更加突出。与茵陈蒿
汤相较，本方侧重清热而逊于利湿退黄，而茵陈蒿汤则清热退黄
与利湿通滞并重，故后世亦将原文第 236 条证情谓之湿热并重。

原文 傷寒瘀熱在裏，身必黃，麻黃連軺赤小豆湯主之。（262）
麻黃連軺赤小豆湯方

麻黄二兩，去節　　連軺二兩，連翹根是也　　杏仁四十箇，去
皮尖　　赤小豆一升　　大棗十二枚，擘　　生梓白皮一升，切
生薑二兩，切　　　甘草二兩，炙
上八味，以潦水一斗，先煮麻黄再沸，去上沫，内諸藥，煮
取三升，去滓，分温三服，半日服盡。

解读 本条讨论湿热发黄而表邪未尽之证治。

前言伤寒身黄发热，此言伤寒瘀热在里身必黄，其理并无二
致。前论是言其征象，本条是述其病机。因其热瘀在里，肝胆失
疏，其身目之黄，必不能免。唯其身黄，脾湿胃热胶滞，必当清
热利湿疏泄肝胆以退黄，而曰麻黄连轺赤小豆汤主之。

观其方，清热利湿之意自蕴其中，连轺赤小豆伍以生梓白皮，
清热利湿而解毒，其效确切。所不同者，药用麻黄杏仁甘草，后
世名之三拗汤，宣肺散寒开表，发泄在表之寒与湿邪，类于溢饮
之用青龙汤。至于大枣生姜，调和营卫，扶助脾胃，内外皆宜。
全方之功，表里同治，散寒与清利同炉。与前此二方，同中有异，
反映病证之重心，各不相同。故此，后世医家大多认为，本证表
里同病，寒热同证，是表寒而兼里之湿热，谓之湿热兼表发黄。

此三条，皆论湿热为患而致发黄，而各有所重，原文第260
条强调湿热并重，原文第261条侧重热重于湿，而原文第262条
偏于兼表，后学者可于此等细微之处，悉心体会，而明其辨证用
药之奥义。

〰️ 阳明病篇小结 〰️

阳明病篇始于原文第179条，终于原文第262条，共计84条。
原文第179条至191条，作为阳明病纲要，重在明确阳明病
之基本定义、病因病机及脉症特征等。遵循太阳病篇模式，首辨

病，次辨证，三辨传。

　　原文第 180 条曰阳明病胃家实，以病机而概病证特征者，六经提纲之唯一是也。而以原文第 182 条及 186 条辅之，言症论脉，以明其理，可谓别出心裁。次则论其来路，曰阳明病有太阳少阳传入者，有阳明自身受邪者（原文第 179 条），来路不同，而病属邪实则一。进而以原文第 181、185、188 条重点阐述太阳转属阳明之机理，或汗下利小便，或汗出不彻，或自汗转入，毕竟津伤化燥或邪郁化热，终归阳明。而原文第 187 条之小便自利不能发黄者表明太阴湿气自运，与七八日大便硬者对应，反映太阴阳明湿燥相济之理。至于原文第 183、184 条之阳明受邪初始恶寒自止者，反映阳明居中主土而病则邪归胃肠之属性，此阳明主阖之外象是也。在此基础上，原文第 189 至 191 条论阳明寒温之辨，以明阴阳对立互根之理。故以能食不能食名中风中寒，知常而达变，不得固囿于燥热之情也。

　　除原文第 193 条讨论阳明病欲解之时外，原文第 192 至 197 条皆论阳明湿邪为患，而以原文第 196 条之阳明湿气不足久虚无汗为反衬。因阳明湿气为患类属中寒，故而原文第 198 条再论中风属阳以比照之。而阳热与湿气相合，多为发黄之证（原文第 199 条）。因其湿热发黄，而论火毒发黄（原文第 200 条），引申而发是也。

　　此前已论阳明寒热之辨，而阳明毕竟燥化为常，故原文第 201 条讨论阳明气分之热，原文第 202 条讨论阳明血分之热，是燥热而有气血层次之辨。进而再论阳明气热为病，因其津液敷布之失常，而以小便量次预判大便难与不难，与前文之汗出异常，构成津液代谢平衡与否判断之三部曲，进而以之指导阳明病证之诊治，充分反映了阳明主燥喜润之特点。

　　原文第 204 至 206 条，未论其治，先立其禁，可见其谨慎之意。阳明万物所归，邪热内聚，终不得越，必假胃肠宿滞而盘踞于内，唯下乃可泄之而解。然攻下之法，易伤正气，用之宜乎慎之又慎。曰其面赤、心下硬满、呕多者，其意在于邪热偏于上越外浮而非下趋内聚者，不得逆其病势而妄下之。

原文第 207 条以心烦引入调胃承气汤之治，首先申明实热扰心可予攻下，与太阳病篇原文第 29 条谵语证治构成前后对应之局。继而阐述虽有阳明燥热，而表邪未尽者不宜攻，或实邪内结不甚者不宜峻下。以潮热与手足汗出，作为燥热内聚之征兆，具有重要临床意义（原文第 208 条）。原文第 209 条则以燥屎概言大实大坚大满之腑实证情，而论辨其有无之法，提出转矢气之临床依据。前后两条以腹满大便难（便硬与不通）、潮热、手足汗出、转气而明腑实之证情，于临床已备可下之依据。

自原文第 210 条始，至原文第 220 条止，围绕腑实证另一重要临床表现——谵语展开层层辨析。因其腑热冲心，故而心烦谵语，是腑实证之常见症状。然即或谵语多实，亦有虚者，故其辨证，仍当审慎（原文第 210、211 条）。原文第 212 条以谵语与独语不识人作辨，而明其证情之轻重，阐明腑实重证之脉证特点及预后转归，颇有临床价值。原文第 213 条则明确谵语、胃燥、津伤、汗出之关系，引出小承气汤之治方，进而讨论腑实轻证之虚实辨治要点（原文第 214 条）。于此，阳明腑实三方治，皆得而见之，而初具其形。原文第 215 条再论谵语与腑实之间的关系，并及胃气承降反常之不能食。原文第 216 条论谵语之属血热者，承前以明气血之辨。原文第 217、218 两条，则以表虚里实为发端，而辨谵语之证治先后。此皆论谵语乃腑实之另一重要症状，而又有气血虚实之辨。故而原文第 219 条再论谵语之属气热无形者，治宜白虎汤。原文第 220 条之结语曰潮热手足汗出、大便难而谵语无表证，即是阳明腑实可攻之证，宜大承气汤。于此，腑实之情了然于胸，与前之治禁相勘，必不致误。

阳明邪实内结自应攻下，然不可攻而误攻之，必有变证难测。

原文第 221 条以无形邪热之阳明经热证为题，言其误下之变，举一反三是也。热郁膈上者，栀子豉汤清宣之。热盛津伤者，白虎加人参汤清润之（原文第 222 条）。饮热互结者，猪苓汤清利之（原文第 223 条）。然猪苓汤毕竟以利湿为主，阴津伤损明显者，不宜与之（原文第 224 条）。

原文第 225、226 条则在论热邪为患之后，复论虚寒之变，承前中风中寒之论，以明虚实寒热之辨。

原文第 227 条论血热，原文第 228 条再论气热。而气热有阳明而兼少阳者，则宜治从少阳，畅达枢机，而宣泄邪热（原文第 229、230 条）。更有三阳合病或二阳并病者，因其病情表里轻重缓急，而有不同治法（原文第 231、232、234、235 条）。

原文第 236、260、261、262 条，与前之原文第 199 条，共论阳明胃热与脾湿相合阻滞肝胆之湿热发黄，而有湿热并重、热重于湿、湿热兼表之不同证治。以其属热，而为阳黄。更有寒湿不解之发黄，类属阴黄，当于寒湿中求之（原文第 195、259 条）。

原文第 202、216、227、237、257、258 诸条，是在阳明气热基础上，辨其血分之病，不论血瘀热结或热迫血溢，总是清热凉血而或化瘀或止血，贵在随证施治。

原文第 238 至 242 条，除原文第 240 条论表里分治外，余皆论燥屎之辨，进而深入探讨腑实之证治特点。

原文第 243 条论阳明中寒证治方药，而明其寒热上下之辨。

原文第 233 条论导下之治，与原文第 244、247 条之脾约证治，构成上下缓急之对应。

原文第 245、246 条以阳绝之名，论阳热津伤之理，而为前之燥屎作病机概括，更为后之调胃承气汤（原文第 248、249 条）、小承气汤（原文第 250 条）、大承气汤（原文第 251 条）及三急下（原文第 252、253、254 条）证治，奠定病理依据。至于原文第 255、256 条，则是讨论大承气汤的灵活应用之例。

读伤寒

先贤曰阳明为成温之渊薮，故阳明病篇所论，于后世温病辨治之指导，具有非常重大之意义。

辨少阳病脉证并治

原文 **少陽之為病，口苦，咽乾，目眩也。**（263）

解读 本条讨论少阳病提纲。

　　此以口咽目三窍之病理症状，作为少阳为病之提纲。而提纲证者，病证之概括表述是也。此三者，必能精炼表述少阳为病之病理特征，如此方可得为提纲之证。

　　病口苦者名曰胆瘅（《黄帝内经》），而咽为胆之使（《针灸甲乙经》），且少阳脉起于目锐眦，而目为肝窍，胆与肝合，故此三窍症状，足以反映少阳之病位。

　　口苦者，火气之化；咽干者，燥气之象；目眩者，风气之征。又足以反映少阳受邪，风火相煽清窍不利之病理性质。

　　如此简明表述少阳之病位与病性，诚如柯琴所云，口咽目三者，不可谓之表，又不可谓之里，是表之入里，里之出表处，所谓半表半里也。三者能开能阖，开之可见，阖之不见，恰合枢机之象。苦、干、眩者，皆相火上走空窍而为病也。揭口苦、咽干、目眩为少阳病之提纲，乃奇而至当也。

　　前此原文第96条所云往来寒热、胸胁苦满、嘿嘿不欲饮食、心烦喜呕，亦为少阳病主症，应与本条之口苦、咽干、目眩相互补充，如此则更显全面。

太阳主表为开，阳明主里为阖，少阳主半表半里为枢。以《内经》开阖枢理论，形象表述三阳生理特点及病理特性，具有较高的理论价值。

太阳之开，因其位于表，故其性向外向上，病则宜开之宣之散之，遂其性也。阳明之阖，因其位于里，其性向内向下，故万物所归无所复传，病则宜下宜通宜泄，承其气也。少阳之枢，位居表里之间，故曰半表半里，阴阳转换之枢纽，表里出入之门户，其性表里阴阳变动不居，故其病则唯宜和解之，补泻散收，清养结合，以衡其位而和其气。

原文 **少陽中風，兩耳無所聞，目赤，胸中滿而煩者，不可吐下，吐下則悸而驚。**（264）

解读 本条讨论少阳中风证。

前论太阳中风与阳明中风，皆属各经自受阳邪而为阳证。此论少阳中风，与前相仿，自是少阳感受风阳之邪，而为风火循经上炎之证。

足少阳之脉，起于目锐眦，走耳中，下胸贯膈。太阳受邪有头项强痛，今少阳受邪，经气不利则胸胁满闷，其理一也。邪热扰心则心烦意乱，风火逆上壅遏清窍，则目赤而两耳无所闻。

此之胸满而烦，仅是少阳邪热郁遏，气机不畅，与痰实阻滞之心下满而烦、阳明燥实之腹满而烦，症状虽似而病性迥异。若误用吐下，是谓诛伐无过，必致耗气伤津，而现心悸惊惕等变证，不可不防。

原文 **傷寒，脉弦細，頭痛發熱者，屬少陽。少陽不可發汗，發汗**

则讝語，此屬胃。胃和則愈，胃不和，煩而悸。（265）

解读 本条讨论少阳伤寒脉证及禁汗原则。

三阳病证皆有头痛发热之象，一般而论，太阳头痛在后项，阳明头痛在前额，而少阳头痛在偏侧。以脉象而论，太阳病则脉浮，阳明病则脉大或实，少阳病则脉弦。今言感受外邪（伤寒），头痛发热而不恶寒，显非表证。且其脉来弦细，故曰病属少阳。此少阳自受外邪，而热郁少阳之经是也。与前条之耳聋目赤胸满心烦相对应，此条突出头痛发热脉弦细，两条脉症互勘，更与原文第263条相参照，如此则少阳脉症之辨证要点，昭然于目。

更需留意者，少阳病非里实，当禁吐下（原文第264条）；非表郁，当禁汗法（原文第265条）。设若误汗，津伤化燥，病转阳明，燥热扰心而心烦谵语。此与原文第179条所言之少阳阳明者，颇相类同。

少阳误汗病传阳明，津伤胃燥便硬而谵语，一者，胃气自和而燥热自除，或用和调胃气之法使邪热解除，如是则可得愈。一者，燥热不去而胃气不和，谵语不除而反增烦悸，病转重危。凡此则当从阳明论治，是其不二法门。

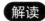

读伤寒

原文 **本太陽病不解，轉入少陽者，脅下鞕滿，乾嘔不能食，往來寒熱，尚未吐下，脉沉緊者，與小柴胡湯。**（266）

解读 本条讨论太阳病转入少阳的脉证治法。

本太阳病未得汗解，必有传变之可能。传与未传，传之何经，必得据证而辨。今见胁下硬满，干呕不能食，往来寒热等症，显然未传阳明而是病转少阳。表明少阳病的成因，多为表邪内入半表半里之界。病属少阳，更言尚未吐下，意其未经误治，正气未伤，三阴无虑，因而治当和解，宜小柴胡汤治之。

前言脉弦细病属少阳，此言脉沉紧，虽与少阴之脉颇为相似（原文第 283 条），然与胁下硬满、干呕不食、往来寒热相兼而见，沉为在里，紧属弦甚，仍是少阳之脉象，自无所疑。其言尚未吐下，即是通过排除里气伤损之可能，而揭明沉紧脉仍属少阳之意。

原文第 264、265 条以少阳本经自感外邪为着眼处，本条则以表邪不解转属少阳为辨，反映了少阳发病的两条途径：本经自感与他经传入。

少阳之位，半表半里。而外感热病之传变，由表入里，并非言其太阳传里必经少阳之位。盖太阳传里，可不由少阳而直入阳明，此类情况诚属多见。唯其体质禀赋有异，复因季节气候、情志心绪诸多因素共同作用，乃得太阳而少阳进而阳明如序演变进展。故曰由表入里之正途者，太阳而阳明是也。其旁路者，太阳经少阳而阳明是也。

原文 若已吐下發汗溫針，讝語，柴胡湯證罷，此為壞病，知犯何逆，以法治之。（267）

解读 本条讨论少阳病变证的救逆法则。

前论少阳病法宜和解，并明言不得吐下发汗，若误用汗吐下、温针等治法，柴胡证仍在者，复与柴胡汤，是其正治（参阅原文第 101、103、104 条）。若柴胡证已不存在，反而出现谵语等，此乃误治后病情加重，邪热扰乱心神，名曰坏病。坏病者，病情深重而复杂，难以用六经证候称其名者。原文第 16 条言太阳误治而致坏病，此条则申明少阳误治，同样可致坏病，以此推之，各经误治，皆可致变。本条以谵语一症为例，以明其变，而非谓少阳误治后必谵语乃得名为坏病。

坏病之治，仍当观其脉证，而知犯何逆，进而随证治之。

原文 **三陽合病，脉浮大，上關上，但欲眠睡，目合則汗。**（268）

解读 本条讨论三阳合病脉症。

———————

三阳合病，太阳阳明少阳同病也。脉浮者太阳，脉大者阳明，浮大而从关部直出寸部者，脉势有余，长直有力，类于弦脉而与少阳相关。可见此条，意以浮大而长直之脉，而言三阳合病之情。

但欲眠睡者，邪热鸱张、津伤气耗而神明昏困之象，与少阴阳虚阴盛但欲寐者，寒热虚实迥然有别。目合则汗者，盗汗之意。盖以寐则阳入于阴，邪热扰其阴分，迫津外泄，是以寐则汗出。

此条之治，仍宜治从少阳，小柴胡汤为首选，可参阅原文第231条。

———————

 原文 **傷寒六七日，無大熱，其人躁煩者，此為陽去入陰故也。**（269）

解读 本条讨论阳病转阴之变化。

———————

伤寒一日太阳受之，脉若静者为不传，颇欲吐若躁烦而脉数急者为传也。此太阳病篇之辨传与不传。今少阳病篇复言伤寒六七日，病有传变之机。传与不传，当据脉症而论。

成无己云表为阳而里为阴，邪在表则外有热。六七日邪气入里之时，外无大热而内有躁烦者，表邪传里也，故曰阳去入阴。其意为表证传里，里为阳热之证。与太阳病篇原文第4条相勘，其言了无新意。

在三阳病证内容即将结束之际，而重复讨论传变及坏病，显然不是单纯之重复，而寓有阳病转阴、实证转虚之意。故而，此条之阳去入阴，似乎解释为三阳病尽、三阴病始，更为贴切。其句首之伤寒，并非特指太阳表实之证，而是意为外感热病之广义属性。阳病入阴，虚阳不能内守，故身无大热（微热）而烦躁不安，

238

其义可与原文第 61 条相参。

原文　**傷寒三日，三陽為盡，三陰當受邪，其人反能食而不嘔，此**
為三陰不受邪也。（270）

解读　本条讨论少阳病不传三阴证。

前论伤寒六七日阳病入阴，此论伤寒三日阳病不入三阴，皆
是从少阳之角度辨传与不传，与太阳病篇原文第 4、5 条论表证
传里与不传里者，前后相映。《素问》云一日巨阳，二日阳明，三
日少阳，仲景言伤寒三日，以假定之时日而论阳病有转阴之时机。
病传三阴，理应不能食而呕。言其能食不呕，说明胃气尚和，阳
气未虚，故曰三阴不受邪。以此可知，阳病转阴与否，取决于阳
气之多寡。而传与未传，皆当据证而辨，不得拘泥病程长短。

原文　**傷寒三日，少陽脉小者，欲已也。**（271）

解读　本条讨论少阳病欲愈之脉。

原文第 269 条论少阳病传三阴，原文第 270 条论其不传三阴
而仍在少阳，本条则论其欲解之脉而明少阳病之三种转归。

所谓伤寒三日，亦如原文第 270 条例，乃假定之期。少阳病
证其脉当弦，若见脉小，既非少阳之脉，又无少阳之症，可知是
邪气已衰而病证欲解之兆，《黄帝内经》云大则邪至小则平是也。
若脉虽小，而症情不变，甚或加重，则必非欲解之象。

脉小者，细小短小之意。此以小脉而寓其脉由弦劲而长转为
柔和短小，动态地反映邪气渐微之趋势，故曰欲解。

原文　**少陽病，欲解時，從寅至辰上。**（272）

解读　本条讨论少阳病欲解之时。

少阳属木，配四时则旺于春，配昼夜则旺于寅卯二时。寅时始于凌晨 3 时；辰上者，卯辰相交之时，即清晨 7 时。少阳为阴中初生之阳，旺于寅卯，故其病解之最佳时机，为凌晨 3 时至清晨 7 时。

〜 少阳病篇小结 〜

少阳病篇共 10 条原文，欲明少阳病之病因病机及证治，尚需结合太阳病、阳明病两篇之相关条文，如此方可全面理解。

少阳主枢，位居半表半里，为表里出入之门户，阴阳转换之枢机。邪入少阳，而致胆火内郁，枢机不利，是以病证虽属里热，而与阳明不相类属。

原文第 263 条以口咽目三窍之症状，形象表述少阳病之病理特征，颇有举重若轻之妙。原文第 264、265 条一论少阳病之征象、一论少阳主脉，未言其治，先立其禁。而原文第 266 条则承前点明少阳病之治，立足和解。此 4 条，从症、脉、治、方、禁忌全方位阐述了少阳病辨证论治之特点，其文虽简，其意深远。若结合原文第 96、97、98、99、100、101 诸条，其证治特点自然更为明晰。

原文第 267 条则论其误治之变，原文第 268 条论其合病，原文第 269 条论其传，原文第 270 条论其不传，原文第 271 条言其欲解之脉，原文第 272 条论其欲解之最佳时机，层层推论，规矩森严。

少阳半表半里之位，决定其病情每多兼夹。故而有兼表者，柴胡桂枝汤主之（原文第 146 条）。兼里者，大柴胡汤或柴胡加芒硝汤主之（原文第 103、104 条）。兼寒饮者，柴胡桂枝干姜汤主之（原文第 147 条）。更有虚实混淆寒热夹杂者，治以柴胡加龙牡汤（原文第107条）。凡此，足以反映仲景随证论治之灵活性。后世仿此，而有诸多变法，如柴平汤法、柴苓汤法、柴陷汤法、柴胡四物汤法、柴胡温胆汤法等，难以尽述。而后学者，可于其间体味其变化之奥妙，进而师法其法，化裁其方，如此乃可应万病之变。

辨太阴病脉证并治

读伤寒

原文 太陰之為病，腹滿而吐，食不下，自利益甚，時腹自痛。若下之，必胸下結鞕。（273）

解读 本条讨论太阴病提纲。

太阴为病，或受传于三阳，或直中于本经，或内伤于生冷，其由多端，皆可损伤脾土而致脾阳虚损，寒湿内盛，此太阴病之基本病理。其理如此，而其象虽多变，然总不离太阴阳明升降之本，故以腹满时痛、食不下、吐利为其外象之典型。

脾主运化而司大腹，脾阳虚弱，运化失职，寒湿内停，气机壅滞，故腹部胀满，腹痛时作。脾虚失运，受纳不及则食不下；脾气不升，寒湿下注则下利；胃气不降，浊阴上逆则呕吐。此皆阳虚湿阻所致，故以此等征象，而辨太阴为病之本质，是据象推理，合于道也。

太阴虚寒之证，治以温中散寒为法。若以腹满时痛为邪实所致，而误用攻下，更虚其阳，则寒湿愈甚，凝结胸膈而出现胸下结硬之变证，其理类于脏结。

原文 **太陰中風，四肢煩疼，陽微陰濇而長者，為欲愈。**（274）

解读 本条讨论太阴中风欲愈的脉证。

所谓太阴中风，言其太阴脾家虚弱之人，复感风邪，表里同病是也。

无论传经或直中，太阴为病，虽以脾阳虚衰、寒湿内盛为病机，但较之少阴或厥阴而言，尚属轻证。本条所言太阴虚家感受风邪，其证自以表象为主，太阴阳虚征象不显，所谓表重里轻，表急里缓是也。太阴本虚，邪正相争不剧，故无发热恶寒之象。脾主四肢，故四肢酸疼而烦扰无措，头痛身疼之类象是也，亦营卫失和之征。外受风寒，其脉当浮。今脉浮取而微弱，反映表邪已微。脉沉取而滞涩，太阴阳气不足，寒湿内阻，风寒外束，营卫气血因之运行不利。若脉候由微涩转为长脉，说明正气渐复，气血已充，所谓长则气治是也。如此邪微正复，故言其病欲愈。

原文 **太陰病，欲解時，從亥至丑上。**（275）

解读 本条讨论太阴病欲解时机。

《黄帝内经》云："合夜至鸡鸣，天之阴，阴中之阴也。"脾为阴中之至阴，主旺于亥至丑上之时。此时正值太阴经气旺时，天人相应，有利于脾胃机能的恢复，故曰太阴病欲解于亥至丑上。

以此推之，温阳化湿之治，择时而用，似可收事半功倍之效。原文第386条理中丸之日三四、夜二服，宜乎与此相关。

原文 **太陰病，脉浮者，可發汗，宜桂枝湯。**（276）

解读 本条讨论太阴病兼表证的证治。

此论太阴太阳表里同病之治。

太阴为病，其位在里，虚寒为本，其脉自沉。若太阴病，其脉不沉而反浮，此阴病而见阳脉，可为阳气自复，则腹满食少诸症自当减轻。今言脉浮而主以桂枝汤，自是肌表有邪，是以脉浮而必伴四肢烦疼、微寒微热或手足自温等表象，未明言者，以脉赅症之省文手法是也。

此太阴兼表之表里同病，或因素体脾虚而复感外邪；或缘表证误治，脾阳受损而表证未除。遵循表里同病之治疗原则，治法应分先后轻重缓急。若太阴虚寒不重，而以表证为主，可解表为先，予桂枝汤，外祛风邪，内护脾胃，一方两法，可谓至当之选。若表里同病，难分缓急者，则当表里同治，用桂枝人参汤，温中散寒，兼解表邪。若表里同病，而以太阴虚寒为主，甚至出现少阴肾阳虚衰而见下利清谷等危重急症者，虽有表证，治应急救其里，里和乃可攻表，例如原文第 91 条。

原文 **自利不渴者，屬太陰，以其藏有寒故也。當溫之，宜服四逆輩。**（277）

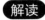 本条讨论太阴虚寒证治。

本条借下利一症之辨治，而论太阴虚寒证治，具有举一反三之意义。

下利一症，六经病证皆有，而病机脉症治方各有不同。自利因脏寒，脏寒宜温之，温之宜四逆辈。条文之义，简明扼要，逻辑清晰。脏腑有寒，脾胃心肾皆可累及，而今明言属太阴，显然未及少阴心肾，何以不明确主以理中汤，而言宜四逆辈？

此条之义，首先体现了中医辨治原则性与灵活性的有机结合。寒必温之，此为原则。而温法可有多种选择，贵在酌情而定，不必拘泥执方，此为灵活。《黄帝内经》云得病之情，知治之大体是也。

　　其次，四逆辈概念在此提出，及其用治太阴本证，显然寓有防微杜渐之义。盖太阴为三阴之表，其证情较之少阴厥阴，尚属轻浅。然治之不当或延误时机，必传少阴厥阴，以致病情深重，难以救治。是以少阴之方投治太阴，体现了三阴虚寒必当图谋固其根本之意。

　　自利不渴者，当得与原文第 273 条诸症相兼，方可言之属太阴。若如原文第 32 条之太阳阳明合病下利，亦自利而不渴，然所兼者，虚实泾渭分明。不渴者，津液未伤也，显是下利不甚，与少阴自利而渴者，轻重层次分明。另与热盛下利之自利而渴者，寒热迥然不同。

　　所谓四逆辈者，《医宗金鉴》云指四逆、理中、附子等汤而言也。

原文 **伤寒脉浮而緩，手足自溫者，系在太陰。太陰當發身黃，若小便自利者，不能發黃，至七八日，雖暴煩下利日十餘行，必自止，以脾家實，腐穢當去故也。**（278）

解读 本条讨论太阴病转愈的临床表现及机理。

　　此条前半段与原文第 187 条类同，言伤寒脉浮而缓者，有谓此为中风表脉，当得属于太阴太阳同病，故而不发热恶寒而手足自温，且兼四肢烦疼。有谓此为太阴自感外邪故而脉浮，此又似乎陷入六经皆有表证说之模式。若以手足自温而脉浮缓之脉症，结合小便不利身黄症状分析，其水湿内郁而阳气外浮，似亦可解释浮脉之成因。

　　据此可以理解，太阴湿郁，阳气外浮，故脉浮而缓，手足自温、脘痞腹胀、纳呆便溏，诸般症状，自可得见。若小便不利者，湿无去路，进而影响肝胆疏泄，则身必发黄，此其转归之一端也。

若小便自利者，湿邪得去，燥气偏亢，假以时日，可转属阳明而大便硬也，此其转归之又一途也。若乎脾阳来复，湿浊渐化，肠中宿滞腐秽，因脾阳之运转，得以下趋，畅泻而舒，诸症随失，是谓阳复自愈。暴烦者，郁极而伸，与寒湿相争，继而畅泄，类于战汗之理。

烦利，或因阳复，或由虚甚，其判断依据，必当综合分析。若见肢温神慧而诸症渐轻者，为正复邪去，其利自止。若肢厥神倦，苔浊更甚，脉转沉微，则属阳虚转甚，其利不止。此生死之判，慎之慎之！

读伤寒

原文 **本太陽病，醫反下之，因而腹滿時痛者，屬太陰也，桂枝加芍藥湯主之；大實痛者，桂枝加大黃湯主之。**（279）

桂枝加芍藥湯方

桂枝三兩，去皮　芍藥六兩　甘草二兩，炙　大棗十二枚，擘　生薑三兩，切

上五味，以水七升，煮取三升，去滓，溫分三服。本云，桂枝湯，今加芍藥。

桂枝加大黃湯方

桂枝三兩，去皮　大黃二兩　芍藥六兩　生薑三兩，切

甘草二兩，炙　大棗十二枚，擘

上六味，以水七升，煮取三升，去滓，溫服一升，日三服。

解读 本条讨论表证误下邪陷太阴腹痛证治。

太阳表证，治宜汗散，反误下之，损伤脾气，外邪乘虚内陷太阴，而致脾络瘀滞，因而出现腹满疼痛，时作时休，治宜桂枝加芍药汤，温阳和络。若见腹满疼痛持续不解，病兼阳明之实滞不大便者，此时仅温阳和络难以胜任，当兼泻实导滞，宜桂枝加大黄汤主之。

本证之腹满时痛，与太阴提纲证之腹满时痛，症状相似，而病机不尽相同。两者脾阳不足是其同，然提纲证寒湿内盛，腹满时痛必兼吐利不食。本证乃脾络郁滞，气血失和，虽腹满时痛，而无吐利不食之症。故前者以四逆辈温阳散寒，后者用桂枝加芍药汤温阳和络。观太阳病篇原文第 21 条下后之胸闷脉促，其理与本条相仿，邪陷上焦胸阳不展，是气滞为主而胸闷，故以桂枝去芍主之。而本条下后邪陷中焦太阴络滞，是血郁为主而腹痛，故以桂枝加芍和之。如此比较，方得明其上下气血虚实之别。

所谓大实痛者，与本条前述之证相较而言，更增阳明胃肠之宿滞，类于宿食停聚，故其痛不缓而拒按。此虚中而夹实，与阳明腑实证相较，似同而实异。盖阳明燥热结实，必有燥热炽盛之象；即或单纯宿食内聚，亦无脾虚气弱之象。此太阴脾虚络滞，而兼病涉阳明，虽宿滞内阻，必无潮热、谵语等症，且多神疲气短纳呆脉弱之症。此证如与原文第 187 条对勘，似可视作太阴转属阳明之过渡。

桂枝加芍药汤即桂枝汤倍芍药，若更增大黄二两，则名桂枝加大黄汤。柯韵伯言桂枝加芍药，小试建中之剂；桂枝加大黄，微示调胃之方。其语精炼而形象，概括了两方之功用特点。

原文 太陰為病，脉弱，其人續自便利，設當行大黃芍藥者，宜減之，以其人胃氣弱，易動故也。（280）

解读 本条讨论脾胃虚弱慎用大黄芍药。

前论太阴脾络瘀滞，气血失和，甚或兼有胃肠宿滞，腹满时痛者，可与桂枝汤调和气血，加芍药和络，加大黄导滞。此条紧承前条，进一步讨论虚实之治。

病涉太阴，毕竟脾胃不足为本。前条之治，脾胃虽虚，而以气血郁滞为主，是实多虚少之证。故可于桂枝汤调和气血阴阳基础上，酌情运用大黄、芍药破泄之品，以通其滞，此乃三阴病证治法之变局。而其常例，必是温补之法。今脉来微弱者，显然脾胃气虚之根本已属主要，其人易自溏泄，如此则不宜破泄。即或因滞痛而须用之，亦应减量而施。因其胃弱，本易泄利。若不顾其虚而恣意行事，必有洞泄寒中之变。

太阴病篇小结

太阴病篇计8条，系统讨论了太阴病之病机、脉症、治法，以及相关兼夹变化及其相应处理措施。

太阴病属脾阳不足寒湿内阻，多责之脾阳素虚，外感或内伤生冷，而太阴自病。或咎之误治失治而他经转属。以腹满而吐、食不下、自利益甚、时腹自痛为主要症状（原文第273条），以自利不渴为证候特点。治宜温中散寒、健脾燥湿，方用四逆辈（原文第277条）。下法为其禁忌（原文第273条），芍药、大黄等苦寒破泄之品亦当慎用（原文第280条）。

以原文而论，太阴为病相对单纯，兼夹变化不多。兼表者，可用桂枝汤（原文第276条）；若其微涩之脉转为长直者，则是风邪欲解而自愈之佳兆（原文第274条）。脾络不和腹满时痛者，可用桂枝加芍药汤温阳和络；大实痛者，则以桂枝加大黄汤，温阳和络兼泻实和胃（原文第279条）。

太阴虚寒，若脾阳自复者，可见烦利而自止（原文第278条）。若见大便硬，则为湿邪化燥，虚证转实，病转阳明（原文第187条）。若寒湿内郁，无从宣泄，进而影响肝胆疏泄，如此则可见身黄，其理当于原文第259条求之；若湿有出路，则不会发黄（原文第287条）。至于太阴病解之最佳时机，乃其夜半太阴经气自旺之时（原文第275条）。

读伤寒

辨少阴病脉证并治

 少陰之為病，脉微細，但欲寐也。（281）

 本条讨论少阴病提纲。

　　病入三阴，其证以虚寒为其常。今本条所言少阴为病，即是论其虚寒之常态。提纲证乃其基本病理变化的高度概括，论其常而不及其变。故本条虽被视为少阴病提纲，但并不能统赅所有少阴病，只可视其为阳虚寒化证的提纲。此与阳明病胃家实之提纲不能反映阳明中寒者，理无二致。

　　少阴者，心肾之所属。心主血属火，肾藏精主水。肾水上济心火，使之温而不亢；心火下温肾水，使之润而不寒。如此水火既济，阴阳协调，则可保无病。如因外邪或内伤，病则多虚。

　　一般而言，其阳气衰微者，无力鼓动则脉来微弱；阴血虚少者，脉道不充则脉现细小，故脉微细者，主气血两虚。但此之微细并提，似应理解为侧重脉微，盖微脉虽言脉之力度，而其脉形必细。叔和云微脉极细而软，若有若无；而细脉大于微，常有，但细耳。由此可见，细脉主阴血虚少，不必兼微。而微脉主阳气虚衰，其形必细。

但欲寐者，精神萎靡，倦极欲寐，似睡非睡，闭目懒睁之态，并非甜然舒睡之状。《黄帝内经》云：阳气者，精则养神。今心肾虚衰，阳气不振，神失所养，故而神疲而欲寐。是以脉症相合，足以反映心肾虚衰之本质。

另有医家以本条概言少阴阳虚与阴虚两端，而以之作为少阴病统领，从理论架构而言，具有积极意义。

原文 **少陰病，欲吐不吐，心煩，但欲寐。五六日自利而渴者，屬少陰也，虛故引水自救。若小便色白者，少陰病形悉具。小便白者，以下焦虛有寒，不能制水，故令色白也。**（282）

解读 本条讨论少阴寒化证的辨证要点。

本条承前之脉微细但欲寐，而予补充辨识其虚寒本质。

病属少阴，太阴阳明自无可安之理，故欲吐而无物可吐，虽属中焦脾胃升降失常，而咎由少阴心肾阳虚，火不温土。自利心烦而渴，颇类肠热下利如原文第34条、172条之类，然其渴喜饮热而量不多，自利清稀而无臭秽气味，心烦而神疲踡卧闭目欲寐，如此则显非实热下利之象。故文中以"虚故引水自救"点其睛，明确本证心肾虚衰之本质。

然心肾虚衰，或阳虚，或阴伤，皆可得而见之。且今之渴烦，毕竟不属阳虚之常态。文中以小便色白而断言其下焦虚寒，故曰少阴病形悉具。细品其文意，小便色白清长由下焦虚寒所致，而小便色白伴前之诸症相见者，乃得谓之少阴病形悉具，故所谓少阴病形者，即为下焦虚寒，可见仲景目中之少阴病常态，为虚寒而非虚热，当属无疑。

以小便色泽断病性之寒热，此条曰下焦虚有寒不能制水，故令色白清长。原文第56条辨表里而定承气桂枝之用，亦云小便清者知不在里仍在表，两条前后相映，异曲而同工。

读伤寒

此证之渴，仲景言其因虚而引水自救，并非直言其阴伤，实则论其阳衰不能蒸化，以致津不上承。此其一也。其二，若阳虚不制，水津难以固护，假之时日，必有阳损及阴之虞，是阴阳俱不足，其渴亦属难免。此阴阳互根之奥义，临证宜乎悉心辨识，方可悟得其妙。

此证心烦，既有欲吐不得之故，亦因寒格阳浮而心神不宁，与原文第 61 条、69 条之烦，其理仿佛。故虽心烦，必无手足躁扰声高息粗之实象，而多神疲踡卧闭目欲寐之虚态。

本条之眼目，从两虚字着手，而论其下焦虚寒，以致欲吐不得而渴烦欲寐、自利小便色白，层层深入，辨析入微，值得认真品味。

辨少阴病脉证并治

原文 **病人脉陰陽俱緊，反汗出者，亡陽也。此屬少陰，法當咽痛而復吐利。**（283）

解读 本条讨论少阴亡阳脉证。

脉分阴阳，证有虚实。本条脉之阴阳，言其尺寸脉位而非浮沉虚实迟数之阴阳也。

脉阴阳俱紧者，即寸关尺三部俱紧。紧者主寒，兼浮者，表寒；兼沉者，里寒。无论表里，寒证无汗是其常也。

今之脉紧，而言属少阴，显然沉而兼紧，里寒之证，理应伴见吐利腹痛肢厥等，故曰法当咽痛而复吐利。纯阴之证，不得见汗，今汗出而曰反，是阴寒极盛，格阳外越，上郁于咽则咽痛干涩。汗出者虚阳不能内守，而有亡失之虞，其象多险。故其亡阳之辨，落实于汗出与咽痛。若仅吐利脉紧，寒盛而已，阳气虽亏，远未至厥脱之境地。

病入三阴，正气虚衰为其本，病证属虚，而脉多微弱沉细，故少阴为病脉微细是也。然正虚之处，必是容邪之所。少阴本虚，

251

故其脉微。虚而留邪，邪聚则实。或外邪直中，因实致虚。故其脉或滑或紧或数，反映邪气之盛，亦属情理之中。本条之脉紧，显然是寒邪内盛之反映，而非少阴阳虚之特征。是虚实之辨，不得拘泥一脉一症，宜乎综合分析。

少阴之病，可由他经转入，亦可因外邪直中，本条语气颇有寒邪直中之意味。盖外寒直中，寒盛伤阳，进展迅速，而有欲脱之征。因其感邪即入中枢之地，初病脉紧而反见汗，与太阳表寒之头痛身疼无汗脉紧者，病机转归截然不同，故在尚未出现咽痛吐利之时，而作少阴亡阳之预判，是防微杜渐理念之体现。

 少陰病，咳而下利，讝語者，被火氣劫故也，小便必難，以強責少陰汗也。（284）

 本条讨论少阴病火劫之变证。

本条以少阴病咳而下利起句，其咳其利，必有其因。少阴为病，心肾水火失交，或为寒化，或为热化，然其咳利相兼，多与水饮相关。据条文所论，阳虚兼饮者，见于原文第316条，其治以真武汤化裁；阴虚兼饮者，见于原文第319条，其治以猪苓汤为主方。

然而无论阳虚抑或阴虚，其治皆不可发汗。以阴虚而论，今用火法强发其汗，津伤胃燥，火热扰神，则发谵语；发汗更伤少阴阴液，故小便必难。故而"被火气劫"和"强责少阴汗"诸语，即是对谵语、小便必难之病因病机的分析。

若以阳虚而论，因其火劫，迫汗外泄，汗者，心之液也，致阳气更虚，心神失养，亦可谵语时发。故原文第211条曰发汗多而若重发汗者，亡其阳则发谵语。阳气虚衰，化源不继，水津代谢失常，故有小便必难之变。

此条之义，贵在少阴之病，所当禁汗，以保阴阳气血而顾护正气，勿犯虚虚之戒是也。以此推之，则吐下诸攻邪之治，皆当为禁。

就其本义而言，前论阳虚，此述阴虚，是阴阳相对，互相发明，故后世医家多以本条作阴虚误火之变证而论。

原文 **少陰病，脉細沉數，病為在裏，不可發汗。**（285）

解读 本条讨论少阴里证禁用发汗。

本条言少阴病，病为在里，不可发汗，此其基本要义。至于脉之或细，或沉，或数，仅是衬语，以反映病证属里属虚之性质。

脉细者，阴血不足。脉沉者，病为在里。脉数者，或阴虚内热，或阳虚外浮。无论其阴虚阳虚，其病位必定在里，故以脉沉为其着眼点。

《黄帝内经》曰：其在皮者，汗而发之，此汗法适应证的具体阐述，非此不得妄汗，前之太阳病篇诸条（原文第49、50，83~89条），早已明示其理，后学者自当慎之。

此之言少阴为病，其位在里，不得妄汗，然则后续之条文亦有可汗之例（原文第301、302条），示其原则与灵活之结合。然其所汗，必以护里为本，则其间轻重缓急，标本主次，所当明辨，不可混同。

原文 **少陰病，脉微，不可發汗，亡陽故也。陽已虛，尺脉弱濇者，復不可下之。**（286）

解读 本条讨论少阴病汗下禁例。

前条以少阴病在里而立禁汗之例，本条则承前强调禁汗之余，更立禁下之例。

文曰少阴病脉微，此为阳气虚衰，阴证不得见汗，若误汗之，则有汗多阳亡之虞，故曰不可发汗。

所谓脉微者，示其阳气已虚，此之微脉，赅寸关尺三部而言。脉微之余，复见尺脉弱涩，尺部候下，肝肾之位。弱者，微之渐也，乃气虚之象。涩者，阴血不足，复亦阳微不运之征。故此弱涩之脉，实乃阴阳俱微之象。如此阴阳两虚之体，虽有便闭不通之症，亦当禁用下法，否则必有虚虚之虞。

此条原文，互文见义。阳虚固不宜汗，阴虚固不宜下。然阴虚亦不当汗而阳虚亦不宜下。所谓汗下祛邪攻逐之法，于虚证而言，所当禁也。

细品其文，韵味深长。先言阳已虚而尺脉弱涩，微脉与涩脉相对，既示其阴阳之异，复寓其先后之别，即阳损及阴之先后次序，不言而明。

再者，三部俱微，而何以独得尺脉之弱？而尺脉之涩，何以可独立于寸关二部显现？故此之强调尺脉之位，意在突出本条所论阴阳虚亏，咎之下焦肾元之损，以尺候下焦肝肾故也。

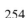

读伤寒

原文 少陰病，脉緊，至七八日，自下利，脉暴微，手足反溫，脉緊反去者，為欲解也。雖煩下利，必自愈。（287）

解读 本条讨论少阴病阳复阴退之脉症。

本条病势向愈的机转，与原文第 278 条太阴病脾家实暴烦下利理致无异。

理解本条，须着眼于两"反"字。少阴病之脉紧，前已述及，脉之紧微，一则言邪，一则言正。故曰脉阴阳俱紧，曰脉微细，皆依不同语境而分别反映同一病理的不同侧面。今之脉紧，自是寒邪内盛，其紧必沉，而畏寒肢厥腹痛踡卧，诸般阴寒之象，必可得而见之。唯其未见吐利，阳气尚有一线留存之机。如此则病经七八日，或因阳气自复，或得温药之助，逐寒下趋而腐秽自去，紧脉因之突转和缓微弱，肢厥转温，如此其利虽急，其神虽烦，必得自止而复归平和，此阳复逐阴之象，可谓上佳之兆。

脉紧转微，本是邪盛，而于暴烦下利之后，突现虚软之脉，其病势理当转危。然其手足反转温暖，自利渐行自止，如此则其微弱之脉，乃是邪去之象，而非正脱之兆。其间正邪进退、虚实转换之机窍，义理精微，必当细审详辨，不得孟浪，否则后果难以逆料。

原文 **少陰病，下利，若利自止，惡寒而踡臥，手足溫者，可治。**
（288）

解读 本条讨论少阴虚寒阳回肢温者可治。

前言少阴病脉紧肢厥，后见烦利，手足反温而脉微者，其利可自止而病向愈。此论少阴病阳虚阴盛之证，下利恶寒、踡卧肢厥乃至脉微等症并见，是少阴病形悉具。移时而若见下利自止，其情有吉凶之别，当凭脉症以辨之。

若利止厥不回者，乃属阳损及阴，即所谓利止亡血之类（原文第385条），预后多凶。若利渐止而手足渐温者，则属阴寒渐退而阳气渐复，为向愈之征。是时虽仍恶寒踡卧，乃邪退而正虚未复之象，如此宜乎安舒静养，助以扶正固元，故曰可治。然少阴虚寒，毕竟冰冻三尺，非一日之寒，是虽阳复有期，而扶阳抑阴之剂，仍不可少。

本条之句法，恶寒而踡卧，似应置于下利之前，意其恶寒身踡与下利肢厥并见于前，而利止肢温继见于后，而非利止后乃见恶寒身踡。

原文 **少陰病，惡寒而踡，時自煩，欲去衣被者，可治。**（289）

解读 本条讨论少阴虚寒阳回烦热者可治。

文曰少阴病恶寒而踡，与前条相互发明，言其少阴阴盛阳虚之本质。如此则下利清谷、肢厥脉微等症，或可兼见。

少阴虚寒，纯阴无阳之证，若见时时烦扰而欲去衣被等阳热之象，其转归若非阳回即是阳脱。其属可治者，乃阳复而与阴寒相争，必在其烦热掀衣之时，而有手足渐温、下利渐止等阳气来复之象同见。

而《千金翼》文曰：少阴病，恶寒而踡，时自烦，欲去衣被者，不可治。其所言之预后转归，与宋本截然相反。其论貌似错讹，而若证之临床，则有相反相成、揭示事物全貌之妙。阳复之烦，其证当渐现阳热之征而阴寒之象渐消。若突现烦热掀衣而肢厥下利更甚者，多为阴盛阳脱之兆，故预后判断，须当综合分析，前后相贯，不得偏执一症一脉。

读伤寒

原文　少陰中風，脉陽微陰浮者，為欲愈。（290）
解读　本条讨论少阴中风欲愈脉象。

前论太阴中风，言脾家本虚，复感风邪，因其脉阳微阴涩而长，而断其欲愈（原文第274条）。

本条亦据脉而推断少阴中风之欲愈。此之少阴中风，宜乎少阴本虚，复感风寒，表里同病是也，而非直中风寒，纯为里虚寒盛之证。

此言脉之阴阳，尺寸分部而言，寸阳尺阴是也。少阴直中风寒，若正虚较甚者，脉当沉细，而见一派里虚寒征象。然其兼表者，或发热，或头身疼痛，或三部脉浮，必有阴寒之证所不具者。今反见寸脉微而尺脉浮，寸微者，邪微之征；尺浮者，阳复之兆。正复而邪微，故曰欲愈。

机理固如上述，然推断疾病预后，必须脉证合参，动态分析，方得准确。再者，欲愈者，非不药而必愈也，尚需积极医治，以促康复。

 少陰病，欲解時，從子至寅上。（291）

 本条讨论少阴病欲解时。

六经病欲解时的推断，前已论及，是以天人合一理论为依据。生理状态下，人之阴阳消长，与天地的阴阳消长相合。病理状态下，这种关系仍然反映于病情之进退变化中。少阴病欲解于子至寅上，相当于23时至次日3时，所谓极阴之时，便为阳生之际。少阴病以心肾阳衰为常，每于此际，机体阳气可得天地初生之阳相助，促进阴寒之邪消退，故曰其为少阴病欲解之时。

 少陰病，吐利，手足不逆冷，反發熱者，不死。脉不至者，灸少陰七壯。（292）

 本条讨论少阴吐利阳回之判断及脉伏不现的处理。

吐利者，若无肢厥、脉微、蜷卧等脉症，不得言其病属少阴，而只与太阴阳明相关是也。今言少阴病吐利，而曰手足不逆冷，反发热，意其吐利必与脉微、神疲、欲寐相兼，乃可谓之吐利而属少阴。因其四肢不厥，身不蜷卧而反热，是阳虚不甚，欲复其常，故曰不死，可治也。其吐利者，既是阴寒内盛之象，亦属虚阳奋力逐邪而出之兆，颇类脾家实腐秽欲去之情。

吐利之际，阳气暴虚，气血一时难以接续，故脉伏不现，是谓脉不至，而非谓之脉绝。若乎脉绝而手足厥逆、恶寒身蜷、吐利并见，则属有阴无阳，其证危矣。此之脉不至，自是阳气一时不相接续，并非危象，其治当温通以续脉气，使阳气通则脉自现，灸少阴者，温通以救急。常器之主灸太溪，柯韵伯主灸太溪、复溜，章虚谷主灸太溪、涌泉，所指虽异，不离温通少阴。若乎更灸关元、气海等，庶几疗效更佳。

前此六条，以阴证而见阳症阳脉，而曰其不死，曰其可治，曰其欲愈欲解，可见于阴寒之证，阳气之存亡，决定疾病之预后转归。因之顾护阳气，实属少阴治疗之关键。

原文 **少陰病，八九日，一身手足盡熱者，以熱在膀胱，必便血也。**（293）

解读 本条讨论少阴病热涉膀胱血分变证。

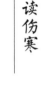

读伤寒

少阴心肾水火相济，阴阳之太过不及，必致寒化热化之不同。然不论其寒化还是热化，其本质终属阴阳气血不足之虚证，此则一也。

本条言其热在膀胱必便血，因其少阴病之前提，故此仍属少阴虚热之本质，而有血分郁热之变化。

少阴虚热之变，阴血不足为其本，故而心悸脉细、烦躁不眠、舌红少苔，是其常也。今言一身手足尽热，意其热象明显，而有迫血妄行之势（必便血），故其舌色必深红或绛，脉细且数，方得有热入营血之征兆。若细品其义，可谓其本虚而标实是也。其正虚在于心肾阴血之亏，其邪实在于膀胱血热之盛。

少阴太阳者，表里之关系，病则难于独善其身，故少阴之病，必有太阳之累。是以下焦虚有寒而小便色白，而此下焦虚有热，则手足热而尿血。此之后世医家所谓脏邪还腑，非邪气出表病情转轻之义，实脏腑同病表里并累之意。

本证以一身手足尽热为其辨证要点，一则相别于阴盛格阳之身热不恶寒而肢厥同见，一则作为膀胱病位之确定。所谓三焦膀胱者，腠理毫毛其应。故而热在膀胱，则见一身手足尽热。热迫血分，故可便血。

本证之治，轻则猪苓汤，重则黄连阿胶汤，此柯氏之见解，

258

据本论而演绎，不失规矩。而常器之用桃仁承气汤、芍药地黄汤，从血热瘀滞而论，后人叶天士凉血散血之说，与之一脉相承。凡此，足资临证效法。

原文 **少陰病，但厥無汗，而強發之，必動其血，未知從何道出，或從口鼻，或從目出者，是名下厥上竭，為難治。**（294）

解读 本条讨论少阴强汗动血之变证。

太阳表病里虚者禁汗，其例早已在太阳病篇论及。今言少阴病，其本属虚，是以禁汗，不遑多论。误发其汗，或有亡阳之变，如原文第286条之例；或有伤阴之变，例如原文第284条及本条所论。

夫肢厥者，阳气虚衰失于温煦也。阴证不得有汗，无汗乃阴寒病证之常，若其病属阴寒而见汗者，多属阳气欲脱之变。本证病属少阴而见但厥无汗，阳虚之常情，治宜温肾回阳为法。若强发其汗，不但损阳，抑且伤阴。今强汗致虚阳外越而固摄失权，阴血被扰而随虚阳上越，遂有夺窍而出之虞，或涌诸口鼻，或渗于眼目，仓促之际，殊难预判，故曰未知从何道出。

所谓下厥者，四肢厥逆因阳气衰于下故也。上竭者，阴血出诸口鼻眼目而竭于上是也。故而本证谓之下厥上竭，精而至当也。然下厥当温复其阳，而上竭宜清凉固阴。如此则温补清润，两相妨碍，故曰难治。

此与前条同为少阴虚证见血，然前条乃少阴虚热涉于膀胱而迫血妄行，血从下出，其病虽重而其势较缓，无阳亡阴竭之变。本条强汗之后，迫血上出，阳厥于下而阴竭于上，阴阳两竭，病势深重。

原文 **少陰病，惡寒，身踡而利，手足逆冷者，不治。**（295）

解读 本条讨论少阴病纯阴无阳的危候。

少阴为病，或寒化或热化，总为本虚。故其寒化者必为阳虚而阴盛，因之其预后吉凶，决于阳气之存亡。阳回者其病顺，阳亡者其证逆。而判定阳气之存亡，必须动态分析，综合判断。

本条恶寒身踡而利并手足逆冷，显为阳虚阴盛、纯阴无阳之证，与前原文第288条构成吉凶顺逆之比照。

原文第288条言恶寒身踡、肢厥下利并见于前，继以下利渐止肢厥渐温，是阳气渐复之兆，阴邪虽未尽退，阳复毕竟有望，其证顺而预后吉。本条恶寒身踡肢厥下利与原文第288条相同，恶寒身踡是阳虚已显阴寒已盛，且其肢厥下利复见于恶寒身踡之后，更无渐止渐温之转机，其纯阴无阳之局，绝难消解，故曰其病不治，预后凶险。

读伤寒

原文 **少陰病，吐利，躁煩四逆者，死。**（296）

解读 本条讨论少阴病阳气衰竭之死候。

少阴病呕吐清稀，下利清谷，四肢厥冷，显然阴盛阳衰，理当神疲息微而踡卧欲寐，今手足躁扰而烦乱不安，是已衰之阳与阴寒之邪相争。若正胜邪却者，则当阳回利止而肢温。若正不胜邪者，阴寒内盛而虚阳欲脱，如是则神志迷糊，手足躁扰而肢厥愈深，故为死候。

躁者为阴，烦者为阳。此之躁烦，意在手足躁扰、循衣摸床，而神志迷糊，且与吐利肢厥并见，为虚阳欲脱之危候。若与腹满硬痛、潮热便闭同见，则为阳极神昏之险情。

后文原文第309条之烦躁欲死，与此文辞相仿而轻重虚实不同。

少陰病，下利止而頭眩，時時自冒者，死。（297）

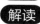 本条讨论少阴病阴竭阳脱之死候。

少阴阴盛阳虚之下利，有阳回利止者，必肢温烦热等相兼而现，如前原文第287、288条之例。舒驰远谓其自必精神爽慧，饮食有味，手足温和，方为病真愈也。

而本条之利止，未见肢温烦热、欲去衣被等象，反于肢厥、恶寒、身蜷阴寒症状之外，更增头眩、时时自冒之症，可见其利止并非阳复，而是阴竭于下阳脱于上之危象。下利无度之余，无液可泄而利止。虚阳失却阴液之依附，浮越于上，故头眩而时时自冒。阴竭阳脱，故为死候。

后文原文第385条之利止亡血，可与此条相互佐证。

原文 **少陰病，四逆，惡寒而身蜷，脉不至，不煩而躁者，死。**（298）

解读 本条讨论少阴病阳绝神亡之死候。

《黄帝内经》曰：阳气者精则养神，静则神藏，躁则消亡。今少阴病四逆，恶寒身蜷，显是阳虚阴盛之征。其脉气微弱之极，以致不能布达于寸口。阳虚神疲而但欲寐，间或因其阴寒之扰，而有烦躁之象。今则不烦而但躁，显系神明已昏，失其所主而手足躁动不宁，与原文第296条同类。如此则不仅阳复无望，更有神气将绝之危，故为死候。

本条之脉不至，与原文第292条之脉不至，虚实吉凶截然不同，贵在动态观察，综合分析，而不宜拘于一脉一症。

原文 **少陰病，六七日，息高者，死。**（299）

解读 本条讨论肾绝肺脱之死候。

肺主气而根于肾，肺主呼气，肾主纳气，共同维持人体之呼
吸出入，所谓呼出心与肺，吸入肝与肾是也。少阴病六七日，脉
微欲寐，神疲气弱，根本已朽，更见息高肺脱，则其预后凶险。
息高者，气息浮游于上，不能纳气归根，此乃肾气绝于下，肺气
脱于上，所谓有出无入是也。上下离决，故为死候。

原文　**少陰病，脉微细沉，但欲寐，汗出不煩，自欲吐，至五六日
自利，復煩躁不得臥寐者，死。**（300）

解读　本条讨论少阴病阴阳离决之死候。

读伤寒

　　　少阴病脉微细沉，但欲寐，正与原文第281条之提纲证相合，
乃少阴阳虚阴盛之证。阴证不得有汗，若汗出者，显系阳气外亡
之兆。不烦者，虚阳已然无力与阴邪相争，更见阴寒上逆之自欲
吐，此时一线残阳，已达欲绝阶段，与前此原文第282条之欲吐
烦躁者，轻重显然有别。

　　　是时有可温之脉，可温之症，因其汗出不烦，急温尚恐不及，
奈何因循迁延失治而至五六日，以致阳虚阴盛之情更重，继之出
现自利烦躁、不得卧寐等症，病情恶化，阴盛于下而利，阳脱于
上则躁。程郊倩曰：前欲吐，今且利；前不烦，今烦且躁；前欲
卧，今不得卧。阳虚已脱，阴盛转加。程氏之言，前后比照，动
态观察，其理昭然。如此阴盛阳脱，正不胜邪，阴阳离决，故谓
之死候。

　　　上述六条，习称少阴虚寒六死证，总属阳脱阴竭，阴阳离决。
其预后之关键，全系于阳气之存亡。与前文阳回诸条，相映而辉。

原文　**少陰病，始得之，反發熱，脉沉者，麻黃細辛附子湯主之。**
（301）

麻黃細辛附子湯方

麻黃二兩，去節　細辛二兩　附子一枚，炮，去皮，破八片

上三味，以水七升，先煮麻黃，減二升，去上沫，內諸藥，
煮取三升，去滓，溫服一升，日三服。

解读 本条讨论少阴阳虚兼表证治。

《伤寒论》曰"病有发热恶寒者，发于阳也；无热恶寒者，发于阴也"，此以发热与否而作阴阳之辨，简洁明了。

今言少阴病，阴证无疑，自应无热恶寒而脉沉。始得之者，仅言病情初涉少阴，并非一定意味着初病。或由他经传入，或由外邪直中，总是少阴初病一二日之始，阳气虽弱，未至阳亡外越之境，是以不当发热。而反发热，以致发热脉沉相兼，所谓表症里脉，是少阴太阳同病之象。此以少阴角度认知，脉自沉而反发热。原文第92条则从太阳认知，故自发热而脉反沉，语气迥然不同，值得细心品味。于此可知，本条多缘于太阳少阴两感，间或由太阳病传少阴，而见头痛、发热、恶寒、神疲、脉沉诸症。

如此表里同病，其治有先表后里、先里后表与表里同治三种基本原则。一般而言，里虚寒者，先里后表；里实热者，先表后里；表里寒热虚实乖违者，每宜表里同治。况太阳表病尺脉沉迟微者，不宜汗（原文第49、50条），意在祛邪首应顾护正气。而原文第324条少阴病脉沉者即宜急温，亦属见微知著防微杜渐之理。若循此而推论，则本条所论之证，或先里后表，或表里同治，但必不宜于先表后里。

是证虽见少阴里脉，但尚未见下利清谷、手足厥冷等阴盛之证，即少阴阳气虽虚而尚不太甚，所以表里同治，温阳发汗，方用麻黄细辛附子汤。如证见下利肢厥，则少阴阳虚较甚，里证为急，其治则当先温其里，急救少阴之阳，例仿原文第91条，方宜四逆汤类。

麻黄细辛附子汤，麻黄解表，附子温里，细辛两助之，其方温散之功，较之温补之力，更为显著。其阳气不足兼表寒者，固可用之。而单纯里寒郁结者，亦未尝不可酌情用之。观《金匮要略》"水气病篇"之桂枝去芍加麻辛附子汤，治气分心下坚大如盘之寒饮结聚者，犹有青龙之意。于此可知，桂麻细辛之用，非必表邪乃可用之，其温通走窜之性，于各类结滞郁痞之证，亦具良效。曾用本方治疗慢性咽炎、放射性咽喉炎等咽痛咽噎而见舌紫苔滑者，其效确切。

原文 **少陰病，得之二三日，麻黃附子甘草湯微發汗。以二三日無證，故微發汗也。**（302）
麻黃附子甘草湯方
麻黃二兩，去節　甘草二兩，炙　附子一枚，炮，去皮，破八片
上三味，以水七升，先煮麻黃一兩沸，去上沫，内諸藥，煮取三升，去滓，溫服一升，日三服。

读伤寒

解读 本条再论少阴阳虚兼表证治。

本条宜与上条合看，而明其少阴阳虚兼表证治之全貌。

本条少阴病得之二三日，与前条始得之相对，言其病程之久暂。病日既久，正邪相争而互为消耗，其正气亏虚自然较之前证为重。而郁表之外邪，已然渐微，因而其病势较之前证相对较缓。然正气虽虚，而里证不显，故曰"无里证"。无证者，无里证也。而所谓里证者，此处意其阳虚阴盛之吐利厥逆诸般典型征象是也，而其气弱神疲息短懒言等虚象，总能见之二三。正因其里之阴寒征象不明显，乃可有表散之时机。若夫里阴寒征象显著，则当急救其里，以此可知，原文第301条表里同治之前提，亦当以"无里证"为据。进而可知，虚寒兼表之治，或先里后表，或表里同治，须以里虚寒征象之轻重为取舍。

两证因其证情缓急有别，正虚轻重不同，故而在麻附配伍基础上，一用细辛，一用甘草，以体现其治法之缓急主次。

《神农本草经》云：细辛味辛温。主咳逆，头痛，脑动，百节拘挛，风湿，痹痛，死肌。久服明目，利九窍，轻身长年。而甘草味甘平，主五脏六腑寒热邪气，坚筋骨，长肌肉，倍力，金创，解毒。久服轻身延年。《神农本草经》将两者同属上品，然甘草较之细辛，味甘补益，更宜于正气不足者。至于麻黄附子，一属中品，一属下品，其祛邪治病之性质，不言而明。

辨少阴病脉证并治

原文　**少陰病，得之二三日以上，心中煩，不得臥，黃連阿膠湯主之。**（303）

黃連阿膠湯方

黃連四兩　黃芩二兩　芍藥二兩　雞子黃二枚　阿膠三兩（一云三挺）

上五味，以水六升，先煮三物，取二升，去滓，內膠烊盡，小冷，內雞子黃，攪令相得，溫服七合，日三服。

解读　本条讨论少阴阴虚阳亢证治。

少阴心肾水火之经，体质有阴阳之别，受邪有寒热之异，其病则有寒热之化。

邪犯少阴，素体阳虚，外邪易从阴化寒；素体阴虚，外邪易从阳化热，此论其体质禀赋不同。若温邪直中，易于伤阴化热；若寒邪直中，则易伤阳化寒，此则论其感邪寒热之异也。更有病入少阴之前，有阳明、少阳邪热伤阴而为少阴热化者；亦有阳明、太阴中寒伤阳而进为少阴寒化者，此又论其先病寒热属性之别也。

本条承前曰少阴病二三日以上，而非神疲欲寐，反是心烦不卧，其间寒热之别，已自显然。然原文第282条寒化之证，亦有

265

心烦但欲寐者，是以心烦虽以阳盛为常，而阴证亦未尝不可见。而但欲寐者，精神萎靡，倦极欲寐，似睡非睡，闭目懒睁之态，并非甜然舒睡之状。恽铁樵《伤寒论辑义按》曰：阴虚火旺者，恒苦竟夜不得寐；阴盛阳衰者，无昼夜但欲寐。阴虚火旺之不寐，并非精神有余不欲寐，乃五内躁扰不宁，虽疲甚而苦于不能成寐。阴盛阳虚之但欲寐，亦非如多血肥人，头才着枕即鼾声雷动之谓，乃外感之寒盛，本身阳气微，神志若明若昧，呼之则精神略振，须臾又惝恍不清，此之谓但欲寐。恽氏之言，确属临证之真实写照。以此知之，欲别阴虚阳虚之寐与不寐，须从细微处着眼，并应结合相关脉症，如此方得明辨之。是以本条之心烦不得卧，尚兼有咽干口燥、舌红苔黄、脉沉细数等，乃得为黄连阿胶汤主之。

　　无论此前伤于何邪，来自何经，此际少阴火亢水亏、心肾失交之机理，显而易见。然因虚而实，或因实而虚，虽不能明了，而其虚实主次轻重关系，事关遣方用药之窍要，或重于苦泄，或偏于甘滋，宜乎仔细权衡。今黄连阿胶汤一方，后世虽曰育阴清热，而其泻火之力度，颇不弱于滋阴，故此泻火祛邪以护阴津，宜其治法真谛耶？吴鞠通减其苦泄而增甘咸，以成大小定风珠之制，诚善用经方之圣手也。

原文 少陰病，得之一二日，口中和，其背惡寒者，當灸之，附子湯主之。（304）

附子湯方

附子二枚，炮，去皮，破八片　茯苓三兩　人參二兩　白术四兩　芍藥三兩

上五味，以水八升，煮取三升，去滓，溫服一升，日三服。

解读 本条讨论阳虚寒湿证治。

　　少阴病得之一二日，口中和者，言其不苦不燥不渴也，此乃

少阴阳虚寒湿之辨证眼目是也。三阳实热，自是口苦渴饮；少阴热化，亦自口苦口渴。即若寒化，尚有口渴欲饮以自救之象（原文第282条）。唯其阳虚而内外寒湿不化者，乃得口和不渴。据临床实践而论，病者每多口淡无味之表现。

阳气虚而寒湿盛者，多有恶寒肢厥之外象，今不言其恶寒身蜷肢厥，而只曰背恶寒者，与其一二日之病程，前后关联，暗喻病之初始，虚阳尚可为继，而以督脉所维之地作苗窍，显露其虚寒之本质。设若假以时日，其真阳大虚之象，必然昭显于外，而身蜷、恶寒、肢厥诸症，必不能免。如此则宜乎防微杜渐，急温以图，投以附子汤，辅之以灸法以壮元阳消阴霾，可选大椎、膈俞、关元、气海等穴。

《元和纪用经》云：少阴中寒而背恶寒者，口中则和；阳明受热而背恶寒者，则口燥而心烦。一为阴寒下乘，阳气受伤；一为阳热入里，津液不足。是以背恶寒虽同，而口中和与燥则异，此辨证之要也。

原文 **少陰病，身體痛，手足寒，骨節痛，脉沉者，附子湯主之。**
（305）

解读 本条讨论少阴阳虚寒凝湿阻身痛证治。

本条与上条连类而及，同为少阴阳气虚弱、寒湿偏盛，前条以口中和背恶寒之外症，突出其虚寒本质；本条以身痛骨疼、手足寒而脉沉之外症，强调其寒湿凝滞。前者侧重正虚，后者偏于邪阻。前后两条，相互发挥，全面阐明了阳虚寒凝湿阻证的病机与外象。

身体痛、骨节痛诸症并非皆属虚寒，而手足寒、脉沉才能表明阳气虚弱。正因阳气虚衰，以致阴寒湿邪凝滞于经脉骨节之间，不通则痛，而见身体痛、骨节痛等症。

综言之，本证系因少阴阳虚而寒湿凝滞，虚实之间，互为因果，而以邪阻为重，故治以附子汤温阳气而驱寒湿，俾阳气复而寒湿除，则身痛可愈。

身痛一症，麻黄汤所主者，其身痛为风寒束表，卫气郁闭，营阴凝滞所致，得汗则身痛自除。桂枝新加汤所主者，其身痛为气营两虚，筋骨肌肉失养所致，俾气阴复常，则身痛可止。而本证之身痛，则为少阴阳虚寒湿凝滞所致，若阳气复而寒湿去，则身痛自愈。

本证寒湿郁滞于筋骨肌肉，而咎由阳气虚弱。此与后之阳虚水泛及阴盛阳虚诸证，同中有异，各有偏重。附子汤以术附逐筋骨肌肉间寒湿，茯苓芍药利湿和营，人参补益元气，其方药与真武汤小异，而有外湿内饮偏重之别。

附子一味，味辛温。主风寒咳逆邪气，温中，金创，破癥坚积聚，血瘕，寒湿，踒躄拘挛，脚痛，不能行步。《神农本草经》将之列于下品，下品者，为佐使，主治病以应地，多毒，不可久服。而欲除寒热邪气，破积聚，愈疾者，宜本下经。论中之附子，例分炮制或生用。炮用者，常欲其温阳散寒，除湿止痛。生用者，每多以逐阴驱寒，回阳救逆。然其大略，不越祛邪之用。以之作为补益之品，恐难令人信服。景岳将人参熟地，附子大黄谓之药中四维，可视作二补二攻之架构，相反而相成。四逆汤方后注"强人可大附子一枚，干姜三两"之化裁，桂枝附子汤方后注之"术附并走皮内逐水气……附子三枚恐多也，虚弱家及产妇，宜减服之"，诸语证之，似可明了附子之用，功在逐邪，而非补益。其补火之功，实为逐阴而回阳之效。

读伤寒

原文　少陰病，下利便膿血者，桃花湯主之。（306）

桃花湯方

赤石脂一斤，一半全用，一半篩末　乾薑一兩　粳米一升

上三味，以水七升，煮米令熟，去滓，温服七合，内赤石脂末方寸匕，日三服。若一服愈，餘勿服。

解读 本条讨论虚寒下利便脓血证治。

下利赤白脓血，证属痢疾，多由湿热郁滞损伤肠络而致。病在血分，而以气分之湿郁为其始因，以腹痛、后重、利脓血三症为其诊断依据。

痢多湿热，而亦有虚寒之变。今本条叙证太简，仅据下利便脓血，难定其寒热之性、虚实之属。然以方测证，本条治以桃花汤，如此则显非实热而属虚寒。

是证本因肾阳虚衰，而有肠胃虚寒，乃其本根于少阴而症现于太阴是也。所谓火不暖土，则中焦升降失常而下利。因其下利日久，肾阳愈加衰微，胃关失职而下焦不固，以致滑脱不禁。甚则由气及血，湿壅伤络，皮坼血滞，化为脓血，夹杂而下。

病属虚寒下痢，其下利脓血，必滑脱不禁。其色必晦暗无泽，其气必腥冷不臭，而腹痛绵绵，喜温喜按，脉来沉细等症，亦属必然。而里急后重和肛门灼热等湿热之象，必无可现之理。

本证之起，或缘于素体阳虚而感寒湿，或因于湿热下痢日久伤阳，总是火微而土衰，气病而及血。其治必予温法，而予桃花汤者，温中涩下，固敛与补益同进，既补其脾肾气虚之本，复断其利下损阳之标，可谓两全。

其方不用桂附温壮少阴，仅用姜米温补中土，而重用赤石脂温固下焦，以绝其利甚阳脱之势。是证虽属少阴虚寒，而病涉血分之伤，不宜过用辛温，防其伤阴动血。俟其中阳渐复，而根本自可徐图以固之。

其方与赤石脂禹余粮汤相较，一者补涩并举，一者纯任固涩，同中有异。而其涩肠之效，与矿物类药物研末兑服密切相关。今之蒙脱石散，殆属其例乎？

原文 少陰病，二三日至四五日，腹痛，小便不利，下利不止，便膿血者，桃花湯主之。（307）

解读 本条再论少阴虚寒便脓血证治。

本条承上条而对少阴虚寒下利脓血证治，予以补充说明。曰少阴病二三日至四五日，意其阳虚阴盛，已非一日。下焦虚寒，火不生土，则中焦失运，寒凝湿滞，因而腹痛。脾肾阳衰，统摄无权，故下利脓血而呈滑脱之势。下利不止，津液偏渗于肠则小便不利。因证属脾肾阳衰，滑脱不禁，仍以桃花汤温涩固脱。

证属虚寒，其腹痛必绵绵不剧，且喜温喜按，与实热腹痛剧烈而拒按者显然不同。其小便不利，因下利无度而偏渗所致，微有津伤，绝无热象。既不同于热盛津伤，亦与蓄水证有别。下利便脓血，其特征已见前条解读。而热痢便脓血，其色鲜明，其气腥臭，更有明显里急后重及肛门灼热感。如此条分缕析，则寒热之辨，虚实之分，必不致误。

两条相勘，则知此虚寒下痢之证，其辨证要点不越三条，一是下利滑脱，脓血杂下，色泽晦暗，腥冷不臭，而无里急后重及肛门灼热；二是腹痛绵绵，喜温喜按；三是小便不利而无热渴尿赤之象。

读伤寒

原文 少陰病，下利，便膿血者，可刺。（308）

解读 本条讨论少阴病下利便脓血刺法证治。

病在少阴，下利便脓血，其属虚寒者，可用桃花汤治之，已如前述。若病在少阴，下利脓血而其性属热者，湿热郁滞而邪实，阴液亏耗则正虚。如此病情，或泄实以护阴，或养阴以祛邪，甚或两者并举，则当据其虚实而活法圆机。

今言可刺，非必用针刺之法也。然其可刺之语，示其逐邪泄实之法，殆无疑义矣。盖刺多泄实，灸多补虚，常理是也。设若针药并用，相得益彰，则疗效定会更佳。后世驻车丸，可资参考。

原文 **少陰病，吐利，手足逆冷，煩躁欲死者，吳茱萸湯主之。**（309）

解读 本条讨论阳虚阴盛正邪剧争证治。

关于本条之属性，认识颇多争议。或曰少阴，或曰厥阴，或曰阳明，各有所据，而皆有失偏颇。本条以少阴病三字冠首，吐利四逆诸症，皆是阴寒，谓之少阴寒化，未尝不可。因其烦躁欲死，说明虚阳尚可与阴寒相争不休，是正虚不甚而寒邪偏盛，颇类原文第61条之昼烦夜静。因其正邪相争其剧，故而寒气夹饮冲逆呕吐明显。而其舌滑脉紧，自在不言中。治之以吴茱萸汤，而非四逆汤类者，意在温中降逆，复其升降。此与桃花汤温中以治下焦滑脱者，有异曲同工之处。

有谓此条列此冠以少阴病者，意在鉴别。其病位本非少阴，而与阳明厥阴相关，因其吐利四逆，征象酷似少阴虚寒，故设此以资鉴别比较，明其浅深轻重之辨。其审证关键在于"烦躁欲死"一症，"欲死"者乃病人自觉感受，形容烦躁之甚令其难以忍受，说明阴寒之邪虽然很盛，但虚阳尚能与之剧争。证属胃寒肝逆而浊阴上犯，而非少阴心肾之阴盛阳亡，故其治疗不用四逆汤而用吴茱萸汤，旨在温降肝胃，泄浊通阳。

一般而言，病入三阴，合并证情居多，即三阴证象，每多相兼而现，难以截然划界。少阴寒化之阳虚阴盛，是其典型。虽曰脉微细、但欲寐而身踡恶寒，又何尝不见太阴之吐利腹满湿胜之情，厥阴之痉厥眩搐风动之象。反之而论，太阴虚寒或厥阴寒证，日久终必累及少阴心肾，转成危局。是三阴病情，虽有轻重浅深之别，心肝脾肾之异，而阳虚阴盛，是其共性。故而温阳散寒，固护心肾，乃是三阴论治之纲常。如此则可知常达变，举重若轻。

就本条选方而论，吴茱萸汤，较之四逆汤或理中汤，其温散降逆之功，更为突出。理中汤则胜在温阳化湿，四逆汤重在逐阴回阳。因此，吴茱萸汤多用于肝胃气逆而属寒者，其补虚之力，并不显著。

本条所述与原文第296条，字句颇为相近，预后截然不同。此之烦躁为正邪相争，彼之躁烦乃阴盛阳亡。虚实之间，差之毫厘，失之千里。

读伤寒

原文 **少陰病，下利咽痛，胸滿心煩，豬膚湯主之。**（310）
豬膚湯方
豬膚一斤
上一味，以水一斗，煮取五升，去滓，加白蜜一升，白粉五合，熬香，和令相得，溫分六服。

解读 本条讨论阴虚咽痛证治。

咽喉者，六经诸脉汇聚之地，内外邪气易犯之所。其病所涉，既有寒热虚实之分，更有三阳三阴之辨。论中所及者，其文虽多汇于少阴病篇，而其位并非少阴专属也。

本条之咽痛，因其心烦胸满而下利，主以猪肤汤，故而推论其属少阴阴虚火炎之证。若仅据症而辨，则非必属少阴也。盖心烦胸满之症，既可见于少阳郁热，亦可咎之少阴阴虚。更有肺胃热盛，或厥阴风火，诸般病机，皆属可能。故而此条之理解，更多基于以方测证是也。

今少阴阴液本自亏虚，邪从热化，迫津下注，脾阴不约则下利。利而不止者则阴气更伤，进而虚火上炎，逆犯心胸，上熏咽嗌，因之咽痛、胸满而心烦。此其机理之阐释，必有舌红少津脉细而数之佐证，如是方可断其阴虚之证。

虚火上炎者，其咽多干涩疼痛而不太红肿，起病轻缓，与风热壅滞之骤发红肿而痛甚者，似同实异。

喉为肺系，咽为胃系。今咽痛而咎之阴虚，虽曰病在少阴，而与肺脾难脱干系。故而主之以猪肤汤，君以猪肤入肾滋燥，而辅以白蜜、米粉润肺补脾，是扶正滋阴而收清热润燥之功，旨在补虚而非泻实。其方与阳明病篇蜜煎与猪胆汁导，似有上下互通之妙，异曲同工之趣。

 原文 少陰病二三日，咽痛者，可與甘草湯。不差，與桔梗湯。（311）
甘草湯方
甘草二兩
上一味，以水三升，煮取一升半，去滓，溫服七合，日二服。
桔梗湯方
桔梗一兩　甘草二兩
上二味，以水三升，煮取一升，去滓，溫分再服。

 解读 本条讨论客热咽痛证治。

本条言少阴病，而证无少阴症，方非少阴药，仅凭咽痛而用方。唯有以方测证，而得论其虚实寒热与六经病位。

《神农本草经》曰：甘草味甘平，主治五脏六腑寒热邪气，坚筋骨，长肌肉，倍力，金创，尰，解毒，久服轻身延年。桔梗味苦无毒，主治胸胁痛如刀刺，腹满肠鸣幽幽，惊恐悸气。

细品其味，可知甘草既可补虚，且可祛邪。因其味甘，即能补益。而论中以之补益调和者，多用炙品。而以之祛邪者，因其性平而寒热皆可，而以解毒消肿愈疮为其长。《药品化义》云甘草生用凉而散火，主散表邪，消痈肿，利咽喉。今以病二三日咽痛者，用生甘草一味主之，可见其邪热郁聚，病位在咽，归经未定。若不愈而更增桔梗者，显然邪聚较甚，必得桔梗之苦泄邪热，开达肺郁，其痛乃可得止。于此，则本证之病性，自属热郁之实。而其病位，多责于肺胃之经，而与少阴关联不大。诸家囿于少阴病之语，而曰热客少阴，乃随文演绎，未曾深思矣。若后世之玄麦甘桔汤，所治则与肺肾相关，是太阴少阴二经同病，阴亏肺燥也。

原文 **少陰病，咽中傷，生瘡，不能語言，聲不出者，苦酒湯主之。（312）**

苦酒湯方
半夏，洗，破如棗核十四枚　雞子一枚，去黃，內上苦酒，著雞子殼中
上二味，內半夏，著苦酒中，以雞子殼置刀環中，安火上，令三沸，去滓，少少含嚥。不差，更作三劑。

解读 本条讨论痰热咽疮证治。

咽中伤而生疮，既可由外伤引起，如鱼骨之刺或炙热之灼；也可因邪热痰浊上壅而致咽疮破溃。然无论因何而起，其咽必红而肿，溃疮每多脓黏，其痛必重，以致难于言语，甚则音声不出。

是证虽亦属热，然夹有形痰浊郁闭，故其治非甘桔类所能胜任，而须苦酒汤涤痰消肿，敛疮止痛，利窍通声。此条言及少阴病，而用鸡子清者，宜乎少阴阴亏之机早已暗伏，与前此原文第310条之证情，异中有同。前以阴虚为主，邪热为次。此以痰热为主，阴亏为次。况乎前者邪属无形，此夹有形之痰。故而本证之情，较前证为重。

苦酒汤，外用妙剂，方用半夏涤痰消肿，苦酒敛疮解毒，鸡子清滋阴泄热，共奏清热涤痰，敛疮消肿之功。不特咽疮可用，

读伤寒

即若其他溃疮红肿，汤火烫伤，皆可酌情而施。

而论中所云煎服之法，殊难以常理解之。一者，制作工序复杂，鸡子去黄，纳苦酒，破半夏如枣核大，复置刀柄之环，微火三沸去滓。煎煮时间之短，煎煮药量之小，实不足以如此繁琐。二者，枣核者，大枣之核，现时之枣核约长一厘米，以十四枚之多，置于一鸡子中，复浸以苦酒鸡子清，更得火以沸，其量恐非一鸡子壳可容之。疑惑如是，留存待考。而临床之用，取其米醋半夏微火略煮，拌搅鸡子清混匀即可。

原文 **少陰病，咽中痛，半夏散及湯主之。**（313）

半夏散及湯方

半夏，洗　桂枝，去皮　甘草，炙

上三味，等分，各別擣篩已，合治之，白飲和服方寸匕，日三服。若不能散服者，以水一升，煎七沸，内散兩方寸匕，更煮三沸，下火，令小冷。少少嚥之。半夏有毒，不當散服。

解读 本条讨论客寒咽痛证治。

本条因其叙证简略，而仍宜以方测证。

半夏散及汤，半夏桂枝炙甘草合用，桂枝辛温散寒，通阳行气；半夏辛温苦燥，涤痰散结；甘草炙用，补益元气，调和诸药，并兼缓急止痛。

无风寒不用桂枝，无痰阻不用半夏，是知本证当属风寒客于咽嗌，且痰湿阻滞。寒痰湿邪相搏，客阻咽喉，故其咽痛一般较甚，且肿胀明显，同时伴有恶寒痰黏，咳吐不利，气逆欲呕，咽肿不红等症。治以半夏散及汤散寒利咽，涤痰开结。

然本条仍然冠以少阴病，若言本证寒痰客阻而兼有阳气不足，亦属合理。盖桂枝甘草合用，补心气，通心阳，早已为人所熟知。然辨其主次标本，则仍以客寒为主，阳虚为次。

上述四条，文辞简约，而义理微妙。假以少阴为病而论咽痛辨治，从阴阳寒热虚实表里，反复申明辨证之理。原文第 310 条主论阴虚，原文第 312 条主论痰热，原文第 311 条主论客热，原文第 313 条主论客寒。而其间参酌正邪进退，虚实缓急，病位上下，表里轻重。若夫结合原文第 283、317 条之阳虚，后世温病之论，如此则于咽痛辨治，庶几近于全面。

原文 **少陰病，下利，白通湯主之。（314）**
白通湯方
蔥白四莖　乾薑一兩　附子一枚，生，去皮，破八片
上三味，以水三升，煮取一升，去滓，分溫再服。

解读 本条讨论阴盛戴阳证治。

本条言少阴病下利，而主以白通汤者，以方而寓病证机理，省文是也。若仅凭下利即用白通汤，实属孟浪之举。就《伤寒论》所述，六经皆有下利，其间寒热之异，生死之殊，不可不辨。

因此，理解本条之实质，宜乎前后对勘，以方测证。本条言少阴病，自宜参酌原文第 281 条之提纲，亦脉微细而但欲寐。以此为证，则下利当属虚寒。观后文之下利脉微而用白通，即知所论有据。

从方药分析，本方乃干姜附子汤原方量加葱白四茎，因之可作分析借鉴。原文第 61 条所论，为阴盛阳虚之证，且有阴阳格拒之势，其昼烦夜静、身无大热（微热），皆可理解为虚阳被阴寒所拒而不能内守之征象。另据原文第 317 条方后注之葱白用法，是知其应有面赤之症，亦属虚阳上浮之象。《名医别录》云：葱白发表，通阳，解毒。治伤寒寒热头痛，阴寒腹痛，虫积内阻，二便不通，痢疾，痈肿。此之用葱白者，自是取其通阳之效，以交通互格之阴阳。

读伤寒

少阴虚寒，其本阳气亏虚，其标阴寒邪盛。在外感热病进程中，往往其阳虚因寒盛而难于扶助，故每多强调回阳救逆，是散寒而固阳之义。此与杂病温补阳气之渐进缓图，大有所异。因之其附子每常生用以图其散寒之速，因其体壮而常倍其量。若乎杂病虚象较著而寒象较轻，或寒饮水湿阻滞伤阳者，则宜炮用，并常与甘温之品合用以缓温徐补，或与辛温通散之品相伍以宣痹散寒通络止痛。

故而本证之阴盛阳虚，症见下利脉微欲寐等，其证情与典型少阴寒化相较，另有阴阳格拒之势。微热心烦、面赤咽痛等，每见一二，是阴寒内盛，而阳气外越上浮所致。以其浮于上者，称之戴阳。若其越于外者，则曰格阳。

原文 少陰病，下利脉微者，與白通湯。利不止，厥逆無脉，乾嘔，煩者，白通加豬膽汁湯主之。服湯脉暴出者死，微續者生。（315）

白通加豬膽汁湯方

蔥白四莖　乾薑一兩　附子一枚，生，去皮，破八片　人尿五合　豬膽汁一合

上五味，以水三升，煮取一升，去滓，内膽汁、人尿，和令相得，分溫再服。若無膽，亦可用。

解读 本条续论阴盛戴阳证治。

本条首先承上续论少阴病下利证治。言少阴病下利，与前条相同，而补出脉来微弱之象，是明确本证阴盛阳虚之本质，故当治以白通汤。

前与白通汤，若阴盛阳虚之下利，理应病情减轻。今病情不减反剧，不唯利不止，反见肢厥脉无、干呕心烦，必须仔细分析其病证本质变与未变。此前原文第 282 条之心烦欲吐自利而渴曰

其为下焦虚有寒，今则以白通加猪胆汁汤主治，显然并非证情本质生变，而是阴寒与阳药格拒所致。王太仆云：甚大寒热，必能与违其性者争雄、异其气者相格也。意其治病虽以物性之偏而纠脏气之偏，此微者逆之之理。然病剧者若单纯以偏纠偏，必致格拒不受，故宜甚者从之。故仍主以白通汤，更纳咸寒苦降的猪胆汁、人尿以反佐，如此可使热药不致被阴寒之邪所格拒，从而收破阴回阳之效。此亦可谓之善补阳者，必于阴中求阳，则阳得阴助，而生化无穷。

无脉者，其义类于脉不至，有阳郁与阳虚或阴竭之不同。原文第 292 条因吐利而脉气暂时不相接续，原文第 298 条则因阳虚至极无力推动而脉不至。此条之无脉，既是阳虚无力推动气血及于寸口，亦因阴阳格拒而脉气难于接续。既虚且郁，若服汤脉暴出者，则为虚阳虽得药力之助而暂通复行，然后续无继，是无根之阳完全发露于外，预后极差，故曰死。如药后脉气微续不断者，则为未绝之阳渐复渐旺之象，预后较好，故曰生。

读伤寒

原文 少陰病，二三日不已，至四五日，腹痛，小便不利，四肢沉重疼痛，自下利者，此為有水氣。其人或欬，或小便利，或下利，或嘔者，真武湯主之。（316）

真武湯方
茯苓三兩　芍藥三兩　白术二兩　生薑三兩，切　附子一枚，炮，去皮，破八片

上五味，以水八升，煮取三升，去滓，溫服七合，日三服。若欬者，加五味子半升，細辛一兩，乾薑一兩；若小便利者，去茯苓；若下利者，去芍藥，加乾薑二兩；若嘔者，去附子加生薑，足前為半斤。

解读 本条讨论少阴阳虚水泛证治。

本条病机，仲景早已明确指出乃少阴病而兼有水气，显然少阴寒化，心肾阳虚，水气不化，寒饮泛溢内外上下而为患。

此证阳虚为本，自有脉微神疲恶寒肢冷等症状，不难理解。饮邪为标，此水气为患，无处不到，其征象纷繁，难以尽述。而舌脉较为客观，其脉仍可或微弱或沉细，或滑或涩或濡或缓；舌色必淡，苔色必白，黏腻水滑，是其常也。

饮邪外攻于表，则肢沉疼重，甚或肿胀没指，类于溢饮。内渍胃肠，则腹痛下利，甚或水走肠间沥沥有声。饮邪偏渗于肠且外溢肢体，膀胱化源不足则小便短少不利。

以其变动不居，难以捉摸，故多或然之证。水气上逆犯肺，则咳嗽喘促。水气滞中犯胃则胃逆而呕。下趋大肠，传导失司，则下利更甚。阳虚不能制水，膀胱贮化失职，则小便清长量多。见症虽异，总属心肾阳虚而水气泛溢为患，治以真武汤温阳化饮。

本证与原文第 82 条所论发病虽有不同，然其病理机转则一，故都用真武汤主治。

本证与原文第 67 条所论脾虚饮停证，一重于肾，一偏在脾，病情有轻重之分，病位有高下之别，故治疗一则为温肾利水，一则为温脾化饮。所谓病痰饮者，当与温药和之也。而湿胜则阳微，故而通阳不在温，而在利小便。通阳者，湿胜之初，利小便祛湿邪，以防阳微也。若夫水湿久郁，阳气早亏，则单纯利小便以通阳气，实乃伤损阳气之又一途也，如此则宜温补通泄并用，视其标本缓急，而各有侧重可也。

然本证与少阴阳虚阴盛诸证，亦有不同。与四逆类证相比，本证与附子汤所主之寒湿身痛证相类，阳气虽虚，而水湿偏盛，故重在除湿散寒，缓补阳气。而四逆类证则偏于阴寒内盛，阳气失守，故散寒以回阳，救逆而固脱。证情缓急不同，用药生熟有别。

 少陰病，下利清穀，裏寒外熱，手足厥逆，脈微欲絕，身反

不恶寒，其人面色赤，或腹痛，或乾嘔，或咽痛，或利止脉不出者，通脉四逆湯主之。（317）

通脉四逆湯方

甘草二兩　附子大者一枚，生用，去皮，破八片　乾薑三兩，強人可四兩

上三味，以水三升，煮取一升二合，去滓，分溫再服。其脉即出者愈。面色赤者，加蔥九莖；腹中痛者，去蔥，加芍藥二兩；嘔者，加生薑二兩；咽痛者，去芍藥，加桔梗一兩；利止脉不出者，去桔梗，加人參二兩；病皆與方相應者，乃服之。

解读 本条讨论阴盛格阳于外证治。

本条辨证眼目在于"里寒外热"四字。里寒外热者，既是对下利清谷、手足厥逆、脉微欲绝、身反不恶寒等外在脉症的高度概括，亦是对本证内在病机的精炼表述。

其里寒者，乃心肾阳虚而阴寒内盛，故见下利清谷、手足厥逆、脉微欲绝等脉症，常情必伴恶寒身蜷，如是则阴盛阳虚之情，显露无遗。今不恶寒而反身热面赤，显然寒热相违，故曰外热，乃盛阴格拒虚阳浮越于外的表现，实为假象。其面色必嫣红，浮泛无根，游移不定，与实热面红如醉者，大不相同。故而所谓里寒外热者，实为里真寒而外假热，正是本条之病机及证候特点。

内盛之阴寒，格拒虚阳，或浮于外，或越于上，因其身热不恶寒或面赤咽痛等外象之异，而有格阳戴阳概念之不同，然其阴盛阳虚本质并无区别。以临床实际而言，阴阳格拒，浮于外者未必不兼越于上，越于上者亦可相伴浮于外，是格阳、戴阳之分，不必过分拘泥。是知其轻重主次，而用药予以兼顾则可。

故而本条面色赤与或然见症之咽痛，紧接身反不恶寒之后，皆属假热之象。身反不恶寒者，用方未作加减化裁之应对。而面

读伤寒

280

色赤者加葱九茎，咽痛者加桔梗，显然二者同属或然之症，因之酌情加减。由此可知，本条所述之证情，以虚阳外浮为主，而以上越为次，故后世悉谓之格阳证。与前述白通汤所主之戴阳证，彼此印证，客观地揭示了阴盛格阳之两种趋向。

本证病情重笃，变化较多。若阴寒内盛而虚阳被格于上者，可见面赤咽痛；阴寒内凝，气血郁滞，是以腹痛；寒盛胃逆，则可干呕；阳虚而阴竭，无物可利而利止脉不出。此之脉不出者，既因阳虚，复缘液竭，与前述阳虚或阳郁脉不至者，各有特点。加人参治之者，益气滋液而复脉是也，可参酌原文第 385 条。

通脉四逆汤，实乃四逆汤之重剂，为温里散寒、回阳救逆治法之典型。然其大辛大热破阴散寒之际，元阳亦有随脱之势，此举实乃生死之搏，其预后转机难以逆料。故而后世医家有虑于此者，必加人参、熟地、枣皮等，预为设防，先固其脱，亦善用仲景方之高手。

原文　**少陰病，四逆，其人或欬，或悸，或小便不利，或腹中痛，或泄利下重者，四逆散主之。**（318）

四逆散方

甘草，炙　枳實，破，水漬，炙乾　柴胡　芍藥

上四味，各十分，擣篩，白飲和服方寸匕，日三服。欬者，加五味子、乾薑各五分，並主下利；悸者，加桂枝五分；小便不利者，加茯苓五分；腹中痛者，加附子一枚，炮令坼；泄利下重者，先以水五升，煮薤白三升，煮取三升，去滓，以散三方寸匕內湯中，煮取一升半，分溫再服。

解读　本条讨论气郁致厥证治。

本条言少阴病四逆，而症无少阴症，药非少阴药，后世多谓其意在于四逆之鉴别，以少阴病多四逆征象是也。

少阴阳气虚衰，温煦不及，故而每多四肢厥冷。因其肢厥身蜷恶寒诸症为少阴病之常情，是以言少阴必论四逆，更以之为少阴治方之名。然少阴每多四逆，而四逆并非必属少阴，故此设辞，而有四逆散所主之证情列此以辨。

本条之辨，仍当以方测证。观四逆散组方，与宋本大柴胡汤相去不远，是知其具疏肝泄热之功，并无温阳散寒之效，更无补气益阴之力，故此用治少阴之病，于理不合。

本条主症四逆，缘由阳气郁滞，不达四末。诚如李士材所言：此证虽云四逆，必不甚冷，或指头微温，或脉不沉微，乃阴中涵阳之证，唯气不宣通，是以逆冷。

本条之或然诸症，总由肝郁，或寒逆，或饮阻，或气滞，累及诸多脏腑，故而见症虽繁，情理则一。有医家视腹痛泄利下重为其主要表现者，缘于肝木犯土之理。柯韵伯即谓：四逆下必有阙文，今以泄利下重四字，移至四逆下，则本方乃有纲目。

本证之特点，实则当于原文第 339 条求之，热少微厥，指头寒，烦躁，默默不欲食，胸胁烦满，干呕溲黄等，诸般征象，莫不缘于气滞阳郁。

四逆散方，疏肝解郁之祖，用之得当，功效非凡。配合四物汤，理气和血；配合二陈汤，化痰理气；配合四君子，补散并行；配合苓桂剂，理气行水。无论内伤外感，凡有气郁，皆可酌情运用。

原文 **少陰病，下利六七日，咳而嘔渴，心煩不得眠者，豬苓湯主之。**（319）

解读 本条讨论少阴水热互结证治。

本条言少阴下利六七日，伴见咳而呕渴、心烦不得眠，则当属少阴热化之证。结合原文第 223 条理解，当有小便不利之症，

既缘于阴伤津液偏渗于肠，复因于水饮停蓄不化于下焦。

就条文所述证情而论，其寒热之性，尚不足以明确。盖少阴虚寒兼饮，也可见下利咳呕而渴，心烦欲寐不得寐诸症。唯其治以猪苓汤，则其病机可知为阴虚有热而水气不利。如此则其咳利呕渴、心烦不眠、小便短赤，自可以水停热结为释，而舌红脉细苔剥脱等相应表现，也当有所见。

猪苓汤所主病证，一见于阳明病篇（原文第 223 条），阳明热证误下后，邪热未尽，而津液受伤，热与水结，蓄于下焦；一见于少阴病篇（原文第 319 条），心肾阴虚而有热，水热互结于下焦。二者皆予猪苓汤育阴清热利水，是成因不同，而机理无二。然不论阳明抑或少阴，其阴液必不致大亏，盖猪苓汤毕竟以利小便为其制方之主旨，可参阅原文第 223、224 条之解读。

原文 **少陰病，得之二三日，口燥咽乾者，急下之，宜大承氣湯。（320）**

解读 本条讨论少阴急下证治。

本条文辞简洁，意蕴深奥。言二三日者，医家多谓少阴初病之时。曰口燥咽干者，自是少阴热化征象。然少阴为病之前，其状若何？或素体肾元不足，阴液暗亏，复感温邪，直入少阴，以致少阴阴亏内热，此其一也。其二，外感热病，初发三阳，热盛伤津日久，渐损心肾阴精，是由实转虚之传变。其三，间或亦缘虚寒病证，治之过于温燥，阳复太过而阴液亏耗。凡此，皆是少阴热化之途，自应明了。

然无论来自何途，其病性属虚热，乃其根本，毋庸置疑。而其临床脉症，口燥咽干、心烦神疲、多梦不寐、舌红少苔、脉沉细数等，自可得而见之。故治以清养，方如黄连阿胶汤、麦门冬汤等，又自在情理之中。

仲景于下法之用，十分谨慎，前已述及。其可下者，必有实邪结聚于胃肠，或燥屎，或宿食，其势可假肛肠而出者，乃可下之。若夫瘀血、痞气、痰实水饮，或攻或吐或疏解或温化，多不言下。

　　即或邪结胃肠当下者，其下或缓或急，又当酌情而论。其病势缓病情轻者，下之可缓，例如原文第255条之宿食证，甚或脾约之证。而病势急病情重者，下之宜急，如原文第252、253、254条之阳明三急下证。

　　今不言清养，反曰急下，语意突兀，显然非属常情。观阳明三急下，悉以泻热存阴作为立法之据，防其燥热痼结而伤损肝肾阴精者。今病在少阴，阴液已损，而复胃肠燥结，如是则腹满硬痛不大便，必有所见。是初因水竭而致土燥，复由土燥更耗肾水，以致阴亏燥结互为因果。故而拟急下之策，速泻土燥而救欲竭之肾水，此亦背城之战，吉凶难料，盖下之不当，恐有阴脱之虑。后世增液承气、新加黄龙之属，殊可借鉴。

读伤寒

原文　**少陰病，自利清水，色純青，心下必痛，口乾燥者，可下之，宜大承氣湯。**（321）

解读　本条续论少阴急下证治。

　　前已述及，少阴热化急下之证的成因，及其治疗思路和理论依据。本条则补充土燥见症，与前条相参，以全其貌。

　　前曰口燥咽干，此曰口干燥，言其热化阴伤也，其见症自不仅限于此。而心下必痛，腑气壅滞矣。唯其自利，必予鉴别。若夫阳虚或湿胜，其利必完谷不化，或泄利鸭溏。设若湿热下注，则下利黄褐臭秽，黏滞不爽。今下利纯为青黑臭水，不夹粪渣，此乃火迫阴液，旁流而下。而胃肠燥结，绝无下趋之势，故腹痛拒按，自是必然。如此结者自结，泄者自泄，阴液愈伤，而燥结愈实，遂成难解之局。治宜急下邪实，以救欲竭之阴。

因其下利色青，青为肝色，故有医家谓本条不唯肾液胃津耗竭，抑且肝胆火炽而肝阴伤损。其说自有所据，然不必拘泥。盖肾水已竭，诸脏皆燥。根本动摇之际，唯以固本为要，不必他顾可也。

原文 **少陰病六七日，腹脹不大便者，急下之，宜大承氣湯。**（322）
解读 本条再论少阴急下证治。

此条承前二条，续论少阴急下证情。原文第 320 条以口燥咽干示其热化阴伤之根本，原文第 321 条以自利青水并心下痛揭其大便性状，此则以腹胀不大便，示其阳明腑实之典型，而略其少阴阴伤之证情。三条所论各有侧重，总属少阴热化、阴伤燥结之证情。

本条之腹胀者，其性质自是腹满不减，减不足言，按之必硬痛。不大便者，时日既久，不欲排泄，或欲泄而不得，干结难出是也。此既因宿食之停，复以燥热之化，乃得而为燥屎内结。因其病在少阴，阴虚热化为本，故急下燥热以图救阴。

原文 **少陰病，脉沉者，急溫之，宜四逆湯。**（323）
四逆湯方
甘草二兩，炙　乾薑一兩半　附子一枚，生用，去皮，破八片
上三味，以水三升，煮取一升二合，去滓，分溫再服。強人可大附子一枚，乾薑三兩。
解读 本条讨论少阴急温证治。

前此诸条，论少阴急下之证治，意欲明其少阴热化，若兼燥

结者，亦宜急下以救阴。然此等证情，毕竟少阴为病之变局。少阴病证，仍以虚寒为其常情，不可不知。而虚寒者，必以阳气存亡为转归。故而少阴病证，温法为常。与前诸条，互为对勘，以明常变之理，此其一也。

其二，温法之用，有温而散之者，有温而固之者。温散以祛内寒，温固以护阳气。凡此又有缓急之辨，若夫外感者，多宜急温；若夫内伤者，每常缓图。今言少阴病脉沉急温者，沉为在里，意其寒邪深入少阴。若其脉沉而阴阳俱紧者，阴寒邪盛则宜急温而散之。其脉沉而微细者，阳气衰颓而宜急温以固之。设或其势尚非急迫，并无吐利、肢厥、躁烦等症，然里之虚寒病证，其趋向自是阴盛阳亡之终局。故此只见其病在里其性为寒，则急温有防微杜渐之功，而无滥用之嫌。句尾言治宜四逆汤者，意其可于四逆辈斟酌。如此则温散宜乎麻附细辛剂，温固宜乎通脉猪胆剂，又可举一反三也。

诸多医家认为四逆汤方以甘草为君，味甘补益，而姜附散寒助阳，以为臣使，是深得本方之妙也。梅国强教授主编之全国高等中医药院校 21 世纪课程教材《伤寒论讲义》曰本方有两大特色，一则附子生用，二则温肾顾脾。仲景用附子，分生、熟两种。一般温阳多熟用，如真武汤、附子汤等；祛寒多生用，如四逆类。虽温阳必定祛寒，而祛寒也意味着回阳，但偏重不同。阳气久虚，只宜缓温，可用熟附；阴寒骤盛，应当急除，惟用生附。脾为先天，肾为后天，相互充养，温肾顾及到脾，而温脾同样要顾及到肾，此即整体观的体现。其论明晰，其理通达，可资参考。

原文 **少陰病，飲食入口則吐，心中溫溫欲吐，復不能吐。始得之，手足寒，脉弦遲者，此胸中實，不可下也，當吐之。若隔上有寒飲，乾嘔者，不可吐也，當溫之，宜四逆湯。**（324）

解读 本条讨论胸中痰实与膈上寒饮的辨证治疗。

理解本条，当结合原文第 282 条及 355 条，前后互参，同中求异。

本条从句意上应分两段，前半段论痰实阻滞上焦，后半段论寒饮阻于膈上。其同者，病位俱涉上焦，且兼痰饮水湿阻滞。

今言始得之即手足寒，脉弦迟，并心中愠愠欲吐，甚或饮食入口则吐，其证与原文第 355 条所述之手足厥冷，脉乍紧，心下满而烦，饥不能食者，大同小异。是以其证乃痰实之邪结在胸中，升降失常，阳郁不宣所致，病在上焦，性属邪实，而与少阴无关。其高者，因而越之，故曰不可下，而治之以涌吐之法，是祛邪之治，须因势利导也。据原文第 166 条所言，可选瓜蒂散。

病者饮食入口则吐，心中温温欲吐，复不能吐，此类证情，也可见于少阴阳虚阴寒上逆，如原文第 282 条之欲吐不吐心烦但欲寐者，此纯为少阴阳虚阴寒气逆，并无痰饮水湿阻滞。今言膈上有寒饮而干呕者，则在前述少阴虚寒基础上，而兼阳虚不化津液，停聚膈上为饮，与痰实阻滞者虚实不同，与原文第 282 条所论同属阳气虚衰，并以下焦为其本，唯兼饮阻与否，略有所异。故此证宜乎温阳化饮为治，而不得吐下之。宜四逆汤者，仍是斟酌之意，四逆之辈，或理中，或苓桂，或附子，或真武，据证而施，不为逾矩。

原文 **少陰病，下利，脉微濇，嘔而汗出，必数更衣，反少者，當溫其上，灸之。（325）**

解读 本条讨论少阴阳虚血少下利证治。

本条之理解，着眼于脉象微涩与下利频数而量少。

言少阴病下利，自是虚寒所致，其利清谷不化，频而量多。然下利日久，不仅伤阳，亦复伤阴。其脉微涩者，正是阳虚血少之病理表现。微者阳气虚亏，涩为阴血衰少。由此可推而知，本证多见于少阴病程较长下利日久之时。

表里阳气俱虚，阴寒上逆，卫外不固，则呕而汗出。阳虚升举无力，气陷于下，摄纳无权，故大便频数；然阴血虚少，无物可下，而便量反少。有谓其虚坐努责者，形象地反映了其阳虚血少、气陷下利、便频量少之窘状。

是证阳虚气陷，阴盛气逆，而复利伤阴血，治之若以温药固其下，而必碍于阴血之伤。降逆则碍于气陷下利，升阳又碍于气逆呕吐，临证之际，实难面面俱到。然毕竟证情以阳虚气陷为主，故以灸法温其上，益气而升陷，俾利止而阴血可复也。

本证灸法之治，多选百会，固属情理之中。他如关元、气海，用之相助，亦属可行，不得因温上而废下矣。另者，若配以四逆加人参汤之类方药，其效可能更佳。

～ 少阴病篇小结 ～

少阴病篇始于原文第 281 条，终于原文第 325 条，共计 45 条。

原文第 281~300 条，主要讨论少阴病之基本概念、定义、辨证要点、治禁、预后转归等内容。

原文第 281、282、283 条从脉症方面明确少阴为病寒化之基本特性。其脉微细者阳气不足，而其脉阴阳俱紧者寒邪内盛，脉象虚实不同，反映邪正之进退状态，不得以一脉而限定眼目。同时也反映少阴为病虽以正虚为本，而并非无邪气之聚集。原文第 282 条之下焦虚有寒，实是对少阴病证情特点之病机概括。因其正虚，无论阴阳，汗吐下诸法，一般情况下自然属于少阴治禁（原文第 284~286 条）。而寒化为少阴常情，因而阳气存亡即是其预后转归之关键。原文第 287~292 条，从脉症之动态变化、时辰阴阳多寡，进而判断少阴寒化证阳复渐愈之转归；而另设原文第

读伤寒

295~300 条，同样以脉症之动态观察结果，判断少阴寒化证阳亡阴竭之险恶结局。其所言脉症，不必拘泥，而细致观察与动态分析，乃其精髓。原文第 293 条与 294 条，一论热移膀胱，一论下厥上竭，皆是少阴变证之属。

自原文第 301 条始，讨论少阴为病的具体证治。

少阴心肾相交，水火既济，病则水火失济，或水亏火旺，或火衰水盛，而有寒化证和热化证之别。论中以寒化为常，热化为变，以彰显阳气存亡在外感热病过程中的重要地位。

寒化证病机为心肾阳虚，阴寒内盛，故以脉微细但欲寐为提纲，多伴恶寒蜷卧、肢厥下利、小便清白等症，治以散寒回阳为主。然因阳虚阴盛轻重不同，主次有别，兼夹各异，而有不同的治疗方药。典型之心肾阳虚阴盛者，治以四逆汤温阳散寒。若素体阳弱而兼外邪郁表，可选麻附细辛之类，温阳解表，是表里同治之例。若阴寒内盛、格阳于外，而身反不恶寒者，治以通脉四逆汤，破阴回阳，通达内外。阴寒内盛、格阳于上，而出现面赤咽痛者，治以白通汤，甚或白通加猪胆汁汤以破阴回阳，宣通上下。阳虚寒甚水湿停聚者，治以真武汤或附子汤，温阳化湿；脾肾阳虚而下利滑脱者，治以桃花汤温肾涩肠固脱。至于吐利，手足逆冷，烦躁欲死之吴茱萸汤证（原文第 209 条），实为中阳虚衰、阴寒上逆所致，治宜温中散寒降逆。而少阴病下利，亦有用灸刺法者，大凡热利宜刺，寒利宜灸。

热化证的典型病机是阴虚阳亢，以心烦不得卧为审证要点，治当育阴清热，黄连阿胶汤为其代表方。本证乃肾水亏于下，心火亢于上所致。若为少阴阴虚有热，水热互结，则治宜育阴清热利水，方用猪苓汤。而肝胃气郁所致的肢厥，乃鉴别之需要，附列于此，治宜疏肝和胃，透达郁阳，方用四逆散。另有阴虚兼阳明者，即少阴三急下证，将成水竭土燥之势，治宜大承气汤急下存阴。

少阴病篇所列咽痛证治，总以辨证为主，而非尽属少阴之病。虚热证，宜猪肤汤，以滋阴润燥，扶脾止利。客热证，宜甘草汤或桔梗汤，以清热解毒利咽。痰热证，宜苦酒汤，以清热涤痰而敛疮消肿。客寒证，宜半夏散及汤，以祛风散寒，涤痰开结。另有阳虚咽痛者，可借用白通汤等。

读伤寒

辨厥阴病脉证并治

原文 厥陰之為病，消渴，氣上撞心，心中疼熱，飢而不欲食，食
則吐蚘，下之利不止。（326）

解读 本条讨论厥阴病提纲证。

厥阴者，极阴也，两阴交尽，一阳始生，极而复反，阴尽而
阳生也。其阴阳更替、阴尽阳生之特性，决定其为病之特点，必
多寒热混淆、虚实变幻。此阴阳属性及量化之辨，而有是论。

厥阴禀风木之性，与少阳相表里，内寄相火，性喜条达。上奉
心火，木火相生，君相一体；下根肾水，水涵木荣，乙癸同源；中
能疏达气机，健运脾土。是以无论外感六淫时邪，抑或内伤饮食情
志，一旦病涉厥阴，多挟风之特质，虚实更替，变幻莫测。或偏上
则热，或趋下则寒。若夫横逆，则以脾胃受损寒热夹杂为其常。此
又以脏腑阴阳生克承制之论，而辨其为病之虚实寒热是也。

今论提纲之证，恰以寒热夹杂、风火冲逆、变动不居为其特
点。消渴者，水入而消，饮不解渴是也，此木火灼津之象。气上
撞心心中疼热者，肝气横逆、气火冲逆、克犯中土之征。饥而不
欲食者，胃热消谷则饥，脾寒滞运则不欲食。若强食之，必气逆

291

而吐。素有蚘虫寄生者，每随食气上逆而出，故曰吐蚘。若因其上热而下之，必致重伤脾胃，下寒益甚，而下利不止。

本条居厥阴病篇之首，所论仅反映了厥阴为病寒热错杂之常情，并未反映出其极寒极热之变局。故而有学者谓之，本条作为提纲证，尚欠周密。其说固属有据，然提纲之证，必是高度精炼概括之表述，述常而寓变，似不必强求其全。本条体现了厥阴为病阴阳更替、虚实变幻之基本特性，足以反映厥阴病之本质，视之为提纲，不失其理。

读伤寒

原文 厥陰中風，脉微浮為欲愈，不浮為未愈。（327）
解读 本条讨论厥阴中风。

三阴中风，多属虚家受邪，表里同病是也。今之厥阴中风，其曰厥阴，必有厥阴之定位；其言中风，必有外风之见症。诚如太阴中风者，四肢烦疼之风象，必兼神疲纳差腹胀脾胃不足之症状。少阴中风，或发热头痛，或脉浮身疼，此外风之症，必伴恶寒肢冷息短脉弱心肾亏虚之表现。而厥阴中风，发热头痛身疼之外，或消渴，或下利，或呕逆，或晕眩欲仆，厥阴肝木摇动之征，必有所据。

病在厥阴，其脉应沉，今见其浮，是阴病见阳脉者生，邪气有外散之机，故曰欲愈；不浮者，邪气有内结之势，故曰未愈。

此条之脉，理解各异。曰微而渐浮者，言其脉微者里气之虚，渐转充实而托邪外出，故渐浮者欲愈，不浮者未愈。另曰微者轻柔和缓之义，如此则前之脉象必沉，渐转和缓轻柔之浮者，是阳气渐复之兆，主生。若脉浮而躁扰不宁者，是暴出者死，阳气脱越之象是也。

三阴中风，其脉俱现浮象，此之浮脉，未必示其风邪在表，多是阳气渐复之兆，其病之初，多见脉沉，渐转微浮。此以脉象之变揭示病理之动态变化，必予细察。

 原文 **厥陰病，欲解時，從丑至卯上。**（328）
解读 本条讨论厥阴欲解时。

厥阴者，两阴交尽，一阳始生，其所主之时辰，丑至卯上，
与少阳寅至辰上阳升之时互为错叠。据六经气化学说，厥阴中见
少阳，与少阳相表里，此时厥阴得阳气相助，故其病欲解于阴尽
阳生之时。

原文 **厥陰病，渴欲飲水者，少少與之愈。**（329）
解读 本条讨论厥阴病阳复口渴欲愈之证。

厥阴病消渴者，水入则消，饮不解渴是也，乃热灼津液所致，
非清养不足以解之。即若寒热错杂上热下寒者，亦宜寒温并用，
清上温下。

上论厥阴热证或寒热错杂之证，而厥阴寒证，则本无口渴。
今渴欲饮水者，此乃阴寒已退，阳气初复，胃津一时不及上敷，
故微渴欲饮，其意与原文第 41 条之寒去欲解相类。其口渴程度较
轻，与消渴迥异，且其舌色必不黄，苔面微觉干而已。且口渴之
前，必是肢厥寒利等象，如此则可断其为阳复之渴。此时唯宜调
护，少量与饮，和其胃气、复其胃津即可。若饮水过多，反使阳
气复伤，而有停饮为患之虞。其转归与原文第 71 条差相仿佛，而
其病理过程，一虚一实，一阳一阴，性质截然不同，可对比勘照。

原文 **諸四逆厥者，不可下之，虛家亦然。**（330）
解读 本条讨论虚寒厥逆禁下。

四逆者，四肢不温；厥者，手足冷也。此成氏之言，以明四逆与厥所指范围之大小不同。然论中往往互文见义，并非必然。无论四逆或厥冷，总是肢体失却阳气温煦，其由皆与阴阳之气运行相关，而临床每以阳气不足多见。故凡言厥逆者，以虚寒为常，余者为变。

因之本条所言诸四逆厥者，乃以虚寒为眼目，而禁攻下之法。若夫实热结聚阳郁不达之厥逆，则必予攻下，阳气或得即通，而厥逆乃解。故后文有厥应下之之语，此以证情虚实之反衬，而明阴阳互通之哲理。

文后以虚家结尾，突显顾护正气之主旨。此之虚家，素体虚弱之意，并非仅虚弱而见厥逆者。凡病，有新虚者，有久劳者。曰虚家，必是虚弱日久之人，其病或利或厥或悸或眩，皆从虚劳辨之，不必限于厥逆之证。然虚弱者，必不任攻伐，故曰虚家亦然。此之攻伐，不必限于下法，凡清热涌吐发汗，皆谓攻伐之治。

原文 **傷寒，先厥後發熱而利者，必自止，見厥復利。**（331）
解读 本条讨论厥热与下利的关系。

厥热胜复之证，既是对厥阴病发生厥热交替的临床现象描述，也是对厥阴为病阴阳更替病机的概括。厥阴之病在其发展过程中，因其自身特点，正邪进退，阴阳消长，进而表现为厥热胜复之外象。具体而言，表现为四肢厥冷与发热交替出现，与少阳寒热往来相类似。一般而论，阴胜则肢厥，阳复则发热。正因其阴尽阳生、阴阳更替之生理特性，正邪相争于此，每多进退难定之局，故有寒热交相往来更替之外症。据此征象，可借以判断邪正盛衰，预测病情转归。

本条言其先厥，则表明病本阴盛阳衰，往往厥利互见。其病类于少阴，然少阴难见厥热胜复者。其后发热者，预示阳气来复，阴寒消退，是向愈之兆，故下利因之而止。设若阳复不及，阴寒复盛，则厥利复见。此等厥热胜复而见者，正是厥阴阴尽阳生之抽象特性在病理过程中的具象体现。

临床实践中，此等典型厥热胜复之象，往往不多见。然其阵发性、矛盾性的病理特征，往往是我们判断厥阴病的可靠依据。如临床常见之结肠炎下利等，时利时止，寒热不明、虚实难辨等特点，与厥阴病之特点吻合，可据而论治。乌梅丸之治久利，何尝不可谓因此而用。

原文 **傷寒始發熱六日，厥反九日而利。凡厥利者，當不能食。今反能食者，恐為除中。食以索餅，不發熱者，知胃氣尚在，必愈，恐暴熱來出而復去也。後三日脈之，其熱續在者，期之旦日夜半愈。所以然者，本發熱六日，厥反九日，復發熱三日，併前六日，亦為九日，與厥相應，故期之旦日夜半愈。後三日脈之，而脈數，其熱不罷者，此為熱氣有餘，必發癰膿也。**（332）

解读 本条再论厥热胜复并除中证。

本条再论厥热胜复证，其预后转归，不外热多于厥（阳进阴退）转阳，厥热相等（阴平阳秘）为病愈，厥多于热（阳退阴进）为病进三种情况。

始热六日，厥反九日，且兼下利，此厥阴正邪交争、阳退阴进之局。阳盛消谷，阴盛不食，此于阳明病篇即已阐明，故此厥利之时，自有不能食之见症。设若厥利之时反见能食，其机理不外有二：一者阳气来复，胃纳转佳；一者胃气衰败，索食自救，谓之除中，属回光返照之危象。二者之辨，有毫厘千里之别，必当慎之又慎！辨别之法，可予少量面饼之类食之，若食饼后暴烦躁扰，脉象由微弱骤转洪数而攸绝者，此除中之证残阳外脱之危象。若食之神情安然不躁不烦者，近日之内（后三日）脉微数和缓有力者，谓之其热续在，是胃气渐复不绝之佳象，其病可望日内向愈，谓夜半者，阴中蕴阳微续而生之义。因其厥热时日相当，阴阳复归平衡是也。故曰与厥相应，期之旦日夜半愈。然阳复有度病则愈，阳复太过病转阳。是后日内脉洪数不休者，则有阳复太过之虞，是谓热气有余，或痈脓，或喉痹，或便血，视其热邪所伤之地，而有不同见症。

此以厥热之时日长短，以为阴阳定量之依据。而于临床，多难据此而辨。如此则当举一反三，若夫热势盛衰，口渴与否，厥利轻重，尿色赤白等，彼此对照比较，以明阴阳进退之趋向，方能胸有成竹，处置自如。

除中之证，病势险恶，而每易惑人眼目。是以临证之际，必当细心观察，精心辨别，方不致误。大凡三阴重症，证情渐轻者吉，突变者凶。如此而论，则见食欲转佳者，亦以胃纳渐开、食量渐增者为顺。若昏困数日不食不语，忽欲索食而量多，且神清气爽一如常人者，恐多凶险。

原文　**伤寒脉遲六七日，而反與黄芩湯徹其熱。脉遲為寒，今與黄芩湯，復除其熱，腹中應冷，當不能食，今反能食，此名除中，必死。**（333）

解读　本条续论除中证。

此以误治而论除中之辨是也。脉迟主寒，无人不知，何以误与黄芩汤？要知此处所言伤寒脉迟，病在厥阴，往往厥热胜复、阴阳更替之时，医者疏于审察病情动态变化，于阳复发热之际妄用苦寒，伤其未复之阳，折其欲兴之师，以致腹中寒冷如冰，不欲饮食。其甚者，胃气衰败，索食自救，则名除中，预后堪忧。

读伤寒

原文 傷寒，先厥後發熱，下利必自止。而反汗出，咽中痛者，其喉為痹。發熱無汗，而利必自止；若不止，必便膿血。便膿血者，其喉不痹。（334）

解读 本条论阳复病愈及阳复太过两种变证。

———————————

伤寒见厥者，阴寒内盛。其后发热者，阳气来复。阳复者，下利当自止，以其阴寒下趋而利是也。

然阴阳之道，互为进退，必得守衡而曰平。若阴寒之证阳复太过，亦会由寒化热，而变证丛生。前论脾家实利止之后而复便硬者，亦其转属阳明之征，与此同理。然今厥阴为病，因其所涉甚广，而与太阴阳复太过之仅转阳明者，不可同日而语。若热燔气分病势向上向外者，则汗出而咽痛喉痹。若热邪内伏血分，病势向内向下者，则发热无汗而下利脓血。其便脓血者，表明邪热下迫，难于上炎，故多无喉痹之变。

要之，此条所论阴寒内盛之证，盼其阳复，而期之有度。有度者，病自向愈。若其过者，则每因所涉部位不同，而有内外上下之变。示人审时度势，权衡进退。

———————————

原文 傷寒一二日至四五日，厥者必發熱，前熱者後必厥，厥深者熱亦深，厥微者熱亦微。厥應下之，而反發汗者，必口傷爛赤。（335）

解读 本条讨论热厥证治及禁忌。

———————————

此论热厥而非厥热胜复。所谓热厥者，因热致厥者是也。故文曰前热者后必厥，是其顺序必先热而后厥，并无厥热之往来反复，此其特征之一也。其二，厥逆之轻重，取决于热伏之浅深，此即有诸内必形诸外之具象。条文谓之厥深者热亦深，厥微者热亦微，正是因厥之外发而知热之内伏也。

因其邪热深伏，阳郁不达，故而厥逆，四肢不温是也。而抚其胸，灼热烫手；按其腹，硬满不柔；视其舌，红底黄苔；切其脉，或数或滑。如此皆是热结于内之象，既然难于外达，必得内消乃解，故曰厥应下之，顺势而为是也。攻之下之，结热得去，阳郁自达，而厥逆可解。此时若治失其机，逆势而为，汗之散之，则阳热不除，而津液反伤，故有口伤烂赤之变。此之变，示例而已，非谓必然。此之下，或清或泄，攻邪之意，不必自限其法。

原文 **傷寒病，厥五日，熱亦五日，設六日當復厥，不厥者自愈。厥終不過五日，以熱五日，故知自愈。**（336）

解读 本条再论厥热胜复。

读伤寒

厥热胜复，与其认作临床之具体征象，不若理解为厥阴正邪进退阴阳消长之机理概括。基于三阴病属虚寒这一共性，厥阴之病，阴盛阳虚为其常，此际每视阳气之盛衰而为预后判断之依据。阳衰者病进，阳复者病退，太过者转阳。而厥热胜复之中，厥之与利，意其阳衰阴盛；发热口渴，谓之阳复寒去。故而临证总以发热口渴为吉兆，厥逆下利为凶象。

今言阴盛而厥者五日，阳复而热者亦五日，第六日应厥而不厥，亦不复热渴者，此寒热进退时日相当，阴阳归于平衡，故曰当复厥而不厥者自愈。若逢其时而不和者，则复厥而利，是胜负反手，阴阳更复相争，其局终不得解也。

原文 **凡厥者，陰陽氣不相順接，便為厥。厥者，手足逆冷者是也。**（337）

解读 本条论厥证表现及病机。

此条文辞简约，而意蕴深远，为厥逆证之总纲。

欲明其义，先定其形。文末厥者手足逆冷者是也，简要点明论中所言诸厥之含义，使人不欲乱其意，与《黄帝内经》之诸厥，各形其状而别之。

定形之后，必明其理。厥之所成，成于阴阳逆乱，此谓阴阳气不相顺接。夫阴气禀于脏腑，阳气受于四肢，此言气之所由来，而有阴阳之别。内之气必出于外，外之气必入于内，内外相接，辗转往复，如环无端，升降出入，圆活自如，则阴阳平和，脏和肢温。

厥阴阴尽阳生，肝木体阴用阳，性喜条达疏泄，上奉心火，下根肾水，而中和脾土，为阴阳更替之枢纽，升降出入之门户。今内伤外感犯之，或虚或实，必致其用不顺，故而气机升降出入逆乱不和，如此则阴阳之气难以顺接，四肢失却阳气温煦，此即厥逆之由也。

<hr>

原文 傷寒，脉微而厥，至七八日膚冷，其人躁無暫安時者，此為藏厥，非蚘厥也。蚘厥者，其人當吐蚘，今病者靜，而復時煩者，此為藏寒。蚘上入其膈，故煩，須臾復止，得食而嘔又煩者，蚘聞食臭出，其人常自吐蚘。蚘厥者，烏梅丸主之，又主久利。（338）

烏梅丸方

烏梅三百枚　細辛六兩　乾薑十兩　黃連十六兩　當歸四兩　附子六兩，炮，去皮　蜀椒四兩，出汗　桂枝六兩，去皮　人參六兩　黃蘗六兩

上十味，異擣篩，合治之，以苦酒漬烏梅一宿，去核，蒸之五斗米下，飯熟擣成泥，和藥令相得，內臼中，與蜜杵二千下，丸如梧桐子大。先食飲服十丸，日三服，稍加至二十丸。禁生冷、滑物、臭食等。

解读 本条论脏厥与蛔厥。

本条以脏厥为衬托，重点讨论蛔厥的特点及证治。以对比手法，突出辨证之义。

所谓脏厥，言脏气虚衰所致之厥逆，而脏气者，皆根于少阴心肾之阳气，故而脏厥之本，仍是少阴阳微阴盛，与少阴诸般寒化证，并无本质不同。故其脉微肢厥而肤冷，躁烦不安无休时，与原文第 298 条等少阴死证，征象颇相类同。治之必当急予回阳救逆固脱，虽大剂四逆参附投之，亦难言必定化险为夷。

前有所谓脏结者，与此脏厥，同中有异。脏结者，言其邪结于脏，强调虚中之实。脏厥者，言其阳气衰微，突出正气之虚。

蛔厥者，因蛔虫内扰，升降失常，气机逆乱，阳气不能外达，故脉伏肢厥。然其四肢厥冷程度较轻，必无全身肤冷之象。此为肠中虚寒，膈上有热，上热下寒，寒热混杂，升降失司，迫使蛔虫上扰，故心烦呕吐而肢冷。蛔虫暂安之际，则烦止而有静时。食则吐蛔而烦厥甚或腹痛难忍者，蛔因食气所诱，复动而窜扰也。此之脏寒者，言其肠间之寒。此之所言膈者，胆胃所处之地。蛔之习性，喜温而恶寒，因其上下寒热异性，故而蛔虫窜扰不宁。治宜乌梅丸苦酸辛甘，寒热并用，和胃安蛔。

原文 **傷寒熱少微厥，指頭寒，嘿嘿不欲食，煩躁。數日小便利，色白者，此熱除也，欲得食，其病為愈；若厥而嘔，胸脇煩滿者，其後必便血。**（339）

解读 本条讨论热厥轻证的转归。

前（原文第 335 条）言前热者后必厥，厥深者热亦深，厥微者热亦微，是厥乃伏热之外象也，故曰热厥。伏热深重者病情重，伏热轻浅者病情轻。

今伤寒热少而厥微，显然热厥之轻者，故仅曰其指头寒，阳气郁滞不达于末梢之象也。嘿嘿不欲饮食，烦躁溲赤而短者，阳郁化热，逆犯脾土，上扰心神是也。此等证情，似可与原文第 318 条之四逆散，宣达郁阳，其厥可除。

若数日之后小便通利色白，饥而欲食者，此郁阳自伸、邪热透解之象，可谓之阴复，如此则厥可自愈。

若反见呕逆、胸胁烦满者，邪热深伏，此热厥之重者，伤及厥阴血分，必有便血之虞。如此可考虑黄芩汤或白头翁汤之类，亦属厥应下之之意。

程郊倩以本条热厥之证，期之阴复而愈。与前之寒厥期之阳复而愈者，恰相对应，其说深得阴阳胜复之妙谛。

原文 **病者手足厥冷，言我不結胸，小腹滿，按之痛者，此冷結在膀胱關元也。（340）**

解读 本条讨论冷结膀胱关元致厥。

此条之辨，以结胸、冷结、膀胱关元几个概念为眼目。

厥者，阴阳之气不相顺接，其性寒热虚实皆可。其因邪结而厥者，属实。今患者手足厥冷，而无结胸心下痛按之石硬之外象，反见小腹满而按之痛，此病位之高下，显而易辨，是与中上二焦无涉也。

今言小腹满按之痛者，似有邪结，乃有拒按之症状，《金匮要略》云按之不痛为虚，痛者为实是也。小腹者，下焦之位也。膀胱关元者，膀胱与肾相表里，关元乃三阴会聚于任脉之穴，亦下焦之属也。而下焦者，肝肾所居之地。冷结于此，必阳气不足以温，乃得寒邪冰凝不化，气滞而满痛也。

小腹之位，邪结为病者，有五苓散所主之水结，更有抵当汤所主之血结，其外象皆有小腹满痛。然彼证纯属实证，而本证之冷结，乃是寒凝，咎由阳虚，乃虚实夹杂者，与脏结之证，颇有相似之处。故而本证之治，当温灸通散之。尤在泾曰必以甘辛温药，如四逆白通之属，以救阳气而驱阴邪，其论可从。而当归四逆加吴茱萸生姜汤，从厥阴而温通，似亦可选。

原文 傷寒發熱四日，厥反三日，復熱四日，厥少熱多者，其病當愈。四日至七日，熱不出者，必便膿血。（341）

解读 本条辨阳复病愈与阳复太过。

伤寒病发热四日，厥逆反而只有三日，又复发热四日，此以时日之长短而示其热多于厥，是为阳气胜而阴邪退，于阴证而言意味着向愈之机，故云其病当愈。阳复之际固然发热，然俟阴邪消退之后，热当自除，此阴平而阳秘也。如其发热持续不退，则为阳复太过，病从热化，其证由虚寒转为实热。若邪热内迫而伤及肠络，则有大便脓血之变。

读伤寒

原文 傷寒厥四日，熱反三日，復厥五日，其病為進。寒多熱少，陽氣退，故為進也。（342）

解读 本条讨论厥多于热。

厥逆为阴胜，发热为阳复。厥热胜复，或先厥后热，或先热后厥，厥热往来胜复相争，以阳胜为顺，阴胜为逆。若夫先热后厥热深厥深之热厥，其厥与热，仅有相因关系，并无相争之义，故而以阴复（并非指厥逆）为顺，阳盛为逆（参见原文第339条）。尤在泾云：热已而厥者，传经之证，虑其阳邪递深也。厥已而热者，直中之证，虑其阳气不振也。辨传经与直中的厥热之异，有其参考价值。

今言厥四日，热反三日，已是阴进阳退厥多于热。继而复厥五日，此际之阴寒更盛，阳气更衰，阳不胜阴，故其病为进。文末寒多热少，阳气退，故为进也，实为点睛之笔。

原文 傷寒六七日，脉微，手足厥冷，煩躁，灸厥陰，厥不還者，死。（343）

解读 本条讨论厥阴阴盛神躁阳竭之危候。

伤寒六七日，为疾病传变之期。据逐日传经之说，应是传至厥阴之位。今脉微而手足厥冷，显然阳气衰微，阴寒独盛，故《医宗金鉴》谓之厥阴脏厥重证。虚阳上扰，心神不宁，故而烦躁。当此元阳虚躁之际，应予急温以固阳，如此则吴萸、四逆、通脉诸方，虽属对证，犹恐缓不济急，故宜先以艾灸厥阴腧穴挽其垂危，复继之以汤，以回阳固脱。若阳气得复，肢厥转温者，其病可治；若灸后厥冷依旧，此阳气已竭，难以挽回，故曰死。

此之言灸厥阴者，意其病位主要涉及厥阴，其性极寒。故而面青囊缩、目睛呆滞、唇痿舌青、脉来虚弦诸般症状，每可得见。然周身阳气，一系心肾。厥阴之寒，未有不累及少阴者。故临证之治，温少阴亦助暖厥阴，因之少阴诸穴，乃至任督诸穴，皆可酌情而选。

原文 傷寒發熱，下利厥逆，躁不得臥者，死。（344）

解读 本条讨论厥阴阴盛阳脱神亡之危候。

厥阴阴寒之证而见发热，若阳气来复者，其利当止，手足应温，是阳复而阴退也，预后良好，原文第 331 条即是明证。今下利不止，肢厥不温，而见发热者，实乃阴盛于内、格阳于外，例同原文第 317 条之里寒外热。发热之际，而复躁不得卧，此乃虚阳外脱内绝之危候，与原文第 300 条之"复烦躁不得卧寐者"和原文第 338 条之"躁无暂安时"同义，故曰死。设若魄汗淋漓，必百不救一。

所谓躁不得卧者，类于烦躁而绝不相同。此乃病者神志昏糊而手足躁扰，阳证见之者阳极于里，阴证见之者阴寒独盛，无论寒热，其情皆属危重。

原文 **傷寒發熱，下利至甚，厥不止者，死。**（345）
解读 本条讨论阴阳离决危候。

钱天来谓本条之发热若属阳气已回，则利当自止。而反下利至甚厥冷不止者，是阴气盛极于里，逼阳外出，如此则其发热乃虚阳浮越于外之热，而非阳回之发热。其言至允至当，可资借鉴。故本条之发热厥利，其病机与上条无异。然前证有躁不得卧神亡之象，本条有下利至甚阴脱于下，并厥逆不止之阳亡于外之象，因有阴阳离决之势。其病情之危重，较之前条，并为死候。

原文 **傷寒六七日不利，便發熱而利，其人汗出不止者，死。有陰無陽故也。**（346）
解读 本条讨论纯阴无阳危候。

伤寒寒中厥阴，阴寒内盛，阳气不足，手足厥冷，然尚未至洞泄下利，病非深重，是可守持之局。六七日后忽现发热下利，且汗出不止，病情突变。究其发热之因，必是虚阳日久难支，阴寒骤盛，格阳外浮。火不暖土，故下利洞泄。此时若救以通脉四逆辈，尚可冀其万一。今复汗出不止，则是残阳失却固护，外泄不休，此纯阴无阳，预后极险，故曰死证。伴之者，肢厥如冰，甚或胸腹尽凉，汗出冷浸，目闭息微，神志昏糊，脉微沉细，舌灰苔白等，必有所见。

原文 **傷寒五六日，不結胸，腹濡，脉虚復厥者，不可下，此亡血，**

读伤寒

下之死。（347）

解读 本条讨论血虚致厥脉证与治禁。

伤寒五六日之时，若邪热传里，与痰水相结心下，则成结胸。与宿食结于肠腑，则成腑实。若与瘀血结于下焦，则为蓄血。凡此皆为实证，其胸腹必硬满疼痛拒按。而本条言其不结胸腹濡，可知本证显非热实之证。今脉来虚软细弱，或气虚，或血亏，而文尾曰亡血，如此反证其血虚之机。因其血虚，气无以达，四肢失于煦养，故手足厥冷。

前言不结胸，言腹濡，暗寓肠燥便秘之征象早已得见，故以之为辨，而曰证属血虚，不可妄下，此假宾定主之笔法，重点突出。下之则阴竭阳泄，预后险恶，故曰死。

原文 **發熱而厥，七日下利者，為難治。**（348）
解读 本条讨论厥利发热难治证。

厥阴病之阴寒证，若后现发热，往往阳回阴退，是为顺证，厥利当止。然今发热厥逆同见，并无胜复往来进退之象，且至七日复见下利，则其发热，并非阳复，而是阳浮。咎之阴寒内盛，而致阳气外脱，其病重危，故云难治。

以上六条，有谓之厥阴六死证者，皆是从阳气存亡立论。与少阴六死证（原文第295~300条），相互参照，其理自明。

原文 **傷寒脉促，手足厥逆，可灸之。**（349）
解读 本条讨论阳衰厥逆脉促可灸。

本条之辨，不在厥逆是否可灸，而在脉促之性质。

《辨脉法》曰："脉来数，时一止，复来者，名曰促。脉阳盛则促，阴盛则结，此皆病脉。"此语明确指出促脉属阳，如此则其厥逆，殆属阳郁，而灸法非其治也，治之必予阴柔，此固常理也。而此条反用灸法，则说明常中亦有变也。

林云翰云：阳盛则促，乃阳气偏胜不能与阴相接，故脉来数而一止。其时一止者，阴阳气不相接也。据林氏之语，如此可谓其阴气偏胜，不能与阳相接者，则脉来迟而时一止，谓之结。以此而论，其阴阳之辨，在于脉之迟数，而非时止之象。论曰脉来大浮数动滑为阳，沉涩弱弦微为阴，即此理也。

据此，数脉属阳，性属实热，其脉必数而有力。阳邪内盛，阻碍气血运行，时有一止，谓之促。而另有阳虚之际，虚阳勉力维系其职者，其脉亦数，唯数而无力也，此等脉象，自非实热，性必属阴。虚阳欲振而数，数行而时止，恰是其力穷无继，不能与阴相接之象，亦曰促。然此脉促，数中一止，虚软无力，是其候也。

读伤寒

今言伤寒见手足厥逆而脉促者，正因阳衰阴盛所致。阳虚不温，则手足厥逆。阳虚失运于气血，则脉来数而无力，时有一止。此属阳衰肢厥脉促，故以灸法温阳通脉，诚非违理。

原文 **傷寒脉滑而厥者，裏有熱，白虎湯主之。**（350）
解读 本条讨论热厥证治。

厥有寒热之分，不必赘言。寒厥者，所论甚详，厥逆呕利身踡恶寒脉微细等，其辨不难，其治无非温阳，方如四逆辈。

而热厥者，阳盛内郁，不得外达而与阴接，故外现肢厥，而内有实热。其胸腹灼手、烦渴引饮、便秘溲赤、舌红苔黄、脉数而滑等，必有所见。因其征象与病机的部分相悖，是以其辨难于寒厥。

今言肢厥而见脉滑，知非虚寒而是里热。脉滑者，阳也。此以脉代症，省文也，与太阳病篇原文第176条相参，内热之辨明矣。主以白虎汤，盖因其热聚无形故也。若其腹满硬痛便秘，是兼有形之实结聚，如此则当下也。其脉或沉或伏或涩或迟，虽与滑脉大异，而肢厥无别。故而无论白虎承气，或清或下，于此皆属通阳之治，郁阳得伸，而肢厥自解。

名案选录：治一人。伤寒八九日，口不能言，目不能视，体不能动，四肢俱冷，咸谓阴症。诊之六脉皆无，以手按腹，两手护之，眉皱作痛，按之趺阳，大而有力，乃腹有燥屎也，欲与大承气汤，病家惶惧不敢进。李曰：此郡能辨是症者，惟施笠泽耳，延诊之，若合符节，遂下之，得燥屎六七枚，口能言，体能动矣。故按手不及足者，何以救垂危之症耶？（李士材医案）

原文 手足厥寒，脉细欲絕者，當歸四逆湯主之。（351）
當歸四逆湯方
當歸三兩　桂枝三兩，去皮　芍藥三兩　細辛三兩　甘草二兩，炙　通草二兩　大棗二十五枚，擘（一法十二枚）
上七味，以水八升，煮取三升，去滓，溫服一升，日三服。

解读 本条讨论血虚寒凝致厥证治。

理解本条所论证治，必从脉象入手。

关于手足厥逆、厥冷与厥寒之辨，汪苓友谓前者手足逆冷如冰，寒深入脏；后者手足厥而自觉畏寒甚，寒中于经。其言示其病情有轻重之别，而病位有浅深之异，可作临证借鉴。

细脉者，脉形细小如丝如线，其甚者，切之似有似无，故曰欲绝。而微脉者，脉力微弱虚软，按之欲断欲绝。形者，阴也；力者，阳也。故今言脉细而非脉微，显然有别于前之脉微肢厥，非属阳虚，实乃血少。脉道因之不充，复因寒邪所犯，而寒主收引，是以脉形更显细小。因其寒邪凝滞而阴血不足，阳气无以依附以畅达四末，温煦肌腠，故而手足厥而恶寒甚。

此证之辨，历代医家见仁见智。成无己认为阳虚血弱，陈亮斯力倡寒凝血瘀，陈亦人强调血虚寒凝。上述三说，第一说强调气血阴阳之虚，第二说强调寒滞经络之实，二说均揭示了本证之部分本质，然各有所偏。第三种观点则取前二说所长，强调血虚寒凝，虚实并举，故为现时多数医家所公认。然阴邪入里，未有不伤及阳气者，是以寒凝二字，已赅阳气之虚，不过其虚之程度，实难与三阴诸虚寒证候相提并论。另者，寒凝者，气血必滞，是以本证自有气血郁滞之象。简言之，其寒邪所犯，气血必滞，此其实也。其阴血素虚，而复寒伤其阳，故气血俱亏，而有所偏。如此虚实夹杂，而以邪实为主，故汪苓友谓之寒中厥阴血分，殆有所指也（若欲详明本证之病性病位，可参阅拙文《当归四逆汤证病机病位研究述评》，文载《中医药学报》1994（1）：14-16）。

当归四逆汤，神验之方，其效用以温经散寒为主，活血和血次之，而补血益阴之力犹不足道。故而其用，以诸般寒凝疼痛肿胀为主。欲其养血者，可加熟地、首乌；欲求益气者，可佐人参黄芪；欲壮其阳，加配仙灵脾、肉桂。视其兼夹，随证化裁。其要在于厥阴肝寒，血分瘀滞。

名案选录：闵某，男性，32岁，农民。三个月来头顶每日阵发性掣痛，昼夜不休，无呕吐，自觉时冷时热，胸闷不舒。某医误诊为结核性脑膜炎，选用抗生素、索米痛片等药而头痛不减。形瘦食减，面容苍白，常终夜失眠，恶闻声响，惧怕亮光，故喜塞牖闭户，垂帐孤眠，稍闻吵闹，则痛势更剧。四肢厥冷，脉细如丝，舌质淡白不泽。拟方：当归9克，桂枝4.5克，生白芍6克，北细辛2.4克，炙甘草4.5克，木通2.4克，熟枣仁12克，大红枣20枚。连服10剂，头痛逐日减轻，复诊时述大便干燥，常间日而行。原方加细生地、火麻仁各9克，再服3剂，头痛告愈。大便、食欲亦转正常，惟形瘦未复，且时有失眠，稍劳则心悸乏

读伤寒

力，乃以六味地黄加当归以善其后。（朱春庐医案）

原文 若其人内有久寒者，宜当歸四逆加吳茱萸生薑湯。（352）
當歸四逆加吳茱萸生薑湯方
當歸三兩　芍藥三兩　甘草二兩，炙　通草二兩　桂枝三兩，
去皮　細辛三兩　生薑半斤，切　吳茱萸二升　大棗二十五
枚，擘
上九味，以水六升，清酒六升和，煮取五升，去滓，溫分五
服。一方，水酒各四升。

解读 本条再论血虚寒凝证治。

　　文曰其人内有久寒者，言其病情与前同中有异。所谓内者，
与外相对，反衬前条所论之寒凝，多在肌肉骨节经络躯壳之属，
故谓之厥阴经证。而此曰内者，言其内之脏腑，是所谓厥阴脏证
之范畴，与前之冷结膀胱关元同类。更言其久者，谓其时日之长，
必是素有内寒，而复外寒中于其经，如此内外皆寒，阳气必虚馁
而不振，是以脉细肢厥、少腹冷痛、晕眩吐利、面青囊缩，虚寒
凝滞诸象，自在不言之中。治之以当归四逆汤温经散寒，更加吴
茱萸生姜，佐以清酒同煮，以暖肝温中，化其痼结之阴寒。此经
脏同治、表里兼顾之例，足资效法。

　　名案选录：贾某，女，21岁。发烧三月余，伴有痛经。经
某医院检查原因不明，用多种抗生素不效，其后又服芳香化湿、
清热利湿、清热解毒、养阴清热等方药，发热依然不退，体温
37.8~38.5℃。询之病起月经来潮未净，游泳而感冒发烧，此后体
温一直不正常。月经再潮时少腹凉，疼痛，量少而不畅，四肢不
温，关节酸痛，脉沉细伏，舌质正苔白。证属血虚寒闭，寒闭阳
郁则发热，寒凝胞宫则月经不畅，寒滞经络则关节酸痛。治宜温
通血脉，调和营卫。方用当归四逆汤加减：当归9克，桂枝9克，

白芍 9 克，细辛 3 克，通草 3 克，大枣 12 枚，吴茱萸 4.5 克，鸡血藤 12 克，炙甘草 4.5 克，红糖为引。连服 14 剂，体温逐渐恢复正常，经量增多，经行已畅，诸证悉除而愈。(《继承心悟：蒲辅周学术医疗经验》)

原文 大汗出，热不去，内拘急，四肢疼，又下利厥逆而恶寒者，四逆汤主之。(353)

解读 本条讨论厥阴内外俱虚兼表证治。

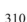

读伤寒

此条之义，有以虚阳外浮真寒假热作解者；有以表里同病阳虚寒盛作解者。细品其味，当以后者更近情理。

设若证属真寒假热，其腹内拘急、四肢疼痛、下利厥逆而恶寒者，真阳虚衰，不能温煦，以致经脏皆寒，天地霜凝。而其发热者，乃虚阳不能内守而被迫外越，浮而未脱，故身热而不盛，微热而无汗。与阳热证之身热，其伴见之症状，绝不相同。然须置疑者，此言大汗淋漓，见于身热之后，显是脱阳之凶兆，必热随汗散，冷油如珠，而神气遂亡，证情如此急重险恶，急投通脉四逆、白通猪胆，救之尚恐不及，安得举重若轻，语气舒缓，而曰四逆汤主之？

今言虽大汗出而热仍不去，显然其热并非虚阳外浮，且与恶寒肢体疼痛并见，如此则为外感风寒，卫表不固，类属桂枝加附子汤之证情，此其病涉卫表之外也，似合情理。而其下利腹内拘急、肢厥恶寒，则是病涉厥阴脏寒，与当归四逆加吴茱萸生姜汤证，病情颇为类同。如此表里同病，厥阴虚寒，治之不可解表，而独温其里，可望内外皆安，故循原文第 92 条之例，以四逆汤温阳散寒。

方有执曰大汗出乃阳虚而表不固，热不去是言邪不除，内拘急四肢疼因亡津液而骨属不利，下利厥逆而恶寒责之亡阳而阴寒内甚。其言精当，其论有据，可资参考。

原文 大汗，若大下利而厥冷者，四逆湯主之。（354）

解读 本条讨论厥阴内外俱虚证治。

文曰大汗出，若阳盛者，热迫津泄，身热恶热口渴烦躁；若阳虚者，浮阳外脱，冷汗如油下利肢厥，其候至危至险至急。然阳虚复有内外之别，若夫卫表之阳虚衰，肌腠不密，玄府常疏，亦汗出绵绵无休止矣，而此之汗出，暂无阳脱之急危险候。

今言大汗大下利而厥冷，其治仍以四逆汤常规处置，语气并无急迫之意，如此则可推论，其里之虚阳，尚无外越之兆。而卫阳之虚，乃是其汗出之因。治以四逆汤，温里而固表。

较之前条，内外俱虚是其同，而表邪有无是其异。此凭发热肢疼之有无，而断表邪之有无，然其治法方药相同，独求其本之虚是也。

原文 病人手足厥冷，脉乍緊者，邪結在胸中，心下滿而煩，飢不能食者，病在胸中，當須吐之，宜瓜蒂散。（355）

解读 本条讨论痰食致厥证治。

凡阴阳气不相顺接便为厥，今痰食积滞于上焦心胸之位，胸中阳气不得外达，故而手足厥冷而脉紧，因其郁滞程度不同，阳气或有暂通复郁之机，故而脉来时紧，而手足亦有时温复厥之象。胸阳被遏，浊气不降，故心下痞满而烦。邪在胸中，中焦运化尚可而受纳被阻，故饥而不能食。尚可参阅原文第166条及324条，而互为佐证，以全其邪结胸中之外象。因其邪实高位，病势向上，治之宜顺势而越之，以瓜蒂散涌吐之，痰食涌出，阳气自畅，其病立瘳。

原文 傷寒厥而心下悸，宜先治水，當服茯苓甘草湯，卻治其厥。不爾，水漬入胃，必作利也。（356）

解读 本条讨论水厥证治。

湿者，在天地为湿气，在人体为津液。太盛则过而为淫，是为湿邪，而以痰饮水湿显其形。痰饮水湿，异名而同类也，仅以清浊而别，并无本质之不同。痰饮为浊，痰为浊中之浊，饮为浊中之清。水湿为清，水为清中之浊，湿为清中之清。因其清浊不同，而为病略有所异，大凡痰饮多胶滞瘤结，水湿多走窜流动。然与风热寒暑燥诸邪相对，湿邪为患，仍以浊邪害清为其特点。

前论痰食阻滞而厥，今论水饮中阻而厥。前者病在上焦，后者病在中焦。前者痰食胶滞，后者饮停易动。文曰厥而心下悸，其悸者，非心悸不安，而为心下胃脘跳动不宁之象，与脐下悸同类，此为水饮停聚心下胃脘，振荡不宁而致，其重者，如囊裹水，振荡有声。因其停聚，气机升降失常，阳气不达四末，故而手足厥冷。条文以先治水后治厥，明示其厥与水之因果关系，是病机表述之言。水漬入胃必作利者，此之胃者，胃肠之赅也。言水饮走窜流动，随其所犯之地，而有不同征象也。后治厥者，水去而厥自回，悸自止，不必治也。然亦有水停日久伤阳者，水虽去而阳未复，则当续以温阳之剂。

此之心下悸，是水饮内停之特征。《金匮要略》言水停心下甚者则悸微则短气，原文第127条言饮水多者心下必悸，皆是其例。前云心下悸而非心悸，然其甚者，或可兼而有之，盖心胃相邻，饮动于中，未尝不可及于心矣。故勿以辞害意，以致临证自缚。

茯苓甘草汤，与苓桂术甘汤同类，以化饮为其治，而重用生姜者，以其辛散宣通，化饮之效较之白术犹胜一筹。

读伤寒

傷寒六七日，大下後，寸脉沉而遲，手足厥逆，下部脉不至，喉咽不利，唾膿血，泄利不止者，為難治，麻黃升麻湯主之。（357）

麻黃升麻湯方

麻黃二兩半，去節　升麻一兩一分　當歸一兩一分　知母十八銖　黃芩十八銖　萎蕤十八銖（一作菖蒲）　芍藥六銖　天門冬六銖，去心　桂枝六銖，去皮　茯苓六銖　甘草六銖，炙　石膏六銖，碎，綿裹　白术六銖　乾薑六銖

上十四味，以水一斗，先煮麻黃一兩沸，去上沫，內諸藥，煮取三升，去滓，分溫三服。相去如炊三斗米頃令盡，汗出愈。

解读 本条讨论肺热脾寒证治。

伤寒六七日之时，邪气或已内传，此际或清或下或温，宜酌情而施。今大下之后，病情骤变，显然尚未结实，误下而徒伤正气，致邪气内陷，阳气郁滞，故寸脉沉迟。此之寸脉，与尺脉相对，候上焦心肺。另有一说，谓之寸口脉，即中部天候之脉，与下部脉相对，其言可备一格。

上焦肺金阳郁热伏，其脉沉迟，喉咽不利唾脓血。中焦脾土虚寒，更兼邪陷阳郁，故下部脉极沉以至深伏不显，是谓不至。升降失常，脾气下陷，清阳不升，故而泄利不止。因其阳郁不达，故而手足厥冷。诚如尤在泾所言，本证阴阳上下并受其病，而虚实冷热亦复混淆不清矣。是以欲治其阴，必伤其阳；欲补其虚，必碍其实，故曰此为难治。

虽曰难治，然其病机关键，在于邪陷阳郁，上热下寒，故用清上温下发越郁阳之法，庶几可获其效。

麻黄升麻汤，论中复方之极矣。药计十四味，黄芩白虎之苦辛凉，苓桂术甘姜之辛甘温，当归芍药以和血，天冬葳蕤以养阴，

如是则上焦肺热可清化，中焦虚寒得温散。更复重用麻黄升麻，升阳举陷，发越郁阳。全方繁复而不乱，而与证情丝丝入扣。若能辨证确切，用之可收奇效。

原文 **傷寒四五日，腹中痛，若轉氣下趣少腹者，此欲自利也。**（358）

解读 本条讨论自利先兆。

下利者，无论阴阳盛衰，寒热虚实，莫不咎之小肠泌别失职，大肠传化太过。是以自利之先，必有腹中疼痛，或水走肠间沥沥有声，或气转趋下而鼓动起伏，继之则利。

大要阳热之利，热迫湿注，其利多急迫而不畅，黏滞臭秽，并伴心烦口渴舌红脉数之象。阴寒之利，其利或急或缓，水谷难化，并兼恶寒肢冷口淡舌白脉迟之象。是以见腹痛转气下趋之际，尚需辨识其阴阳寒热虚实，其后乃可论其治法方药。

读伤寒

原文 **傷寒本自寒下，醫復吐下之，寒格更逆吐下，若食入口即吐，乾薑黃芩黃連人參湯主之。**（359）
乾薑黃芩黃連人參湯方
乾薑　黃芩　黃連　人參各三兩
上四味，以水六升，煮取二升，去滓，分溫再服。

解读 本条讨论寒热格拒证治。

文曰伤寒本自寒下，言其素体中寒下利，而复感外邪，是为内外相合，表里同病。医者不辨虚实，误治以吐下，致中气更伤，而邪热内陷，乃成上热下寒互为格拒之局。寒热互格，升降失常，食入则吐，自利益甚。因其上热，心烦口渴，而吐物臭秽难闻。因其中寒，腹痛喜温，而利下水谷不化。

此寒热互格之局，与原文第173条黄连汤所主之证类同，而有上下寒热轻重之异。故而重用芩连苦寒以清上热，热除则吐自止，干姜辛温以祛下寒，寒除则下利止。佐人参益气而和中，交通上下。虽寒温并用，然苦寒倍于辛温，故以清泄上热为主。此泻心法之活用，辛开苦降，清上温下，调和脾胃，交通阴阳。

原文 **下利，有微热而渴，脉弱者，今自愈。**（360）
解读 本条讨论寒利欲愈之候。

下利属寒者，必无热恶寒、口和不渴、肢冷脉迟。今热而微，渴亦不甚者，乃阳复阴退有度之佳兆。脉迟紧而转弱者，阴寒邪气渐衰，阳气渐回而未充之候。如此脉症之动态演化，正是正胜邪退之具象，故曰可自愈。设若恶寒转大热而渴甚，脉迟紧而转数疾，则属阳复而太过，必是由虚转实，不得言其自愈矣。

然厥阴虚寒下利复发热者，又有原文第344条阴盛阳脱之危候。本条为阳复佳兆，故除微热而渴脉弱之外，必见下利渐止，四肢渐温，精神渐旺等，如此乃可预言其自愈。

原文 **下利，脉數，有微热汗出，今自愈，設復緊，為未解。**（361）
解读 本条讨论寒利欲愈脉症。

本条之辨，首重脉象之阴阳。脉数为阳，脉紧为阴。言下利而得脉数，且伴微热汗出，是阳复而阴退矣。阴病得阳脉者生，故曰欲愈者，意其下利之性，自属阴证是也。脉复紧者，喻示其脉数之先，乃下利并见脉紧之局也。而与之相应者，恶寒无汗自在不言之中。

设若脉数而无微热汗出，是虚阳勉复而难于宣通畅达，振而复馁，而脉形再转紧迟，阴邪复胜是也，故曰未愈。

此之微热脉数，与前条之微热脉弱，义同一理，微续而生，暴出而死。故今之脉数，微数是也，乃较之平脉或前之迟紧而言，不必定是一息六至之谓也。其汗出者，汗出微然，如息似雾，乃阳气渐行畅通之兆。如此则与虚阳外脱之身热而躁、冷汗淋漓者（原文第346条），绝不相同。

原文 下利手足厥冷，無脉者，灸之不溫，若脉不還，反微喘者，死。少陰負趺陽者，為順也。（362）

解读 本条讨论凭脉推断虚寒危证预后。

本条言下利肢厥而无脉，与原文第315条所述，差相仿佛，皆为阳气衰微欲绝，阴寒充斥内外，证情凶险难料。此际急宜回阳救逆，而仓促之间，恐汤药缓不济急，故施以灸法，穴选关元、气海等，以固其阳气。若灸后肢温脉还，说明邪去正复，其愈可期。若灸后厥不回脉不复，反见短气微喘者，此肾气下竭而肺气上脱之危候，义同原文第299条之息高者，故曰死。

读伤寒

此之无脉，乃候之寸口所得。而临证之时，尚可诊察下部之脉，以助预后之推断。诊察少阴之太溪穴，以候肾气。诊察趺阳之冲阳穴，以候胃气。今言少阴负趺阳，其候为顺，意指趺阳脉盛于少阴脉，肾气已微而胃气尚存，其病仍有一线生机，故曰顺。于此可知，垂危之际，脏腑衰败，百脉废弛，而一缕胃气尚存，庶几可保汤药之施行，而以续欲绝之生机。

原文 下利，寸脉反浮數，尺中自濇者，必清膿血。（363）

解读 本条以脉论厥阴下利预后。

今言下利而寸脉反浮数，是不当浮不当数，则其常脉自是沉而迟者。下利而见脉来沉迟，其证自属虚寒无疑。此与后文第366

条，语意相近。

　　虚寒下利，其利必清稀无臭，甚或完谷不化，腹痛绵绵，喜温喜按。寸脉反浮数，是阴证而见阳脉，阳气来复，是谓主生。然阳复有度，乃得谓之佳象，而利必自止。今寸脉浮数而见尺脉自涩者，显然阳回太过而复伤下焦阴络，气血郁滞，热邪蒸腐而为脓血杂下，病转热痢。此类变证，与前原文第334条所述，亦自相类，治之可选黄芩汤或白头翁之属。

原文　**下利清穀，不可攻表，汗出必脹滿。（364）**
解读　本条论虚寒下利不可攻表。

　　下利之证，既有寒热之异，复有兼表之别。其兼表者，或从表治，或从里治，或表里同治，要在分清主次，明辨标本。如原文第32条葛根汤之重在表者，原文第34条葛根芩连汤、桂枝人参汤之重在里者，其例比比皆是，不胜枚举。

　　今言下利清谷，其证显然虚寒。不兼表证，自无攻表之议。即或兼表，亦当例从原文第91条及原文第372条，先里后表，先与四逆辈，后与桂枝汤。此里虚兼表治法之常规，其变者，一者原文第163条桂枝人参汤重里而兼予顾表者，一者原文第276条桂枝汤发表而兼和里之治，关键在于里虚程度尚非危重，乃得有其变矣。

　　里虚误汗，其变多端，今言汗出必胀满，义与原文第66条同，示其发汗伤阳而气滞之变，临证不得拘泥。

原文　**下利，脉沉弦者，下重也；脉大者，為未止；脉微弱數者，為欲自止，雖發熱，不死。（365）**
解读　本条辨脉以论热利的不同转归。

本条之利，从全句语意分析，当属热利。与前之虚寒下利，比对而列。

下利而后重，气滞显然，其脉沉弦，自是必然，观原文第318条或然证之治，可明其理。气滞者，阳郁也，难属虚寒范畴，此其一也。其二，与之并列者，后文言脉大为未止，大者邪盛，有寒热之异。然寒邪甚者脉多紧弦，热邪盛者脉多洪大。文末则明言下利脉微弱数为欲自止，与前之脉大相对，反映邪气之微甚，而预后有欲止未止之别。更以（脉微弱数情况下）虽发热不死，作为点睛之笔，明示其下利属热之性质。

本条文笔前后相贯，语气层层相续，辨别下利病性属热，以脉之异而喻邪微欲愈、邪甚未止之转归。

汪苓友谓此辨热利之脉也，脉沉弦者，为里急后重，如滞下之证也。脉大者，邪热甚也，故为利未止也。脉微弱数者，阳邪之热已退，真阴之气将复，故为利自止也。下利忌发热，此脉微弱而带数，所存邪气有限，故虽发热不至死耳。其言简洁，其理可从。

原文 下利，脉沉而迟，其人面少赤，身有微热，下利清谷者，必郁冒汗出而解，病人必微厥。所以然者，其面戴阳，下虚故也。（366）

解读 本条辨戴阳轻证。

下利清谷，脉沉而迟，并见四肢厥冷，显然阴邪内盛，性属虚寒。脉非微细，仅曰沉迟，意寓阴邪虽盛，而阳气尚未虚极，故虽被阴邪格拒，势成戴阳，然面赤曰少，身热曰微，肢厥亦微，固是阳虚于下，而仍有勉强抗争之力。此时若得药力或天阳之助，未尝不可逞哀兵之举，而争病愈之机。故文曰必郁冒汗出而解，必者，可能也，非必然之义。郁冒者，头目晕眩如蒙，阴阳相争胜负未分也。汗出者，正胜邪却是也。故此之先冒后汗，机理与战汗相类。若冒而不汗出，诸症反重者，则为邪胜正衰，预后堪虑。

此条戴阳，与白通汤所主者，证情轻重显然有别，临床必宜细辨，不可坐失救治之机。

此条郁冒，与原文第 46 条之发烦目瞑，义理相近，而虚实迥异。

原文 **下利，脉數而渴者，今自愈。設不差，必清膿血，以有熱故也。（367）**

解读 本条论虚寒下利阳复自愈与太过两种转归。

此条承前之寒利戴阳郁冒自解，而论其阳复自愈或太过之机转。若参酌原文第 360、361、363 条，相互比照，其中深意，自可领悟。

原文第 360 条下利而微热微渴脉弱自愈，阳复有度。原文第 361 条下利微热微汗脉数者，与原文第 360 条相较，阳复程度略有过之。原文第 363 条则以寸脉反浮数，尺脉自涩之语，示其阳复太过，故必清脓血。

本条则颇似原文第 361 条和原文第 363 条文意之杂糅。既曰下利脉数而渴者自愈，显然所论乃是阳复之象。阳复有度者，阴阳复衡，气血调和，病自转愈。设若病情未如前述者，即是不瘥。不瘥者，或如原文第 361 条之脉复紧，阳复不及，阴寒复盛，仍作寒利；或如原文第 363 条之尺脉沉涩，阳复太过，阴证转阳，伤及血分，而有下利脓血之变。句末"以有热故也"，实为点睛之语，乃得与少阴寒利脓血之桃花汤证相区别。

原文 **下利後脉絕，手足厥冷，晬時脉還，手足溫者生，脉不還者**

死。（368）

解读 本条论利后脉绝肢冷之预后。

———————

大凡三阴之病，有渐进者，有骤起者。渐进者，传经之属是也。骤起者，直中之类是也。其传经而来者，正气渐行虚损，病势虽缓，然根本已朽。故其下利以至脉绝者，非急温固阳以护阴者，不足以救其亡，如原文第315条之厥逆无脉者，故必无候之晬时而脉复者。

而本条所论之利后脉绝，显然缘于暴寒直中，起病急骤，泻下剧烈，阴津骤然狂泄，阳气瞬时暴脱，以致阴阳不相顺接，脉气难于相续，故而手足厥冷，脉伏不见。揆度其理，与原文第317条利止脉不出及原文第385条利止亡血略同。此暴病致脱，是枝叶凋零枯萎之际，根本虽已斫伤，然未至腐朽之境，是以利止周时之后，阳气尚有来复之机，如是可望肢温脉还，脱却险地。反之肢厥不回，脉伏不出，便是死候。

要知此证病势急骤，虽临深渊，尚未坠崖，急予援手，必可转危为安。不宜彷徨，坐待周时自复，而失救援之良机。而白通诸证，已是崖外急坠之局，虽援之以手，尚未敢望其必返。是以传经之证渐进而急脱，直中之证暴发而骤脱。起因不同，病势各异，预后自有其别。

———————

原文 **傷寒下利，日十餘行，脈反實者死。**（369）

解读 本条论证虚脉实之预后。

———————

下利有虚实寒热之别，无论寒热，下利日十余次，正气必因利下而虚。其热者，必阴津耗伤明显。其寒者，必阳气虚损至极。如此正虚之局，其脉当微弱细缓，脉证相符，其证虽虚，尚不至于危重难救。

今下利频仍无度，正虚之际，反见脉实。在阳热下利之证，自是邪热亢盛之象。虽利未杀邪势，阴液已然耗竭，而邪热鸱张依然，其险可知。若虚寒下利之证，其脉本自沉弱，渐转有力者，自是阳复之兆。其脉虽有力，必有和缓之意，则病利当减。若其脉本自沉紧，虽利而不减，反搏指劲然，绝无从容和缓之象，显是胃气衰败，而阴寒之邪愈盛，则其预后，自是凶险。

原文　**下利清谷，裏寒外熱，汗出而厥者，通脈四逆湯主之。**（370）

解读　本条讨论阴盛格阳下利证治。

本条所辨之主旨，以下利发端，仍是承前而辨其虚实寒热之性、吉凶良恶之兆。

今以里寒外热为眼目，而主以通脉四逆汤，当参照原文第 317 条所论。下利清谷四肢厥冷为其同，里之阴寒是也。而彼之身不恶寒面色赤者，曰其虚阳被格于外，故云外热。而本条亦当见此，方可言之外热。唯本条之汗出，见之阳虚证情，或曰表阳不固（原文第 20、354 条），或谓残阳欲脱（原文第 300、346 条），病情顺逆大不相同。揆其语意，此条似乎当属后者，残阳欲脱是也。如此则证情之险恶，犹胜原文第 317 条所述之证，必当急予回阳救逆，敛汗固脱。方选通脉四逆汤，自不待言。临证之际，似可酌加萸肉、五味、肉桂、牡蛎等品，潜阳敛汗固脱。

若夫汗出身热太阳风寒所致，当此下利清谷肢厥不温之际，仍当以救里为首务。然此等情形，原文第 353 条已有论述，例以四逆汤主之。今者主以通脉四逆，证云里寒外热，语气略有所异，故疑以脱阳为是。

原文　**熱利下重者，白頭翁湯主之。**（371）
　　　　白頭翁湯方

白頭翁二兩　黃蘗三兩　黃連三兩　秦皮三兩

上四味，以水七升，煮取二升，去滓，溫服一升，不愈，更
服一升。

解读 本条论厥阴热利证治。

病入厥阴，阴尽阳生之地，每有寒热之化。其寒化者，极寒
之证，阳虚故与少阴同，以阳气根于少阴心肾是也；而多风木之
性，其症或骤发或阵作，而多囊缩脉弦等寒滞厥阴定位之征，此
少阴虚寒所不具者。其热化者，常为阳复太过，实证居多，而每
与血分相关，此也与少阳阳明少阴有所异者。

今言下利属热，并兼下重，是利而不畅，乃热性疾速而湿性
黏滞，互为掣肘所致，四逆散泄利下重者加薤白，通阳行气，理
与此同。

病性属热之利，前有病涉阳明之葛根芩连汤证、病关少阳之
黄芩汤证，此则主以白头翁汤。后世多谓本证应属痢疾范畴，殆
缘于以方测证乎？《神农本草经》云白头翁逐血止痛，疗金创，
主治温疟寒热、癥瘕积聚。黄连主治热气、肠澼腹痛下利。秦皮
除热，主治目中青翳白膜。黄柏主五脏肠胃中结热，黄疸，肠痔，
泻痢，女子漏下赤白，阴伤蚀疮。四药所主，俱与肝胆胃肠之邪
热相关，且多泻痢肠澼之症。故此证记于厥阴，而利下后重，称
之厥阴热利，合乎其理。又厥阴肝为藏血之脏，邪热郁滞，下迫
于肠，易损血络而见便血之症，此于前文阳复太过者屡有所述，
足见邪入厥阴，易伤血分。故此，后贤多以热痢目之，殆非臆度
也。

痢者，腹痛、下利赤白、里急后重，三症俱见，乃得证之。
然亦有寒热虚实之异，而征象各有侧重，不可偏执。本条证属湿
热，故而发热口渴、舌红苔黄厚腻、脉弦而数，自在不言之中。
治之以白头翁汤，清热燥湿，凉血解毒，坚阴止利。其证其治，

与少阴寒痢之桃花汤证，虚实对应，寒热异趣，充分体现阴阳对立互根之意蕴。

原文 下利腹脹滿，身體疼痛者，先溫其裏，乃攻其表，溫裏宜四逆湯，攻表宜桂枝湯。（372）

解读 本条论虚寒下利兼表先后治法。

大凡表里同病者，其治例循先表后里、先里后表、表里同治三原则。大要先后之序，一据里之虚实，里虚者先里，里实者先表。一据证情之轻重缓急，急重者宜先，轻缓者宜后。若夫虚实缓急难以取舍，则宜表里同治。

夫下利有寒热之分，腹满有虚实之别。今下利腹胀满而兼身痛者，必有里复有表是也。如此局面，必当先审其里证之虚实，再察其表里之轻重缓急。条文未明言其虚实轻重之征象，直接明确治法方药，先温里后攻表，四逆汤后继以桂枝汤。由此可知，本证之里自是虚寒，其表则为风寒所犯。此表里俱寒而里虚，故宜温之，然当先实其里。四逆汤辛热之剂，温阳和里之时，尚可望其兼予透散外寒，如此则不解表而表自解。若里和表未解者，继以桂枝汤，即可缓汗而解之。若反其道而行之，则有更虚其阳、引邪深入之忧。

本条宜与原文第91、92条对勘互参。

原文 下利欲飲水者，以有熱故也，白頭翁湯主之。（373）

解读 本条补述厥阴热利证治。

本条承接原文第371条而来，补充热利之辨证要点。

前条言其下利属热，当里急后重。今云下利欲饮水者，乃邪热所伤是也。前者先定性后言症，后者先言症后定性，然其着眼点，皆以邪热为其病机关键。

若夫仅言下利而渴饮，则前论葛根芩连汤证、黄芩汤证，莫不如此。唯其病位有异，而证情故有不同。因其病机关键俱属邪热损肠之患，故而临证之际，其方每多参酌互用，甚或复方同施。而另有少阴之自利而渴者，病机截然不同，必须细辨明审，方不致误。

 原文 **下利譫語者，有燥屎也，宜小承氣湯。**（374）
 **解读** 本条论热结旁流证治。

夫实则谵语虚则郑声，此言谵语多见于实证。而徐灵胎亦云谵语由便硬，便硬由胃燥。其言表明，谵语之症每与胃肠腑实相关。

下利一症，自有虚实之辨。其虚寒者，每多肢厥脉微，下利清谷。其实热者，每见下利臭秽，口渴心烦等。

今下利而与谵语相兼而见，且以燥屎为其成因之断语，主之以小承气汤。由此可见，此之下利，必有腹满硬痛，甚或潮热之征。其利虽频，而腹痛不因之而解。下利虽频而量少，且纯为青黑粪水，腹痛不因利而稍减。胸腹灼热，口秽苔焦。此燥结于中，邪热逼迫，津液旁泄所致，谓之热结旁流。燥结不因泄而下，津液复为泄而竭，循环相因，竟成困局。然其关键，仍以燥屎为根本，故与小承气汤，下其燥结，通因通用，而下利谵语自止。

 原文 **下利後更煩，按之心下濡者，為虛煩也，宜梔子豉湯。**（375）
 **解读** 本条辨热利后余热留扰胸膈的证治。

下利止后，心烦更甚，其意自是下利之际，亦见心烦，可见此前之利，当属热利。今利止后更烦，余热虽已不涉胃肠，而反郁聚胸膈，扰其心神，故烦甚于前。

然邪热有弥漫无形者，有藉实结聚者。有形者心下腹部满胀疼痛拒按，无形者虽痞满而按之濡软。今言按之心下濡，故曰虚。此之虚者，无形之义是也。与原文第207条有形燥结所致之烦，构成虚实对比。因其余热留扰胸膈，故以栀子豉汤主之。

此条与原文第374条前后相接，似有前后虚实对照之意。承上条假设其利因下而止，谵语虽止而复烦者，因其燥屎已去，唯余邪留扰，故与栀子豉汤清热除烦。如此理解，则"更烦"当作"复烦"解。此与阳明病篇原文第228条下后之治，似属同例。

 呕家有痈脓者，不可治呕，脓尽自愈。（376）
 本条论痈脓致呕的处理原则。

痈者，有内外之辨。内痈为患，所见者肺痈肠痈为多，而未尝不可见胆胃之痈者。又痈者，壅也，气血郁滞不行之谓。无论寒热痰食，致气血郁滞不行者，日久必腐化为脓。而脓毒腐血，必当排出为顺，否则内聚而为害殃，逆乱气机，扰乱神明，而变证百出。

要知内痈之毒血，所出之道，不外咳呕泄利而已。今曰呕家有痈脓，言胃内之痈致呕是也。唯其曰呕家，可知其呕时日之久，而其内痈之病程，不言可知。夫痈者，其初多为阳热实证，日久气血腐败，证情常转虚属阴。当此之际，是脓血不得不呕而出，而呕无休止之时，正气必因之更衰。故曰不止呕，非言其不必治之。如此补益气血，托毒排脓，似乎不言自明。

更有呕吐因饮因虚者，其时即久，亦名呕家。复见新痈内结，此时之呕逆，既是邪出之通道，复为正伤之缘由，仍不得徒止其呕，而宜扶正祛邪。

本条重点，意在审证求因，审因论治，治病求本。即以呕吐为例，痰饮致呕者，化饮为要；痈脓致呕者，排脓为先；宿食致吐者，通腑为治。总在审求其机而伏其所主，而非见呕止呕、见利止利之治。

原文 **嘔而脉弱，小便復利，身有微熱，見厥者難治，四逆湯主之。**（377）

解读 本条论阳虚阴盛呕逆证治。

此继前条论呕逆之因于虚寒者。今呕逆而见肢厥脉弱，阳虚阴盛之象显然。小便复利者，而复小便清长通利，此下焦虚有寒不能制水之故。如此虚寒之证，若见身渐微热，脉转微数，口微渴者，此阳复之象，必当呕渐止，肢渐温。今微热而肢仍厥，脉仍弱，呕不止，显然虚阳因呕逆而浮越，治当散寒止呕降逆敛阳，以四逆汤之类，乃属正治。

原文第353、354条以厥利论，此以呕逆论，皆是辨证之例，不拘征象之异，而治同一理。

原文 **乾嘔，吐涎沫，頭痛者，吳茱萸湯主之。**（378）

解读 本条论肝胃寒逆证治。

此承前进一步论述呕逆之辨证。

前有痈脓致呕者，有虚寒致呕者，而此条之呕，与原文第377条同中有异。其同者，证属虚寒。其异者，彼以少阴阳虚为主，此则以肝胃寒逆为重。病位有别，轻重不同，其治自然有异。

就条文而言，干呕者，胃气逆也，胃降则和，胃逆则反。然呕者有声无物，多属被迫之行。吐者有物无声，常属主动之为。干呕之后，曰吐涎沫者，似属自主而为，意其口中涎沫淫溢，不得不吐之也。此与后文原文第396条之喜唾，义理无二，当是脾胃虚寒、津液不摄所致。

读伤寒

由此可见，本证脾胃虚寒机理，不容置疑，治以吴茱萸汤而非理中汤者，一者以胃反呕逆为主而非脾陷下利，一者尚兼肝寒冲逆，此亦结合以方测证之法，推理而知。若夫平脉辨证，文中所言依据不足，面青脉弦肢厥囊缩之类，未及一症。而其头痛一症，六经皆有，不足为其定位之症。后世以巅顶为辨者，未免拘泥。盖巅顶之位，非厥阴独过，更有督脉太阳诸经，经行其地是矣。

故此本证厥阴之辨，当得临床有所见，方可断之。而吴茱萸汤所主，或肝寒，或胃寒，或二者俱见，皆属其类，不必限于肝胃合病也。然其窍要，与理中四逆相较，寒甚虚少，呕重利轻，是其辨矣。

 嘔而發熱者，小柴胡湯主之。（379）
 本条论少阳呕逆证治。

前论呕逆有属少阴者，有属厥阴者，有属阳明者，此则论其属少阳者之证与治。

盖寒应温，热宜清，虚宜补，实当攻，此呕逆寒热虚实病性之治。而因其病位不同，其治尚有所别。少阴宜温补，阳明宜清下，少阳唯宜和解，厥阴寒宜温降热宜清和，诸般不同，此亦治呕之必当明辨者。

此以呕而发热，主以小柴胡汤者，言其呕属少阳，而脉弦口苦胁胀抑郁，必有或见，如此乃可谓之少阳。否则呕而发热口渴心烦汗出脉大者，则属阳明而非少阳。

又小柴胡汤所主热型，以原文第96条寒热往来为典型，但非必然。原文第99条之身热恶风，原文第104、229条之潮热，原文第379、394条之发热，皆非典型。是柴胡汤虽为少阳病主方，而非为少阳病独设，其用颇为广泛。大凡里热气郁，口渴不显，汗出不畅者，多可酌情选用。

原文　**傷寒大吐大下之，極虛，復極汗者，其人外氣怫鬱，復與之水，以發其汗，因得噦。所以然者，胃中寒冷故也。**（380）
解读　本条论虚哕。

　　伤寒外感，其邪或在表或在里，或偏上或偏下，治之各有其道，大要因势利导，导邪外出。今未审因由，不辨表里，贸然以吐下之法，伤其胃肠之气，谓之极虚。然吐下之后，外邪并未得解，其人外气怫郁，意即发热汗闭而身体困重疼痛。更以水法（如原文第141条所言以水潠之，若灌之）冀其汗出邪解，胃气更形伤损，不降反逆，以致哕。哕者，呃逆也。此因胃虚不降，可仿柯韵伯旋复代赭石汤变法，益胃降逆。若寒者，后世丁萸理中汤之类，似可参酌而用。

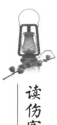
读伤寒

原文　**傷寒噦而腹滿，視其前後，知何部不利，利之即愈。**（381）
解读　本条论实哕。

　　前论表里不分，虚实不辨，误治胃虚而哕；今论邪阻胃肠，土气不降而哕。虚实对举，以明其辨。

　　腹满者，胃肠气滞不通也。哕因腹满，缘于胃肠应降失降而气逆冲激作哕是也。

　　然腹满有虚实两端，今言视其前后利之则愈，其满属实自不待言。且其前之不利者，小肠泌别失职而小便不利是也。后之不通者，大肠传化失常而大便不通是也。前闭者渗利，后闭者泄下，五苓承气，各有所宜。

厥阴病篇小结

厥阴病篇始于原文第326条，终于原文第381条，共计56条。

厥阴为两阴交尽一阳始生，阴阳转换之枢，肝木风气之位，上奉心火，下根肾水，中疏脾土。无论外感内伤，一旦病涉厥阴，多挟风胜之特质，虚实更替，变幻多端。或偏上则热，或趋下则寒，或横逆则以脾胃受损寒热夹杂为其常。其在外感病程中，属于终末阶段，预后或凶或吉，每据正邪进退、阴阳胜复之情而论。

全篇仅以原文第326~329条冠以厥阴之名，其后条文皆无厥阴之名，故而厥阴病实质之争，因之而生。

原文第326条论其典型寒热相兼病证，以为提纲，是突出厥阴阴阳更替虚实互转之风木特性，具有导向意义。原文第327条论厥阴中风、第328条论厥阴病欲解时、第329条论厥阴病欲愈候，皆是阳气渐复、里邪外出之兆。

厥阴本证，意其能体现厥阴生理病理变化之特性者。如此则寒热相兼（上热下寒）、厥热胜复、厥阴寒证、厥阴热证，似可明确其本证之属性。本篇内容，架构与前此诸篇颇有不同，基本是以类证辨析为纲，而将本证置于其中，与类证对比，以明辨证之理。

如原文第326条之肝胃郁热而兼脾寒，自属本证范畴。而原文第338条之蛔厥，以其蛔性喜酸、窜扰不宁、气机逆乱之特点，似也可属此类。而原文第357条之肺热脾寒、原文第359条之胃热脾寒，以其寒热相兼之特性，而得列此相资鉴别。

厥热胜复，最能反映阴阳更替、正邪进退之机理变化，其本质与少阳之寒热往来，并无差别。其厥者，意其阴盛为寒，常为肢厥下利。其热者，意其阳胜为热，每见发热脉数。厥利者，阴进阳退。发热脉数口渴者，阳复阴退。其关键在于阴阳之进退，须趋于平衡，而非太过不及。阴进阳退，其预后固为凶险。而阳复太过，亦每多伤阴动血之变，如喉痹便血等。故论中诸条，每以厥与热相对，而以日数多寡，辨其进退盛衰。一般可见四种情况：厥热相等者自愈；热多厥少，阳复阴退，为病退；厥多热少，阴盛阳衰，为病进；厥愈而发热不止，阳复太过，其病由阴转阳，为病进。其要者，须以动态视角，前后对比辨析，以明其变化，进而推论其内在进退之机理。

就厥证而言，阴阳气不相顺接是其机理，而导致不相顺接之因，诸般不同。故厥之所见，非独主厥阴。然厥阴枢机之位，风木之性，阴阳更替之职，使其在厥证发生过程中，具有一定特殊性。蛔厥证（原文第338条），血虚寒凝证（原文第351、352条）冷结关元证（原文第340条），其机理与厥阴关联密切，故多将之归属厥阴本证范畴。一者寒热错杂，一者厥阴寒凝。而实热厥者，不必尽属厥阴。其特点是先热后厥，热深厥深，热微厥微，治以清下疏解（原文第335条），忌用发汗。其轻者，气郁化热，如原文第339条，似属厥阴本证范畴，治以四逆散。其重者，热壅阳郁，如原文第350条，治以白虎剂，似与阳明相关。虚寒厥者，多因寒邪伤阳，或汗下太过等，以致阳气衰微，阴寒内盛，其证必与少阴相关，治宜回阳救逆（原文第353、354条），忌用寒凉攻伐（原文第330条）。他如痰厥（原文第355条）、水厥（原文第356条）等，其位基本与厥阴无关，而仅作类比辨析。

厥阴肝木，与脾胃关联密切，因而厥阴之病，常见呕利之象，所谓见肝之病知肝传脾是也。然呕利之症，毕竟咎属中土升降失常，其因亦有多端，自非厥阴所能独任者。前之寒热夹杂者，多有呕利，其因其位各不相同，是所当辨者。

下利者，脾不升清，大肠传化太过，是其基本环节。因肝脾不调，寒热夹杂，可致下利，乌梅丸所主之久利（原文第338条），未尝不可究之于此。热利下重，肝热下迫大肠，宜白头翁汤，清热凉肝解毒（原文第371、373条），此位在肠络，而源由肝热，故

读伤寒

当属厥阴本证之范畴。热结旁流者，治宜小承气汤通腑泻实（原文第374条），此阳明之证。利后余热留扰者，治以栀子豉汤清宣郁热。真寒假热者治宜通脉四逆汤破阴回阳，通达内外（原文第370条）；虚寒兼表下利者，治宜先温其里，后解其表（原文第372条）。

呕哕者，总因胃气上逆所致，而寒热虚实皆有之。因肝寒犯胃，浊阴上逆者，治以吴茱萸汤，暖肝温胃降逆（原文第378条）；阳虚致呕者，治以四逆汤破阴回阳（原文第377条）；胆胃气逆，呕而发热者，治宜小柴胡汤和解枢机（原文第379条）。哕逆有虚寒与实热两种，应从哕声特点及伴见症候加以分析。里实之哕，当视其前后，知何部不利，利之即愈（原文第380、381条）。

至于预后，因其三阴之末，多决于阳气之存续与否，阴竭阳亡或纯阴无阳均为不治之候。

辨霍乱病脉证并治

读伤寒

原文 問曰：病有霍亂者何？答曰：嘔吐而利，此名霍亂。（382）

解读 本条论霍乱定义。

所谓霍乱，霍者，忽然之义，意指发病急骤；又霍者，挥霍浪费之义。乱，逆也，气机逆乱，升降失常是也。

霍乱为病，以骤然吐利交作为其临床特征。病起俄顷，升降失常，吐利交作，挥霍撩乱，故名霍乱。

其病之由，《灵枢》谓其清气在阴，浊气在阳，清浊相干，乱于肠胃，乃生霍乱。而成无己谓之饮食不节，寒热不调，清浊相干，阴阳乖隔，遂成霍乱。以病情之轻重，而分吐利与霍乱。其轻者，只曰吐利；重者，挥霍撩乱，名曰霍乱。并以三焦释其征象特点，曰邪在上焦则吐而不利；邪在下焦，则利而不吐；邪在中焦，则既吐且利。

由上可知，霍乱主要由饮食不节（或不洁）、恣食生冷、寒热不调或感受时邪所致。脾胃损伤，升降失常，气机逆乱，清浊失位是其基本病机。浊阴不降反逆则呕吐，清气不升反陷则泻利，故以上吐下泻并作为主症。

原文 問曰：病發熱頭痛，身疼惡寒，吐利者，此屬何病？答曰：此名霍亂。霍亂自吐下，又利止，復更發熱也。（383）

解读 本条论霍乱兼表证。

霍乱本为胃肠逆乱之病证，病因咎于饮食不节（或不洁），以致清浊相干，升降失常。而临证时，亦常见外感诱发，内外相因为患。其中尤以夏暑之季，贪凉饮冷，暑湿时气与内湿相合为多见。其病骤发吐利，而同时出现发热恶寒、身疼头痛等表象。此典型霍乱兼表，与伤寒外感渐及于里传经之表里同病，自有不同。如原文第32、33条之太阳与阳明合病者，必是表象首先出现，其后乃有吐利之作，且以表象突出，吐利较缓。即或原文第163条之太阴兼表，亦是表证误治而伤于中，吐利见于表象之后。而霍乱必先出现剧烈吐利，其病理重心在于胃肠失和。兼表者，其表或同现或稍后，仍是其本在内，其标在外。治之宜乎和里为先。吐利止而热未除者，里和表未解，乃可和解其外。

若夫伤寒直中三阴，其直中太阴者，固为吐利并作，此与霍乱实难鉴别，然病势之缓急，仍有所异；其直中少阴厥阴者，吐利而必有脉微肢厥诸象，吐利或先或后，并无定局。且其阳气虚衰之程度，与霍乱初起吐利者，迥然有别。

故而霍乱与伤寒之鉴别，重在吐利出现之时间与程度，无论有无表证，凡初起即吐利急剧者，多属霍乱；而吐利见诸他症之后，每属伤寒传经之证；若夫初病即见吐利然病势轻缓者，多为伤寒直中。

无论伤寒传经直中之吐利，或霍乱自发之吐利，其结局终归阳衰阴竭，是殊途同归，并无二致。

原文 傷寒，其脉微濇者，本是霍亂，今是傷寒，卻四五日，至陰經上，轉入陰必利。本嘔下利者，不可治也。欲似大便，而反失氣，仍不利者，此屬陽明也。便必鞕，十三日愈，所以然者，經盡故也。下利後當便鞕，鞕則能食者愈，今反不能食，到後經中，頗能食，復過一經能食，過之一日當愈，不愈者，不屬陽明也。（384）

解读 本条辨霍乱与伤寒的脉证异同及转归。

本条文义纵横交织，颇为难解。大略可作三段：

其一，始于句首，至"不可治也"为第一段，承前条而论霍乱与伤寒之辨。曰其"本呕下利"，是霍乱病发在前，因其吐利频作，气液耗伤，而脉来微涩。与此同时，外感风寒，谓之霍乱兼表，而有头痛发热身疼痛等症。其病内外相因，虚实互见，预后多属不良，故曰不可治。此吐利在前而寒热身痛在后或同时出现，且脉来微涩者，是其与单纯伤寒外感之鉴别要点。若夫单纯外感风寒，脉必浮紧，而吐利多发于四五日邪传入阴之时。

其二，从"欲似大便"至"经尽故也"为第二段，论霍乱病后伤寒传经津伤便硬的转归。句首"本是霍乱，今是伤寒"，即言其先病霍乱，复感风寒，至四五日伤寒邪转阴经之时，当利不利，而反矢气频频，欲泄而不得，此邪气未入阴经，仍羁阳明，津液伤而便欲结，可候之以时，待邪热消解，津液自回，故曰"十三日愈"。

其三，从"下利后当便硬"至"不属阳明也"为第三段，论述利后便硬的机转。言其伤寒四五日转入阴经而发吐利，其后因阳复而得利止便硬，此与原文第187、278条之机转，义理相近。利止能食，谓之阳复胃和，故曰愈。即或胃气初复之际尚不能食，假以时日，必渐能饮食而渐转向愈。颇能食者，稍稍能食是也。若再经之后，能食而不愈，则其病非阳复胃和之象，当究其因而论治之。

读伤寒

此条以霍乱发病而论伤寒转归，文义交错，大要有胃气则生，无胃气则死，是霍乱与伤寒共有之规律。

关于霍乱与伤寒的关系，大略有三种情况：一为内伤外感相因为患而表里合病，二为先病霍乱复兼外感而表里同病，三为霍乱吐利后正虚未复而复感外邪。揣度文意，本条似属第三种情况。

文中阴经与阳明、过经与经尽、四五日与十三日，诸般概念，颇费思量。此传经学说之内容，固无疑问。而如何合理推论，仍应深入探索。

经之本义，织物之纵线也。中医理论体系中，经者，经络也，此为其本义之体现。而经者，又有"经过、通过"之演绎，并具"常行的、历史不变的"之义，其深层含义，似可理解为周期性规律，妇女月经，即属此义。如此，则论中行经、经尽诸概念，俱可作病程之释。在三阳三阴六经体系中，据《黄帝内经》之理，似以六日为一自然病程周期。经尽当愈而不愈者，谓之再经。若夫太阳转阳明等类，病位之变，则宜乎作传经或过经之理解，此又将之视作经界疆域之义，类于其本义。信笔初疏之论，不足为凭，以为引玉之砖。

原文 恶寒脉微而复利，利止亡血也，四逆加人参汤主之。（385）
四逆加人参汤方
甘草二两，炙　附子一枚，生，去皮，破八片　乾薑一两半
人参一两
上四味，以水三升，煮取一升二合，去滓，分温再服。

解读 本条论霍乱阳微阴竭之证治。

霍乱之病，吐利交作，最耗气液。阳气虚损，阴液不足，故而恶寒脉微，此与少阴虚寒，机理相同。因其阳虚无以固摄，则以利止而复作，曰其复利。然反复下利，必致阴液耗竭，无以为

继，虽欲利而无物可下，是谓利止亡血。此与阳复利止呕停者，截然不同。病人欲利而无物可下，欲呕而无物可吐，虚惫已极，肢厥脉微，而腹内喧嚣，难以暂安。此等证情，实属危重。然阴之所耗，实因阳微，故必以急复其阳，方可固其阴液之脱，方用四逆汤回阳，加人参者，既可助其阳复，亦能滋养阴液，乃一箭双雕之义。

原文 霍亂，頭痛發熱，身疼痛，熱多欲飲水者，五苓散主之；寒多不用水者，理中丸主之。（386）

理中丸方

人參　乾薑　甘草，炙　白朮各三兩

上四味，搗篩，蜜和為丸，如雞子黃許大，以沸湯數合，和一丸，研碎，溫服之，日三四，夜二服。腹中未熱，益至三四丸，然不及湯。湯法：以四物依兩數切，用水八升，煮取三升，去滓，溫服一升，日三服。若臍上築者，腎氣動也，去朮，加桂四兩；吐多者，去朮，加生薑三兩；下多者，還用朮；悸者，加茯苓二兩；渴欲得水者，加朮，足前成四兩半；腹中痛者，加人參，足前成四兩半；寒者，加乾薑，足前成四兩半；腹滿者，去朮，加附子一枚。服湯後如食頃，飲熱粥一升許，微自溫，勿發揭衣被。

解读 本条论霍乱偏表偏里两种证治。

霍乱主要因于内伤生冷，然亦有内外合邪者。以吐利为其主要症状，而兼外感者，必有发热恶寒头身疼痛诸般外证。此表里同病，辨治原则类于伤寒六经病证。

今头痛身疼发热恶寒而兼吐利，曰其热多欲饮水者，非其证情属热，而是其发热相对明显，表象较重而已。其欲饮水者，并非热盛津伤，而是水津敷布失常，既不能下渗膀胱而小便不利，

读伤寒

反偏渗于肠而泻利无度，更不能上承口舌而渴饮不解。其证虽内有湿邪作乱，升降失常，然究因湿胜，非关阳虚，且表象明显，故以五苓散分消走泄之。

若夫吐利明显而身痛寒热，其证偏于中焦虚寒，则湿胜口淡而不渴，曰其寒多，是以中虚湿胜升降失常为主，故宜理中汤治之。

两证皆有表邪，且内有湿邪。然前者偏表偏实，后者偏里偏虚，故其治各异。

理中一方，太阴湿胜阳虚之主方。其加减变化之繁复，论中居首。其有难于索解者，不必强释。大要祛湿扶正，复其升降，是其化裁之义。

关于理中汤，我曾在指导研究生论文撰写时，提出三点看法，现录于此，以供参考。

其一，理中者，理中焦，言其病位以中焦脾胃为着眼点，但并非仅限于中焦脾胃者。凡病关中焦者，若虚实寒热病性相合，皆可酌情用之。有病涉多脏，难以周全者，若独取中脏，调理中焦，见效往往有出乎意表之处。《临证指南·虚劳》即曰"上下交损，当治其中"，主张上下俱见虚损病证，应重视后天之本，调治中焦脾胃。其思想与《伤寒论》原文第99条之"三阳俱病，治取少阳"，可谓一脉相承。

其二，观仲景论理中方，或曰理中丸，或曰人参汤，前者言功，后者名药。以药名之，意在表明该方以参为主，《神农本草经》谓人参味甘微寒，主补五脏，安精神，定魂魄，止惊悸，除邪气，明目，开心益智，其要在于补益。以功言之，中焦升降相协，燥湿相济，理中者，复其升降，制其燥湿是也。是以理中汤以补益脾胃阳气为主要手段，而其根本目的则在于恢复中焦转运精微、化生气血之功能。故而理中汤所主，其病性当以虚寒为特征，不辨自明。

其三，就本方而论，其所主之证，以脾虚寒湿内阻、升降失其常度为其病理特点。故以参草甘温以补之，干姜辛温散寒以升之，白术苦温祛湿以降之。其方以补为本，而散之化之，从某种角度而言，又可视作祛邪以扶正，故本方亦可理解为攻补兼施之剂。因之，其临床运用，每可视其标本主次，而有灵活加减，或补或散或泄，贵在圆机活法。

原文 **吐利止而身痛不休者，当消息和解其外，宜桂枝湯小和之。**（387）

解读 本条论霍乱里和表未和的证治。

读
伤
寒

此承前条霍乱兼表之论，设以法治之而吐利止者，此里气已和，升降复常，其表证常因里和而自解矣。然有里和表未解者，身痛不休、寒热微作之表象，亦可得见，如此则当仿原文第91条之后治其表，以桂枝汤和之。

此条所论，一者因吐利正虚未复，不任攻伐；一者里气和而表邪自微，不须峻散，故曰以桂枝汤小和之。

其言消息者，斟酌之意。而曰和解者，此论中首次明确提出和解概念，其意在于微散缓祛邪气，以达阴阳气血调和之功。

关于本条之理解，诸家皆以表里同病而论，谓其身疼不休乃表邪所致。就临床而言，其有内伤吐利而并无表邪相兼者，因其吐利，而渐现身痛倦怠困重不适者，此非表邪之束，实乃脏气失和而影响肌表营卫，故仅身痛绵绵而无寒热脉浮等表象。按法治之吐利止后，是里之脏气虽和，而表之营卫尚郁者，仍宜桂枝汤治之，其理类于原文第53、54条。故曰和解，不言发汗，殆其理乎？

原文 **吐利汗出，發熱惡寒，四肢拘急，手足厥冷者，四逆湯主之。**

338

（388）

解读 本条论霍乱吐利汗出的证治。

本条之辨，关键在于汗出与发热之关系。霍乱吐利恶寒肢厥，自是虚寒之象，与伤寒少阴阳虚并无不同。阳虚之证而见发热，是为虚阳外越，此属格阳之兆，病势危重。然其外越者，不得见汗，汗出则阳散而脱，谓之脱汗。夫脱汗者，冷汗浸浸，热势随消，胸腹如冰，气冷息微，手撒便遗，脉微欲绝，此至危至急至险之证，缓之须臾，生机即绝。

今本证汗出而伴发热恶寒，显然不属脱阳之汗。其证当属内外俱虚而兼表邪，外则卫阳失于温煦固摄，故寒热汗出。内则心肾阳虚，故吐利肢厥。四肢拘急者，因其吐利津伤阳虚，肢体失于温煦濡养所致。

如此而论，其证情与少阴心肾阳虚及原文第 20 条所论卫虚兼表俱有关联。其治当遵先里后表之原则，以四逆汤主之。里和表未解者，桂枝加附子汤之类可也。

原文 既吐且利，小便復利，而大汗出，下利清穀，內寒外熱，脈微欲絕者，四逆湯主之。（389）

解读 本条续论吐利汗出证治。

此承前条，进一步讨论表里俱虚之霍乱吐利证治。

霍乱吐利并作，自是清浊相混，升降失序，其病位虽在中焦，而未尝不与下焦肾元相关。肾者主水，吐利伤阳，下焦虚有寒，不能制水，故小便清长量多，谓之小便复利。火不暖土，是以下利清谷。无以鼓动血脉，故脉微欲绝。卫出下焦，今肾中真阳不足，卫表之阳便是无根之火，难以温分肉肥腠理司开阖，失于固摄则大汗出。内之阴寒，格拒虚阳，恶寒发热，故曰内寒外热。

其间或有兼表邪者，理同前条。

本证较之前条，同中有异。盖此证乃前证之进化，已有欲脱之兆，证情更趋危重是也。因其有热者，一线生机犹未断绝。其治虽曰以四逆汤，宜乎大剂，则未尝不可云通脉四逆汤主之。

此之两条，宜与厥阴病篇原文第 353、354 条互参。

 原文 吐已下斷，汗出而厥，四肢拘急不解，脉微欲絕者，通脉四逆加豬膽汁湯主之。（390）

通脉四逆加豬膽汁湯方

甘草二兩，炙　乾薑三兩，強人可四兩　附子大者一枚，生，去皮，破八片　豬膽汁半合

上四味，以水三升，煮取一升二合，去滓，内豬膽汁，分溫再服，其脉即來。無豬膽，以羊膽代之。

 解读 本条论霍乱阳亡阴竭证治。

霍乱寒湿在内，升降失常，吐利交作。若吐停利止，而肢温脉缓者，此阳气复而寒湿消，清气升而浊阴降，是其病欲愈之佳象。今吐已下断，而肢厥脉微，诸般虚寒之症，反而更形严重，且汗出不止而无热者，是因其吐利太甚，以致阳气衰微，阴液耗竭，孤阳无依，亡越于外。其证情较之原文第 385、388、389 条诸证，更加危重，阴阳离决之势已成。治之宜急予回阳救逆，敛汗固脱，故以四逆汤回阳，以猪胆汁益阴反佐，而奏回阳固脱、交通阴阳之功。临证之际，可仿原文第 385 条，加人参以增其益阴补气固脱之效。

 原文 吐利發汗，脉平，小煩者，以新虛不勝穀氣故也。（391）

 解读 本条论霍乱病后饮食调护。

本条首句疑有脱文，意似断续。吐利发汗，意似吐利止后复发其汗，如此则当是承接原文第 387 条里和表未解之证情而论，言其和解之后，脉归平和，诸恙已除。唯遗轻度烦闷不适者，此乃大病新瘥之际，胃气未甦而强食之，新虚不化谷气，水谷浊气归心所致。因之病解之余，宜乎注重饮食调理，清淡少食，以候脾胃气复。

〰️ 霍乱病篇小结 〰️

本篇始于原文第 382 条，终于原文第 391 条，共 10 条，重点讨论霍乱之定义、脉证、治法、方药及其与外感热病吐利的鉴别。

霍乱病是以吐利骤作为主要临床特征的病证（原文第 382 条）。骤然发病，清浊相干，升降失常，气机逆乱，故名霍乱，其病位以中焦脾胃为重心，而常因吐利伤阳损阴而累及心肾。

病证虽属杂病范畴，以饮食不节（或不洁）、寒湿内生为其主因，然每与外感相因，内外合邪相引而作，其脉证与伤寒三阴病证相类，故而六经病证之后，缀以霍乱之论，以明二者辨治之异同。

后世据其病性之寒热，分为寒霍乱与热霍乱；视其临床特点，将吐利无度者称为湿霍乱，将欲吐利而不得，腹痛闷乱者称为干霍乱。本篇所论，殆属寒湿霍乱之类。

霍乱因内外之邪相引而发，吐利交作而兼表证，其证情与伤寒相类。然伤寒吐利，必有先后，先见表象，继则呕利。霍乱则本有吐利之症，若兼外感，则寒热头身疼痛等，当与吐利同时并见，甚或吐利在先而寒热身痛在后。此乃二者之鉴别眼目（原文第 383、384 条）。

霍乱一病，寒湿阻滞中焦，脾胃升降失常，故温中健脾、分消水湿，是其正治，理中丸为其主方。若兼表邪且正虚不显，则可选五苓散分消走泄（原文第 386 条）。若寒湿伤阳较重，脾肾俱虚，阳气衰微，无论有无表邪，俱宜回阳救逆，方选四逆汤（原文第 388、389 条）。若吐利太甚而阳损及阴，则用四逆加人参汤、通脉四逆加猪胆汁汤，急以回阳益阴，以救竭绝（原文第 385、390 条）。

　　若里气和而表邪未尽，或吐利止而肌表营卫失调者，可斟酌选用桂枝汤以缓汗祛邪，或调和气血（原文第 387 条）。新瘥之余，脾胃尚弱，易于食复，故须注意饮食宜忌及调养（原文第 391 条）。

读伤寒

辨阴阳易瘥后劳复病脉证并治

原文 傷寒陰陽易之為病，其人身體重，少氣，少腹裏急，或引陰中拘攣，熱上衝胸，頭重不欲舉，眼中生花，膝脛拘急者，燒褌散主之。（392）

燒褌散方

婦人中褌，近隱處，取燒作灰。

上一味，水服方寸匕，日三服，小便即利，陰頭微腫，此為愈矣。婦人病取男子褌燒服。

解读 本条论阴阳易的证治。

阴阳易者，男病易女，女病易男是也。易者，交相染易之义。此与大病新瘥，不慎房事，其病复作之房复（女劳复），其义自不相同。

新瘥之人，因其气血未复，阴阳未平而余邪未尽，必易于因房劳而复，是以房复每多常见，此易明之理，不足道矣。而阴易阳易之病，就其发病之特点，以其余毒而传易他人，其毒之烈，自不及于大病之初。近身而易于人者，必是近身之人，素体禀赋有亏，气血不足，复因心志不宁，房劳耗气，以致余毒染易而为病。邪之所凑，其气必虚，故其病情，俱是虚多邪少之局。论中所述，皆是气阴俱亏邪热内扰之象。李中梓谓其候身重气乏，百节解散，头重不举，目中生花，热上冲胸，火浮头面，憎寒壮热，在男子则阴肿，小腹绞痛，在妇人则里急连腰胯内痛，甚者手足冷挛踡，男子卵陷入腹，妇人痛引阴中，皆难治也。郑钦安谓其治以大剂扶阳，以童便为引。此于阳虚者固然相合，而于气阴俱虚者，恐不相宜。

烧裈者，其理难解，或可为之引。

名案选录：一男，35岁，回乡探亲，在家与新纳妇共宿三晚。复因其戚葬坟，在外露宿一夜。回省途中，遇倾盆大雨，衣服湿透，顿觉寒湿难当，比夜寒热交作。其人卧床，目光放大，目陷形焦，声音低微，呼吸不相接续，面色晦暗，脉无伦次，说话半句，转身不语，颈项红色隐隐，将有浮阳外见之虑，不敢开方。其同事以为我是乡下医，颇不介意。改延某医，投防风通圣散，服后烦躁大作，其妻要我开方，我复辞之。又更医，投大承气汤，病益剧，第四日送南昌医院。有人问我何故不开方，我以阴阳易告之，此证不过七日死。其起病之第七日，果卒于医院。（熊惠生医案）

注：此案不得谓之阴阳易，仅房劳而复新感是也。

原文 **大病差後，勞復者，枳實梔子豉湯主之。**（393）
枳實梔子豉湯方
枳實三枚，炙　梔子十四箇，擘　豉一升，綿裹
上三味，以清漿水七升，空煮取四升，内枳實、梔子，煮取二升，下豉，更煮五六沸，去滓，温分再服，覆令微似汗。
若有宿食者，内大黄如博碁子五六枚，服之愈。

解读 本条论劳复胸膈郁热证治。

寒邪谓之大邪，伤寒谓之大病。伤寒新瘥，其人每常余邪未

344

读伤寒

尽，气血未复而阴阳未平。如此之态，极易因劳作、饮食、心志、房室之不慎，或余邪复炽，或外邪新感，而致病情复作，谓之病复。

其复于劳作者，谓劳复。因于饮食者，谓食复。缘由房室者，谓房复。无论何因，其病之复，亦因人因时因势而各有不同，仍当辨以寒热虚实表里阴阳，不得执一而论。

本条以大病瘥后劳复者起论，未言其症，径出其治，曰枳实栀子豉汤主之。如此则其证情，唯于方药中推求之，所谓以方测证是也。

方以栀子豉汤为基础，其病后余热郁滞胸膈、心神受扰而不宁之状，自在不言之中。而枳实一味，《汤液本草》谓之佐人参干姜益气，佐大黄芒硝消痞。今佐栀豉，殆以消胸膈烦满胃痞不纳之症乎？观前之栀子厚朴汤治腹满，可悟矣。妙在方用酸浆之水，醒胃化滞通关开结，因久病胃滞不运也。此际如若强食者，必多宿食内停不下，酌加大黄以仿承气意。

原文 傷寒差以後，更發熱，小柴胡湯主之。脉浮者，以汗解之；脉沉實者，以下解之。（394）

解读 本条论病后复热的不同证治。

伤寒大病瘥后，非因劳作，非因饮食，更非因感邪，而仅因未尽之余邪，乘病体脏腑未平气血未复之际，蓄势而发，透体而出，以致热势复作。

此际之热，其邪并不在表，乃由内而透外，无可汗之征。其邪亦不结里，无腹满便秘之象，乏可下之由。更因其证非虚非寒，无由以三阴之治而论之。如此，则宜和解透邪，以逐流寇，主之以小柴胡汤，是为稳妥之策。设若其邪渐趋于表，或微结于里，此时治以和解，仍属可行。前此三阳合病，治从少阳（原文第 99 条），是其例也。况乎小柴胡汤宣达内外，调畅上下，有透外泄内之功，原文第 230 条曰上焦得通，津液得下，胃气因和，身濈然汗出而解，正是力证。

若病者发热恶寒而脉浮者，多由新虚复感外邪，病证在表，与少阳无涉，如此则宜发汗散邪，可选桂枝汤。若夫身热恶热，腹满便秘而脉沉实者，常因胃虚不受而食复，更无少阳枢机失畅之机，治宜轻下以逐宿滞，可选小承气汤。以此比照，则上述小柴胡汤所主，其证当每见脉弦细。

此三种证情，病性自是属实，宜祛邪为治。然其病发于新瘥之际，正虚是其底面，不言自明。如此则祛邪务须护正，是以选方用药，俱宜轻缓温和，不宜峻剂以投。

原文 **大病差後，從腰以下有水氣者，牡蠣澤瀉散主之。**（395）
牡蠣澤瀉散方
牡蠣，熬　澤瀉　蜀漆，煖水洗，去腥　葶藶子，熬　商陸根，熬　海藻，洗，去鹹　栝樓根各等分
上七味，異擣，下篩為散，更於臼中治之。白飲和服方寸匕，日三服。小便利，止後服。

解读 本条论新瘥病水之证治。

伤寒病后，寒热已退，而复见腰以下肿者，其证当辨虚实寒热。

一般而言，病后肿满，其病多虚，脾肾不足，水湿乃聚，当从三阴而论，治宜健脾温肾化气行水，重点在于扶正以祛邪。

然临床所见，亦有偏实者，水湿内停，或假邪热，或藉瘀血，交相结聚，狼狈为奸，根深难拔。此时之治，每以逐邪为要。逐邪之法，腰以上肿，汗之，越婢青龙之属；腰以下肿，利之，防己五苓之类。然毕竟病后，逐邪须当十去五六，见效辄止，以固护正气，尔后缓图收功。

今大病瘥后，复见腰以下肿者，以方测证，当为湿热壅滞，属实。其证腿足皆肿，甚或大腹肿满，二便不利，舌红苔厚，脉沉有力等，治当选用牡蛎泽泻散逐水清热。

其方攻逐水饮之性，类于皂荚、陷胸，力大性猛，用之不当，极易伤正。牡蛎海藻咸而走肾，与诸渗利药同用，则下走水道，软坚逐水。泽泻泻下焦湿火，葶苈逐上焦饮邪。蜀漆商陆根通行二便而逐痰水胶滞。瓜蒌根生津止渴，佐牡蛎而软坚逐饮。方用散剂，峻药缓行，以求散邪而不助水之意。

名案选录：朱某，女，53岁。患脾虚下泄缠绵月余，未见好转，后经服用健脾利水固摄之剂，20余剂下利始愈。愈后不到两周，下肢逐渐发生水肿，下肢两踝部按之有很深的指凹痕，之后腹部亦肿，脘满气短，小便不畅。脉象沉伏有力，舌苔滑腻。据脉按症系脾不运化水邪停潴。前医曾用健脾利水之剂无效，因而与牡蛎泽泻散，用补气健脾消腹胀之剂送服。处方：生黄芪15克，炒白术19克，厚朴6克，大腹皮10克，茯苓15克，生山药15克，木香6克，生苡仁15克。送服牡蛎泽泻散10克。连服3日小便逐渐增多，下肢水肿似见松皱，腹满减轻，食欲好转。后黄芪加至30克，连服20剂肿消病愈。(《伤寒论临床实验录》)

原文　大病差後，喜唾，久不了了，胸上有寒，當以丸藥溫之，宜理中丸。(396)

解读　本条论病后多唾证治。

五液之属，唾生于肾而涎生于脾。今言新瘥之后喜唾，乃唾口中之涎沫唾液是也。唾者，啐吐也，并非唾液之谓。五液之汗泪涕者，各有其道而出。唯涎之与唾，同出于口，唯涎薄而唾厚也。故而喜唾之症，其啐者，涎与唾俱出，久不了了者，脾气不

摄而脾液亏损，甚则渐及于肾也。

《金匮要略》曰肺痿之病，吐涎沫，不咳不渴，头眩，遗尿，小便数者，为肺中冷，甘草干姜汤以温之。其证与此相合，唯彼源于肺寒，而此源于脾虚，其治皆以温为要。甘草干姜汤者，理中之半，重温轻补。理中者，温补并行。

唾而日久，脾虚及肾，如此则桂附理中汤、附子汤、真武汤之类，均可酌情而施。

原文 伤寒解後，虚羸少氣，氣逆欲吐，竹葉石膏湯主之。（397）
竹葉石膏湯方
竹葉二把　石膏一斤　半夏半升，洗　麥門冬一升，去心
人參二兩　甘草二兩，炙　粳米半升
上七味，以水一斗，煮取六升，去滓，内粳米，煮米熟湯成，去米，溫服一升，日三服。

解读 本条论病后气阴两伤余邪未尽证治。

伤寒瘥后，大热虽去，余邪未清，且津气已伤，故而虚羸少气。气逆欲吐、形体羸瘦者，阴分不足，故而口渴唇干皮燥。虚弱少气者，元气已损，故而食少神疲声弱。气逆欲吐者，胃虚不和，难以承降，反逆而上是也。微热心烦，舌红苔少，脉来虚数，诸如此等症状，不言自明。

治以益气生津，兼清余热，方选竹叶石膏汤。邪少虚多，补益为主，故用参麦草米，滋养气液。竹叶石膏，清解余邪。妙在半夏之辛温，降逆和胃，制苦寒而运甘壅，有反佐之义。

此证之与白虎人参证，一者重虚，一者偏实，各有侧重，不宜混同。从某种意义而言，此证可视为白虎人参证之延续，体现由实转虚之演化，无论时空与质量，皆有其变。

读伤寒

原文 病人脉已解，而日暮微煩，以病新差，人強與穀，脾胃氣尚弱，不能消穀，故令微煩，損穀則愈。（398）

解读 本条论瘥后食复之调理。

病人热退脉平，大病初愈。唯见日暮之时微烦不适，是因新瘥之体，脾胃尚弱，难以运化，反强令多食，以致食停不化，气机郁滞。此新停之食，不必通下，唯宜少食，静待脾胃气复，缓消慢化即可，故曰损谷则愈。

本条与原文第 391 条所述类同，可彼此互参。

⟊ 劳复病篇小结 ⟊

伤寒瘥后，余邪未尽，气血未复，脏腑未和，阴阳未平，如此病理生理状态，若调护不当，或复感外邪，或劳作耗气，或饮食不节，皆可导致病情复作。

若不慎房室而病情交相染易者，谓之阴阳易，病多虚象，治以烧裈散，其理待解（原文第 392 条）。若因劳作而病情复发者，称为劳复。缘由余热未尽，气滞烦满者，枳实栀子豉汤主之（原文第 393 条）。若病后发热，余邪复扰，其病非表非里者，可与小柴胡汤疏解余邪；若因复感外邪而寒热并作者，可用桂枝汤缓汗；若有里实结聚者，可用承气攻下（原文第 394 条）。若湿热壅滞而肿满者，可用牡蛎泽泻散逐水清热（原文第 395 条）。若余热未清而气阴两伤者，则宜竹叶石膏汤（原文第 397 条）。此病性皆属于热，治疗不离清解之法。

若病后阳虚未复，频唾涎沫者，可用理中丸温之（原文第 396 条）。

病后脾胃未甦，运化不及，每见食复之烦热。因之宜重视饮食调护（原文第 398 条）。

后　记

　　经过繁杂的校稿审阅阶段，终于算是完成了全书的编写工作。

　　值此之际，思绪万千，竟似无语，然又不吐不快。时近两年，伴随着悲欢喜怒、浮沉起伏，几十万文字从指间流过，无意间竟得成稿，实属平生之幸。

　　感恩不必溢于言表，然而在此，我仍不免于俗，感谢微信群里的师友。正是你们，让我有动力日日思考，时时求证，最终得以完成此事。正是你们，在成稿之际，认真校阅，使书稿尽量避免错讹。正是你们的真心参与、无私奉献，乃有此书之成。

　　行文之际，为求笔调流畅，而于诸家学说，多采用间接引用的方式，未能详列其出处来源。然唯有钦服之心，绝无掠美之意。是以文中勉力标明，不敢混同己意，伏望读者理解。

　　衷心感谢我的恩师梅国强教授、熊曼琪教授、孙同郊教授及江尔逊先生和陈瑞春教授，在我人生中的一路扶掖。

万晓刚

2016.10.02

读伤寒

附录一 条文索引

读伤寒

附录一　条文索引

读伤寒

附录二　方剂索引

读伤寒